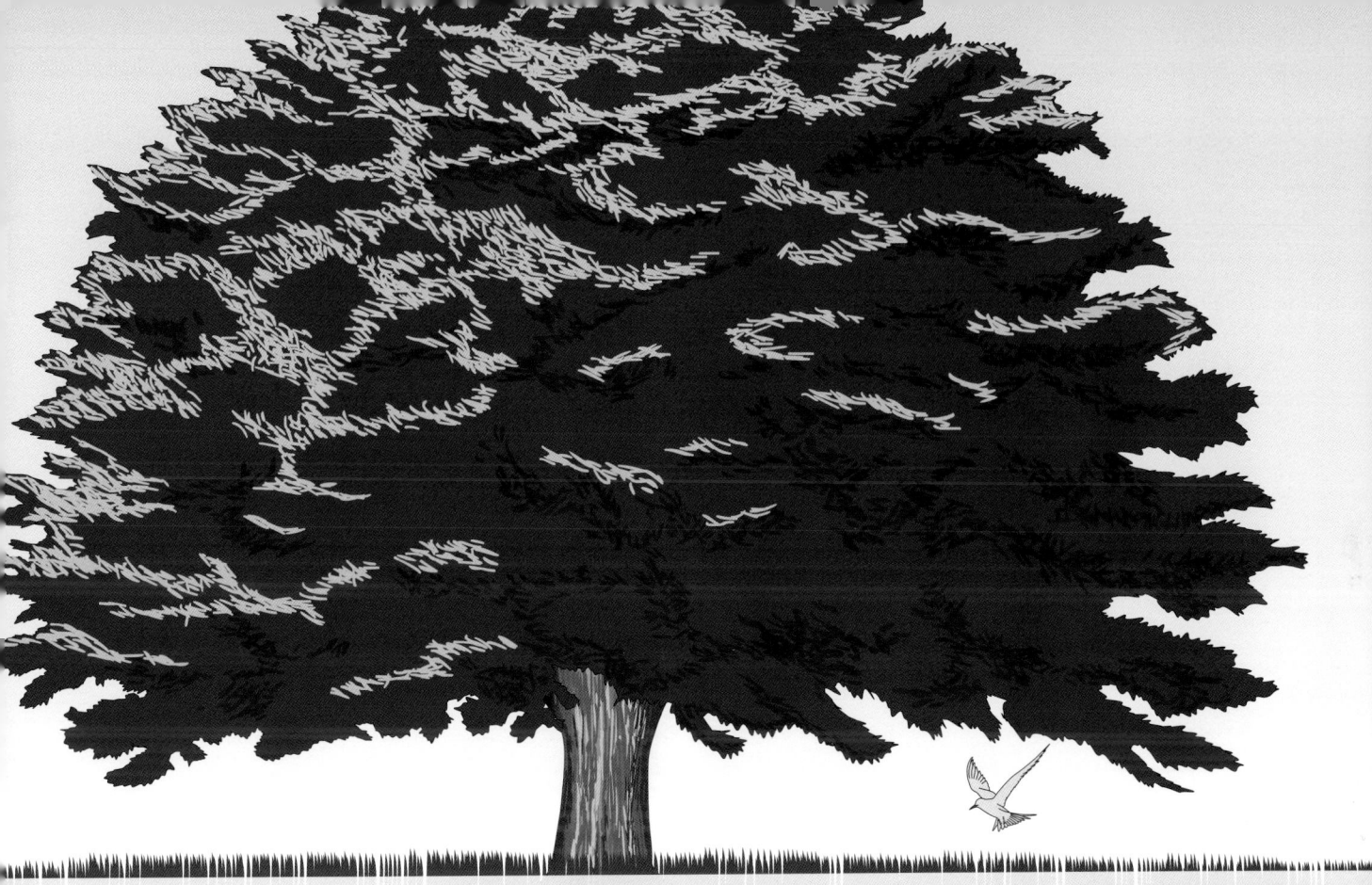

胎盤が語る周産期異常
50症例の胎盤病理

有澤 正義 著
東京都立大塚病院検査科

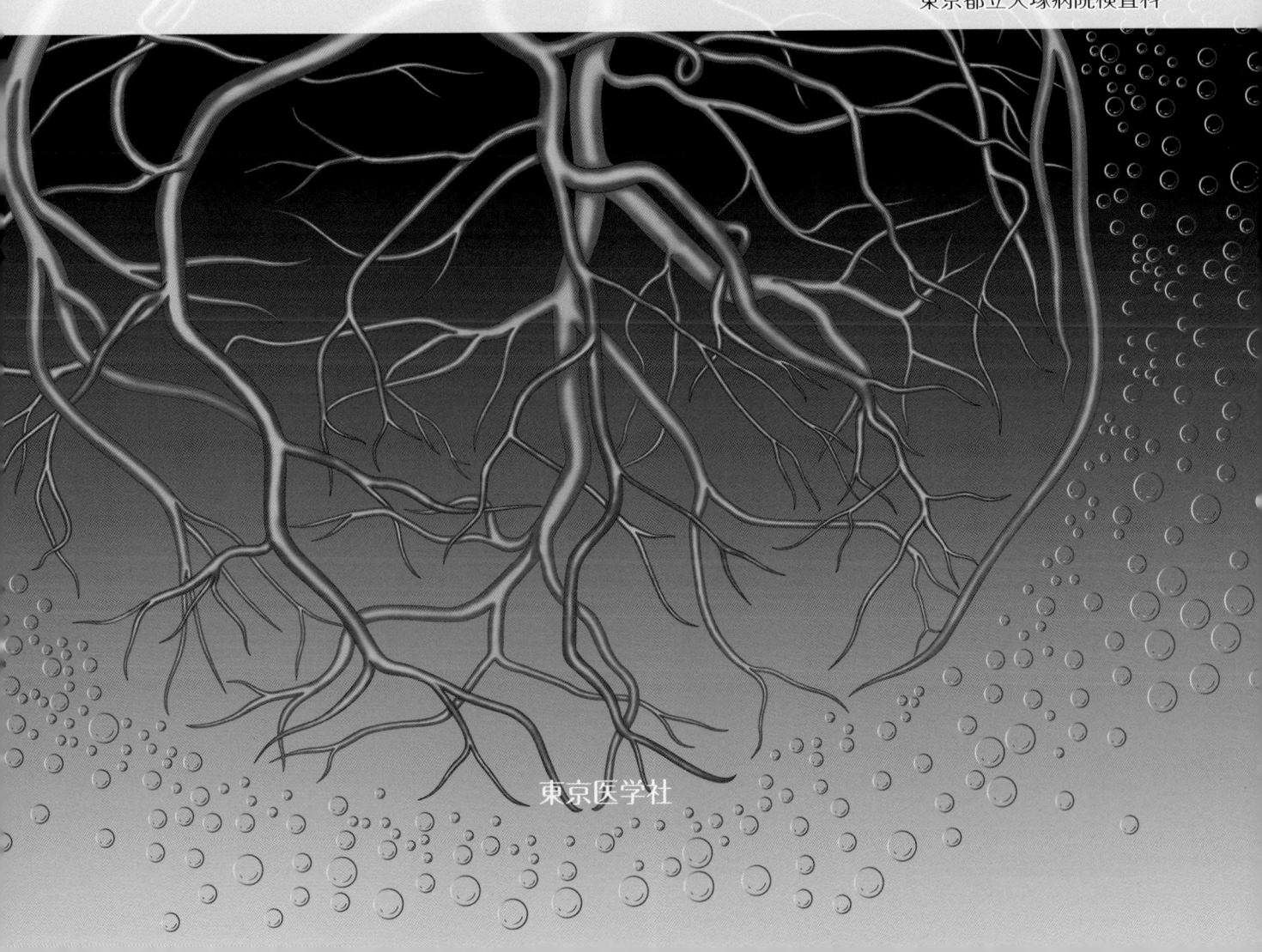

東京医学社

Why we examine the placenta

We have emotion for the mother and child

We have passion for the placental examination

We have mission for the mother and child health

That's why we examine the placenta

                              Masayoshi Arizawa .

はじめに

　2015年3月現在，英語だけでなく日本語でも多数の胎盤病理に関する成書がある。これらの成書はほとんどが胎盤をどのようにみるか，どのように診断するかが中心となっている。ほとんど生理学的に臨床との関係が記されていない。以前私は，何とか臨床と胎盤をむすびつけようという趣旨で「臨床胎盤学」という本を書いた。

　本書ではさらに，胎盤病理を臨床に活かすために症例を上げ，そこから得られた病理像を用いて診療に新たな工夫をしていただくために書いたものである。

　第1章では胎盤の基本的な構造と生理について記し，第2章から症例がはじまる。早産の一番の原因として子宮内の炎症，つまり絨毛膜羊膜炎(CAM)がある。30年前であれば早産の原因はCAMだけでよかったかもしれないが，児の慢性肺疾患(CLD)と関係する壊死性羊膜炎や亜急性壊死性臍帯炎(SNF)が注目されるようになった。血液学的にも児のIgMや母体のサイトカインが高値であることと，CLDが高率に合併することが報告されている。その後，CLDだけでなく新生児の脳性麻痺や壊死性腸炎と高度のCAMとの関係が報告されている。

　以下はこの8年間のCAMに関する私の仕事である。

　前半4年間では高度のCAMが児に与える影響について，過去の報告が正しかったことを証明し，BlancのStage分類では表せない部分を明らかにし，Grade分類を発案した。

　後半4年間では，CAMは炎症を起こして機能不全を伴い，浮腫や，胎盤内の血流異常，および高率に胎盤内，胎児血管の閉塞を引き起こすことに注目し，CAMによる胎盤機能不全(PD：placental dysfunction)を報告した。またCAMだけでなく妊娠高血圧症候群(PIH)や胎児機能不全(NRFS)などの症例でも胎盤の血管異常が高率であることを発見し，胎盤機能不全(PD)が早産の原因となることも報告した。

　従来，常位胎盤早期剥離の原因がPIHであるとかCAMであるということは報告されてきたが，本書ではそのような状況証拠だけでなく，直接の原因である胎盤床，つまり脱落膜の血管の破綻や異常を明らかにし，母体の血管異常やそれに対する今後の治療方針の，1つの可能性を記した。

　本書で示した病変はその約9割を，周産期センターであれば約6か月で病理標本としてみることができるが，過去に指導した人をみたかぎり，診断できるようになるまでにはもう少し時間がかかった。そのもう少し時間のかかった胎盤病理の要点を，症例を用いて解説した。

　また，本書で述べているのは臨床問題を胎盤が解き明かした証拠である。これらを検討すれば，今現在胎児がおかれた危険な状態を脱することができる例もある。胎盤の肉眼所見や胎盤病理の報告書をみて，「やっぱりそうだった」と胸をなでおろすのはよいが，「あの時」と悔しい思いをしないために胎盤病理の意義があることをわかっていただきたい。

　本書の胎盤病理に参考文献はない。すべて胎盤が教えてくれたことなので，タイトルも「胎盤が語る周産期異常」とした。

2015年3月　有澤正義

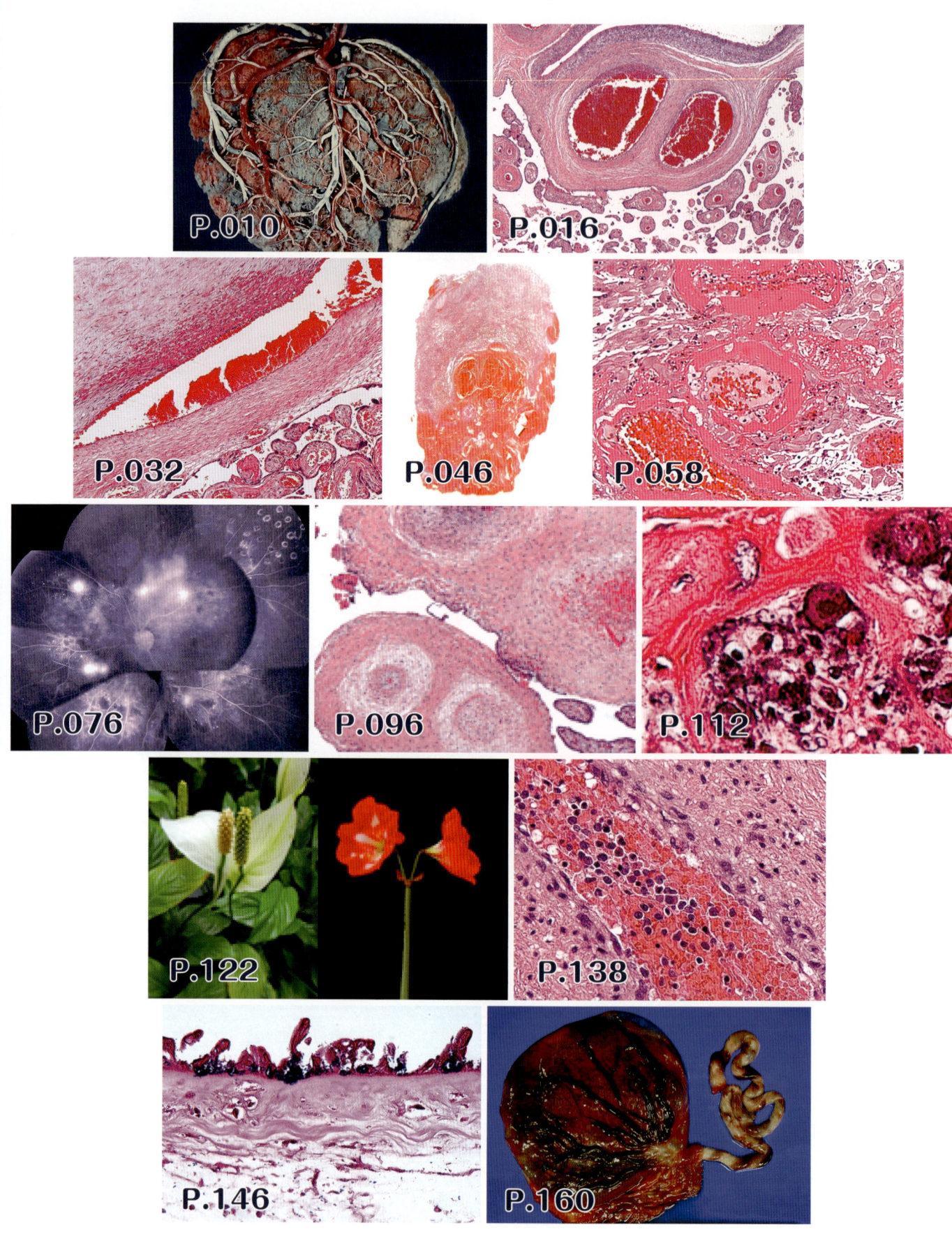

Contents

- P.006 本書について
- P.007 他院へ胎盤病理でコンサルトするときの胎盤標本について
- P.010 第1章. 胎盤の構造とその生理
- P.016 第2章. 絨毛膜羊膜炎を原因とした早産
  - P.020 症例1　23週　超低出生体重児,呼吸障害 .... Key picture：図 2-7
  - P.022 症例2　23週　新生児仮死,超低出生体重児,呼吸障害 .... Key picture：図 2-11
  - P.024 症例3　32週　リステリア .... Key picture：図 2-12
  - P.026 症例4　29週　子宮内胎児死亡 .... Key picture：図 2-19
  - P.029 症例5　27週　新生児慢性肺疾患 .... Key picture：図 2-27
- P.032 第3章. 胎児低酸素状態を原因とした早産
  - P.035 症例1　26週　胎児発育不全,新生児慢性肺疾患 .... Key picture：図 3-7
  - P.039 症例2　25週　胎児発育不全,胎児機能不全 .... Key picture：図 3-22
  - P.043 症例3　31週　胎児機能不全 .... Key picture：図 3-23
- P.046 第4章. 常位胎盤早期剝離と慢性早期剝離
  - P.047 症例1　28週　新生児呼吸窮迫症候群 .... Key picture：図 4-4
  - P.049 症例2　24週　超低出生体重児,新生児呼吸窮迫症候群,新生児慢性肺疾患 .... Key picture：図 4-7
  - P.051 症例3　25週　胎児発育不全,多発奇形,DCH .... Key picture：図 4-11
  - P.053 症例4　32週　SFD .... Key picture：図 4-15
  - P.055 症例5　23週　新生児慢性肺疾患 .... Key picture：図 4-20
- P.058 第5章. 妊娠高血圧症候群と胎児発育不全
  - P.060 症例1　28週　超低出生体重児,胎児発育不全,胎児機能不全 .... Key picture：図 5-6
  - P.065 症例2　22週　超低出生体重児,胎児発育不全,胎児機能不全,死産 .... Key picture：図 5-16
  - P.068 症例3　36週　胎児機能不全 .... Key picture：図 5-22
  - P.070 症例4　29週　胎児発育不全,新生児呼吸窮迫症候群,脳室周囲白質軟化症 .... Key picture：図 5-28
  - P.072 症例5　36週　胎児発育不全 .... Key picture：図 5-31
  - P.074 症例6　39週　ちょっと小さな児 .... Key picture：図 5-34
- P.076 第6章. 妊娠糖尿病
  - P.078 症例1　34週　胎児発育不全 .... Key picture：図 6-6
  - P.080 症例2　38週　GDM母体から出生した児 .... Key picture：図 6-9
  - P.082 症例3　27週　GDM母体から出生した児 .... Key picture：図 6-11
  - P.084 症例4　39週　死産 .... Key picture：図 6-18
  - P.088 症例5　37週　死産 .... Key picture：図 6-22
  - P.090 症例6　24週　多発奇形,死産 .... Key picture：図 6-27
  - P.093 症例7　39週　胎児機能不全,胎児発育不全,新生児一過性多呼吸 .... Key picture：図 6-36
- P.096 第7章. 胎児機能不全・新生児仮死・死産
  - P.100 症例1　27週　胎児機能不全 .... Key picture：図 7-9
  - P.101 症例2　41週　胎児機能不全 .... Key picture：図 7-14
  - P.104 症例3　30週　胎児発育不全 .... Key picture：図 7-17
  - P.106 症例4　26週　新生児呼吸窮迫症候群,新生児慢性肺疾患,脳室周囲白質軟化症 .... Key picture：図 7-21
  - P.109 症例5　34週　胎児発育不全,胎児機能不全 .... Key picture：図 7-26
- P.112 第8章. 非免疫性胎児水腫―胎児胸水,胎児腹水を含む
  - P.113 症例1　34週　NIHF,胎児機能不全 .... Key picture：図 8-5
  - P.118 症例2　27週　死産 .... Key picture：図 8-11
  - P.120 症例3　39週　CMV母体の児 .... Key picture：図 8-13
- P.122 第9章. 双胎
  - P.124 症例1　37週　DD双胎,FGR .... Key picture：図 9-6
  - P.125 症例2　37週　DD双胎,虚血性病変,体重差 .... Key picture：図 9-8
  - P.126 症例3　32週　MD双胎,新生児死亡 .... Key picture：図 9-11
  - P.127 症例4　36週　DD双胎,IUFD .... Key picture：図 9-16
  - P.130 症例5　29週　MD双胎,IUFD .... Key picture：図 9-21
  - P.133 症例6　32週　TTTS,胎児血管レーザー凝固術 .... Key picture：図 9-31
  - P.136 症例7　29週　DD双胎,前置血管,紙様児 .... Key picture：図 9-34
- P.138 第10章. トリソミー
  - P.139 症例1　21週　13トリソミー .... Key picture：図 10-4
  - P.140 症例2　38週　18トリソミー .... Key picture：図 10-8
  - P.143 症例3　34週　21トリソミー .... Key picture：図 10-12
- P.146 第11章. 未受診妊婦
  - P.147 症例1　推定40週　FGR,新生児一過性多呼吸 .... Key picture：図 11-3
  - P.149 症例2　推定37週　絨毛膜羊膜炎,B群溶血性レンサ球菌感染,細菌性髄膜炎 .... Key picture：図 11-9
  - P.153 症例3　推定40週　胎児機能不全 .... Key picture：図 11-14
  - P.157 症例4　推定26週　死産 .... Key picture：図 11-21
  - P.159 症例5　推定36週 .... Key picture：図 11-22
- P.160 第12章. 凍結胎盤
  - P.160 症例　41週　嘔吐,AFD .... Key picture：図 12-5
- P.162 おわりに～かけがえのないもの
- P.165 索引
- 付録　50例の胎盤が語る周産期異常一覧

本書について

本書では，第 2 章症例 1 ～第 9 章症例 6(症例 1 ～40)と，それ以降では以下のように"胎盤の主張"が変わる。
　第 9 章症例 6(症例 40)までは今後の治療方針を考える上で，特に注意しなければならない胎盤機能不全に結びつく病理像を記している。児の予後を少しでも良くするための臨床的に解決するタイミングや，治療法に結び付けて欲しい。
　第 9 章症例 7(症例 41)のような前置血管は，ほとんどが bilobed placenta，分葉胎盤，双胎胎盤である。珍しい双胎の 1 例である。
　第 10 章症例 1，2，3(症例 42 ～44)は，トリソミーの胎盤は児の外見同様特徴がある。
　第 11 章症例 1 ～5(症例 45 ～49)は，未受診妊婦のリスクは分娩だけではなく，そこから母と児の将来が始まる。
　第 12 章の症例(症例 50)は，病理検査の過程から外れて胎盤が凍結されていたが，児が嘔吐を繰り返して GCU に入院となった。病理検査をして欲しい症例である。

用語その他

- Apgar score：1 分後/5 分後
- 75 g OGTT 検査：75 g の糖を経口負荷して以下を記している。
  負荷前血糖値(mg/dL)- 負荷後 60 分血糖値(mg/dL)- 負荷後 120 分血糖値(mg/dL)
- HbA1c：国際標準値(NGSP 値)
- 児体重：本書では下二桁を切り捨てて表記している。

- 略語
  - CAM：chorioamnionitis　絨毛膜羊膜炎
  - NRFS：non-reassuring fetal status　胎児機能不全
  - PD：placental dysfunction　胎盤機能不全
  - RDS：respiratory distress syndrome　新生児特発性呼吸窮迫症候群
  - SNF：subacute necrotizing funisitis　亜急性壊死性臍帯炎
  - CLD：chronic lung disease　新生児慢性肺疾患
  - PVL：periventricular leukomalacia　脳室周囲白質軟化症
  - IUFD：intrauterine fetal death　子宮内胎児死亡
  - AFD：appropriate for dates baby　適正出生体重児
  - SFD：small for dates baby　在胎週数に比して小さい児
  - FGR：fetal growth restriction　胎児発育不全
  - PIH：pregnancy induced hypertension　妊娠高血圧症候群
  - VUE：villitis of unknown etiology　原因不明の絨毛炎
  - VH：villous hemorrhage　絨毛出血
  - SUA：single umbilical artery　単一臍帯動脈
  - GDM：gestational diabetes mellitus　妊娠糖尿病
  - BPS：biophysical profile scoring　超音波検査での胎児の状態評価法
  - NIHF：non-immune hydrops fetalis　非免疫性胎児水腫
  - TAFD：twin amniotic fluid discordance　双胎羊水不均衡症
  - TTTS：twin-to-twin transfusion syndrome　双胎間輸血症候群
  - FLP：fetoscopic laser photocagulation of placental communicating vessels　胎児鏡下胎盤吻合血管レーザー凝固術
  - TAM：transient abnormal myelopoiesis　一過性骨髄異常増殖症
  - PMD：placental mesenchymal dysplasia　間葉性異形成胎盤
  - TTN：transient tachypnea of the newborn　新生児一過性多呼吸
  - GBS：group B Streptococcus　B 群溶血性レンサ球菌

他院へ胎盤病理でコンサルトするときの胎盤標本について

このページは私の,「胎盤病理は重要で,広く医師に受け入れてもらいたい」という気持ちをくみ,出版社が企画してくれたページである。学会等の発表時に「胎盤標本は何枚つくりますか」と多数質問されたことも事実である。ありがたく書かせていただく。

コンサルトのときだけでなく日常の業務としても重要であるが,コンサルト例は特に診断が難しく,母児の異常が重症であるなど,差し迫ったものがあるので特に注意が必要である。

ここで大切なことは少なくとも4つある。
1. 既往歴も含めた臨床所見をきっちり依頼書に書く
2. 既往の流産や死産の胎盤標本,子宮内容物を再検する(コンサルト時は同封する)
3. 標本はすべて出す。20枚の標本を作製して1枚だけというのでは診断が難しい
4. 標本の作製枚数は,以前は臍帯,膜(写真A),胎盤実質(写真B)を含めて最低5枚,またはそれ以上といっていたが,現在では8枚以上で,死産例などは10枚必要としている。

4については,標本が多ければ多いほど所見が増えるのは当然だが,多く作れば経費が増えることも事実である。5枚の時の標本作成法と現在の考え方の違いを説明する。

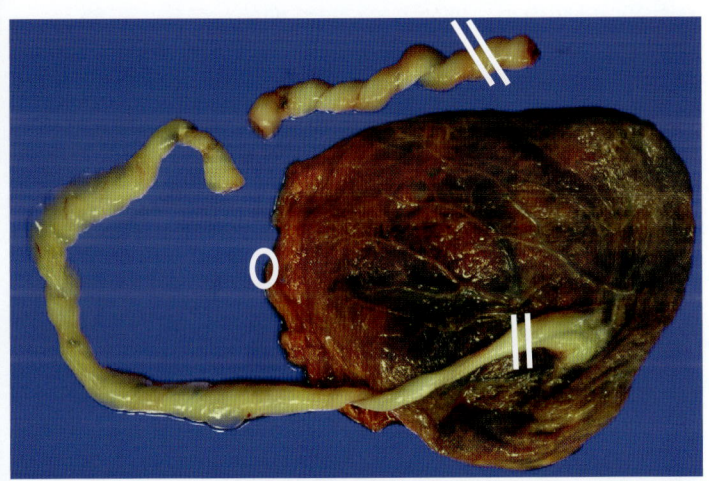
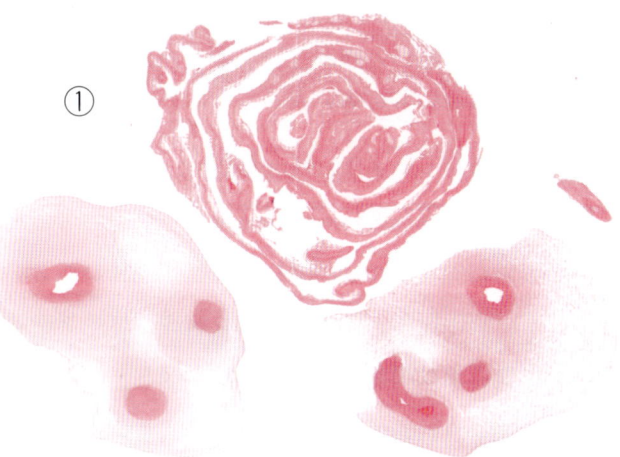

A. 以前の5枚以上の場合の標本作成(臍帯辺縁付着),臍帯+膜で標本1つ

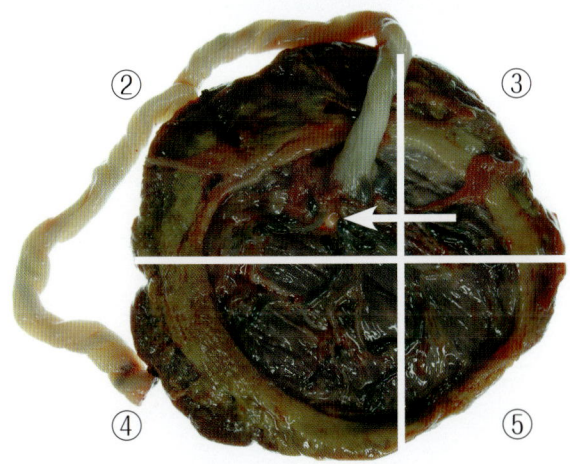
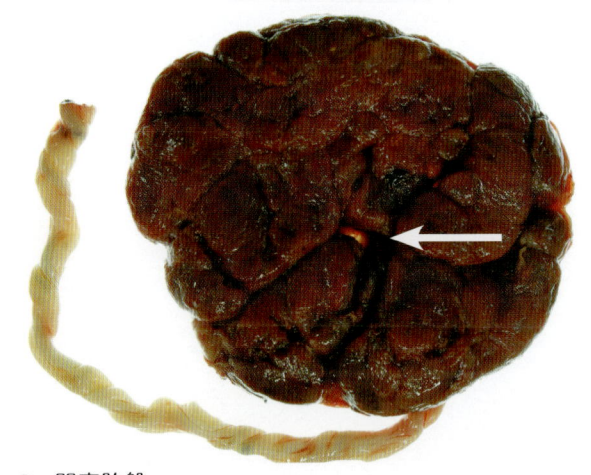

B. 周郭胎盤
標本を4つ以上作る

C. 開窓胎盤

胎盤を4つに区切り(写真B),1つのブロックに異常部と正常部が入るように,さらに胎盤母体面から胎児面までが1つの標本に収まるようにすれば,4つの胎盤実質の標本ができ,合計5つ(写真A+B)の標本が作製される。肉眼で診断がつかない異常部が多い場合は,標本数が増える。この症例が周郭胎盤であることはおわかりいただけると思う。臍帯の付着部に窓が開いたようにみえる部分(写真C矢印)がある。肉眼による観察で開窓胎盤であると診断していただきたい。

4の変更点で標本数を8枚以上にした理由には,VUEの発見率が上がったことなどがある。実際はスライド枚数だけでなく,ブロックも標準サイズからキングサイズにして約2倍の面積を検査している。そのため胎盤病理検査によるVUEの診断は,以前は頻度が5%ぐらいであったが,現在は8%になった。標本枚数が増え,標本ブロックが大きくなったことによる。

また,コンサルトされるような重症例は8〜10枚ぐらいの枚数で,今まで以上の検討が必要だと考えるようになったので,今では「コンサルトを受けるときは10枚作ってください」とお願いしている。

有澤正義先生は，病理の専門医・指導医の資格とともに産婦人科専門医をもち，とりわけ胎盤病理の造詣が深い先生であります。病理医，産婦人科医の双方の視点から胎盤病理を解析できる数少ない人材です。今回，吟味された50例の周産期における問題症例の病理所見を刊行の運びとなったことは，先生の臨床と胎盤病理の両者に研鑽をつんでこられた賜と拝察しています。

　胎盤は胎児最大の臓器です。胎盤を介して母体から酸素，栄養の供給を受けて胎児は急速に発育・発達をとげます。このような背景から，胎盤における感染や機能異常は胎児の短期的あるいは長期的な予後に影響する蓋然性が高いと想定されます。一方，胎盤は内分泌臓器としての役割も果たしており，母体の代謝や循環など多種多様な影響を及ぼすことが注目されています。胎盤の異常は母体の病態生理に影響を及ぼす可能性も指摘されています。残念ながら，胎盤の病理所見は児の娩出後に後方視的に解析せざるを得ないという宿命があり，現在進行形の周産期合併症の治療に生かすことは不可能です。実際，周産期の臨床指針と胎盤病理所見とのかかわりに関してエビデンスレベルの報告が乏しい現実があります。本書は具体的な症例を提示して，臨床医がどのように胎盤病理所見を考察すべきか分かりやすく記載しています。本書を道しるべとしてさまざまな周産期症例を胎盤病理とともに後方視的に解析することで，胎盤という視点から周産期診療の妥当性や改善の可能性について考察することが期待されると思います。一方，症例によっては次回妊娠の取り扱いを勘案する一助となる可能性も期待されます。周産期の臨床現場の皆様に本書を推薦いたします。

2015年3月

浜松医科大学附属病院　病院教授
周産母子センター長

伊東 宏晃

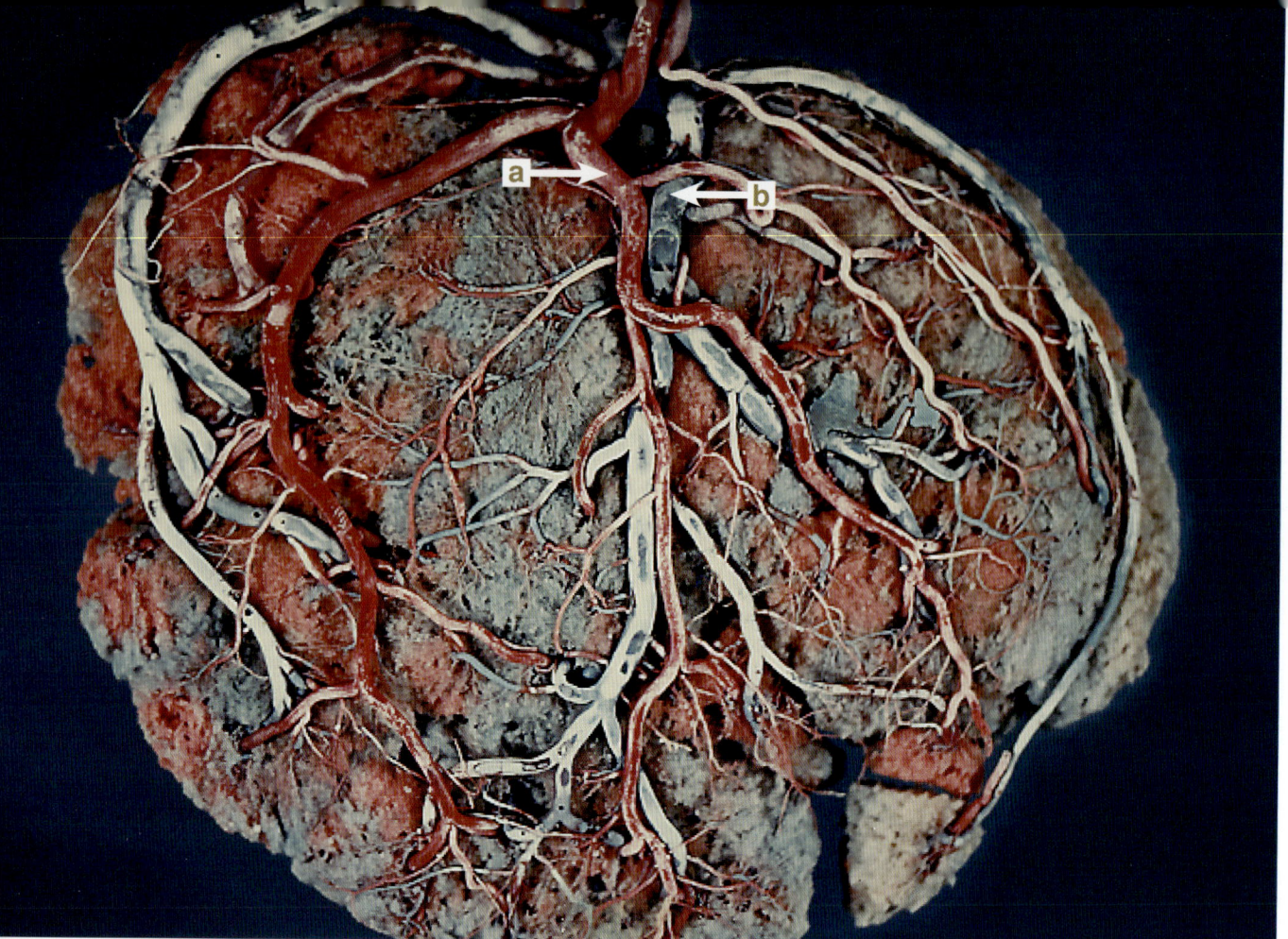

図 1-1　樹脂法による胎盤胎児面の観察
矢印 a：動脈，矢印 b：静脈

1. 胎盤の構造とその生理

　ここに載せた 2 枚の写真(図 1-1, 1-2)は，私が胎盤病理研修 2 か月目に取り組んだ胎盤血管構造の検討(約 30 年前)である．特殊な樹脂と色素を自分で混ぜ，臍帯から注入して，半日ほどしてから硫酸で血管以外の部分を融解し，血管を観察するのが目的であった．できあがりはともかく大変勉強になった．

　写真でみるように図 1-1 は胎盤胎児面で，臍帯は辺縁あるいは膜付着である．臍帯付着部から胎盤表面に広がる血管が観察できる．赤い色素が注入されているものが動脈(矢印 a)，硫酸による影響と経年変化で少し白っぽくなってはいるが，青い色素が注入されているものが静脈(矢印 b)である．図 1-2 は胎盤の母体面で，容器に入れて色素を注入している．胎盤小葉は 22 葉認められる．

絨毛の構造

　図 1-3 は絨毛構造を示す肉眼像である．胎盤表面から分岐した絨毛は，幹絨毛(矢印 a)，中間絨毛(矢印 b)，ブドウの房状をした終末(末梢)絨毛(矢印 c)へと分岐する．終末絨毛の周囲には母体血が循環し，絨毛内血管には胎児血が循環している．絨毛の構造は，図 1-4 の顕微鏡像でも同様で，さらに母体血(矢印 a)，胎児血(矢印 b)を認める．

図 1-2 樹脂法による胎盤母体面の観察

図 1-3 絨毛の肉眼像
ブドウの房状を示す終末絨毛で母体から酸素や栄養素を得る。
矢印 a：幹絨毛，矢印 b：中間絨毛，矢印 c：終末（末梢）絨毛

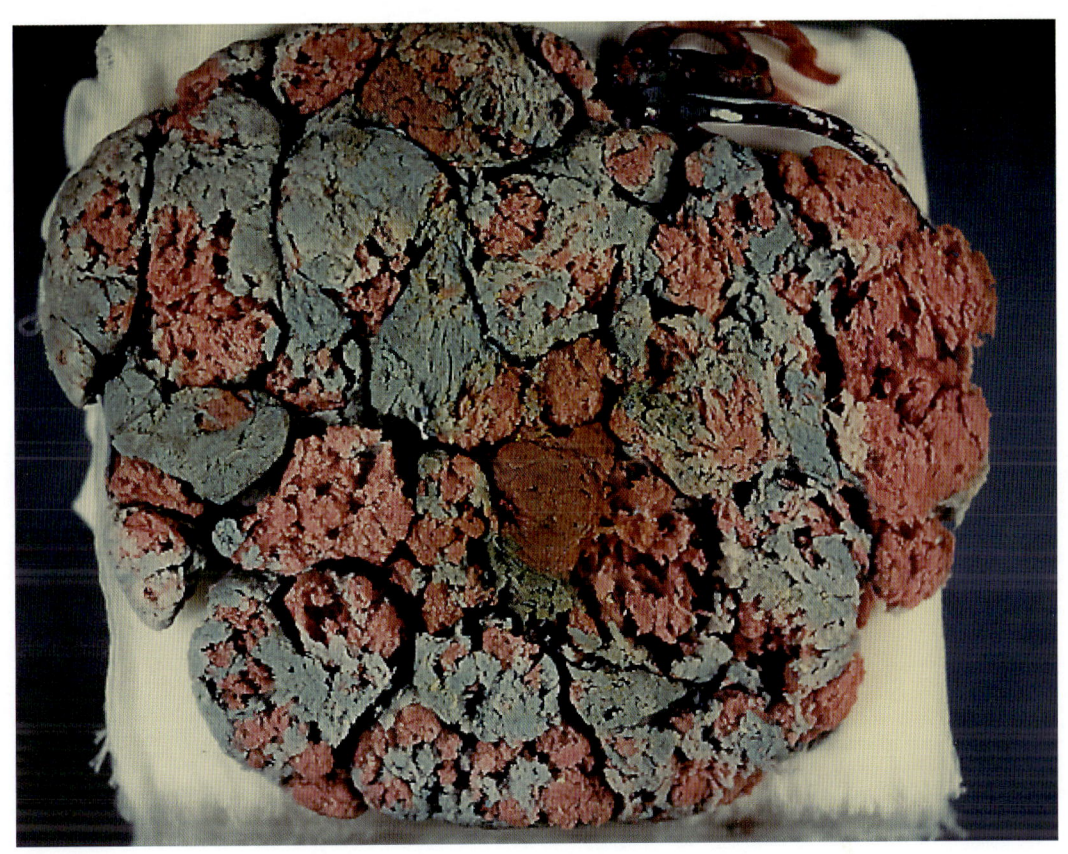

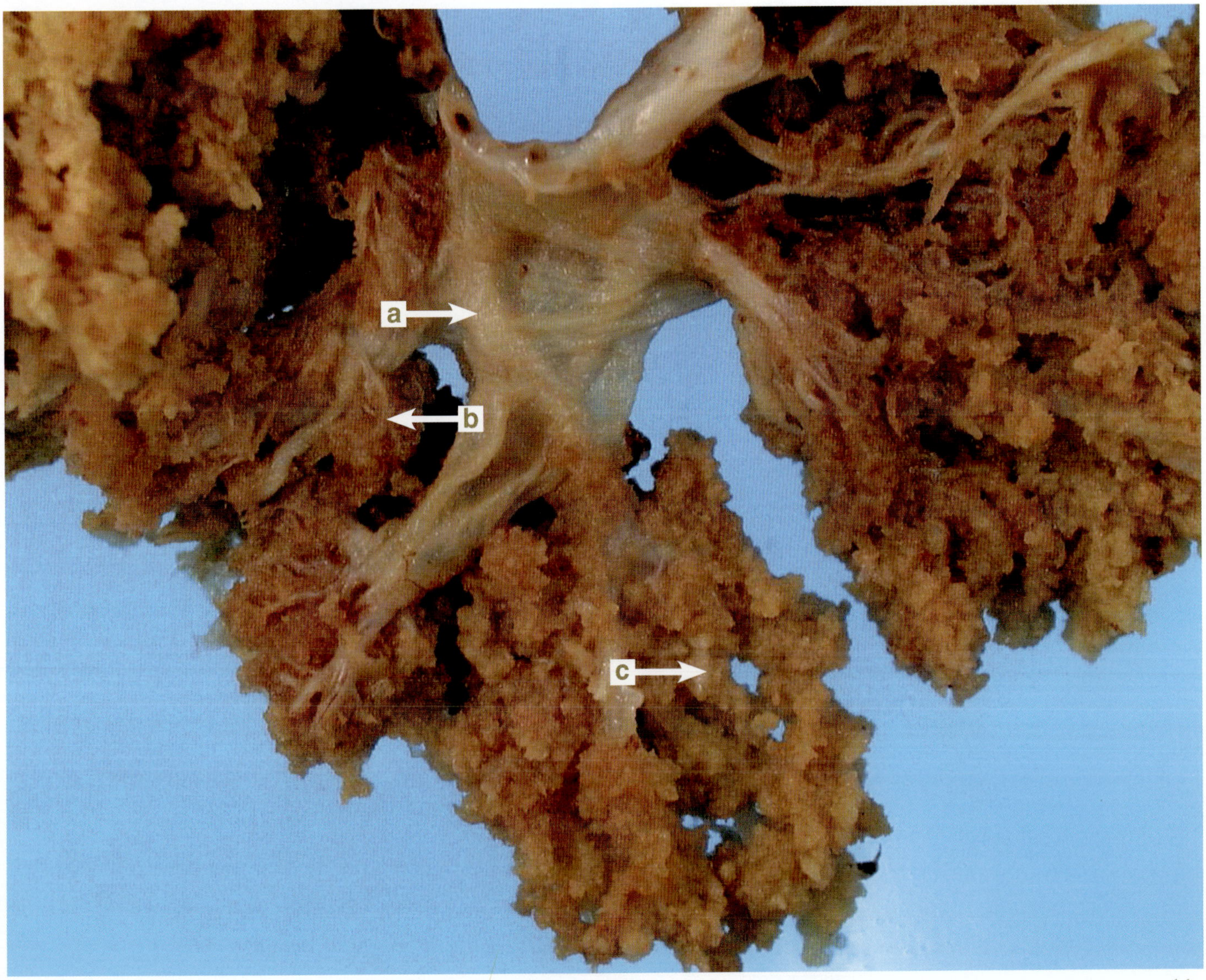

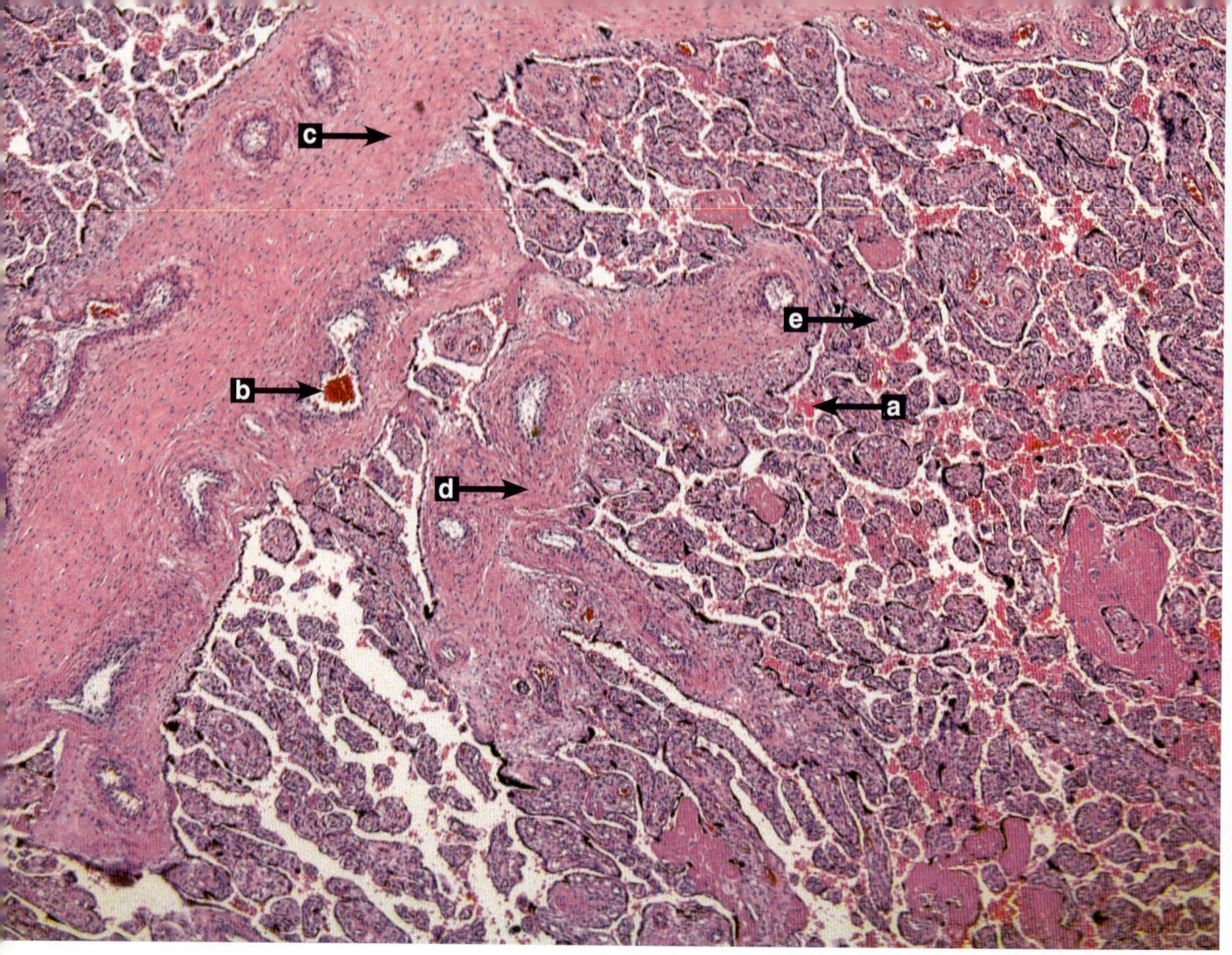

図 1-4　絨毛の顕微鏡像
矢印 a：母体血，矢印 b：胎児血，矢印 c：幹絨毛，矢印 d：中間絨毛，矢印 e：末梢絨毛

終末絨毛の週数による成長

　図 1-5 に示す妊娠 22 週の絨毛は大型で数が少ない。22 週の写真では絨毛の数が少ないので，絨毛間は図 1-6 の妊娠 28 週よりも広い。妊娠 22 週と比べて 28 週になると，末梢絨毛（矢印 a）では絨毛内血管が発達を示す。

　図 1-7 と図 1-8 は 35 週と 37 週の発育の比較である。37 週（図 1-8）では絨毛はさらに小さくなり，絨毛内血管が延長し，絨毛内血管がより絨毛表面に近づいて血管が多いことがわかる（矢印 a：母体血，矢印 b：胎児血）。

　なぜこのような発達をするかというと，末梢絨毛が小さくなることで胎盤内の母体血の循環が増える。同時に絨毛内血管が絨毛表面，すなわち母体血と近づくことで，胎児母体間のガス交換や栄養の補給がよりスムーズになるからである。

胎盤母体面

　母体の脱落膜と児の胎盤絨毛上皮細胞（trophoblast）が共存し，母体からの血管が胎盤へ侵入してくる場所である。らせん動脈は拡張し，母体の血流をより胎盤内に流入しやすくする。正常なものでは血管壁に trophoblast が浸潤し，血管内皮細胞に置き換わる像を認める。これらが生理的変化と呼ばれるもので図

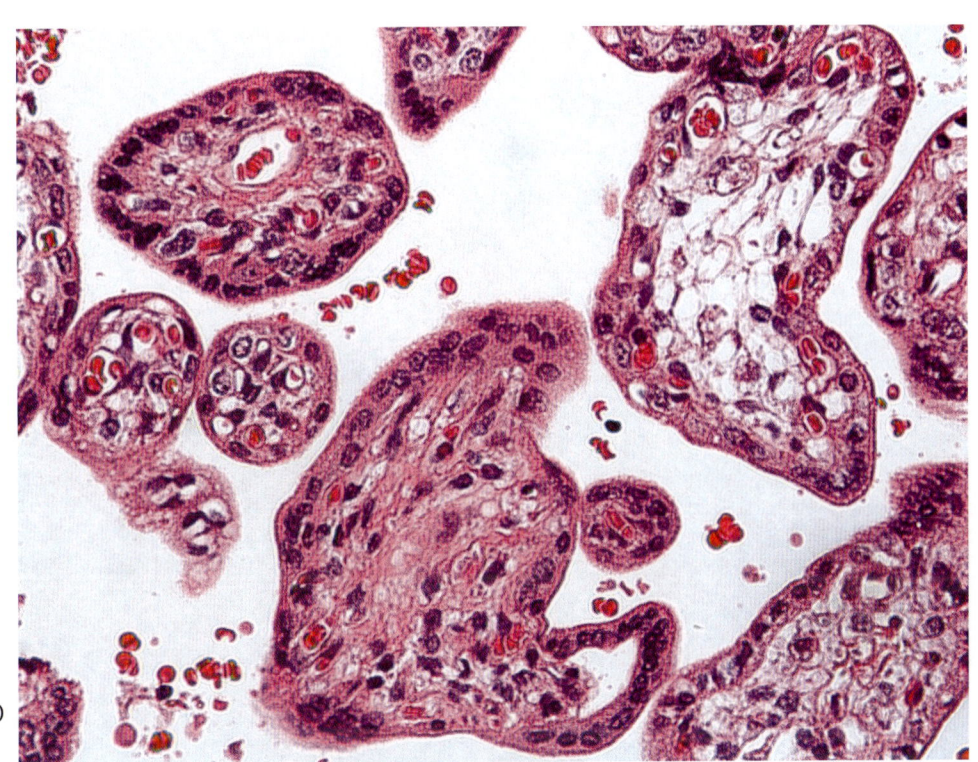

図1-5 妊娠22週の絨毛組織像
末梢絨毛は大きく絨毛内血管の発達が未熟である。

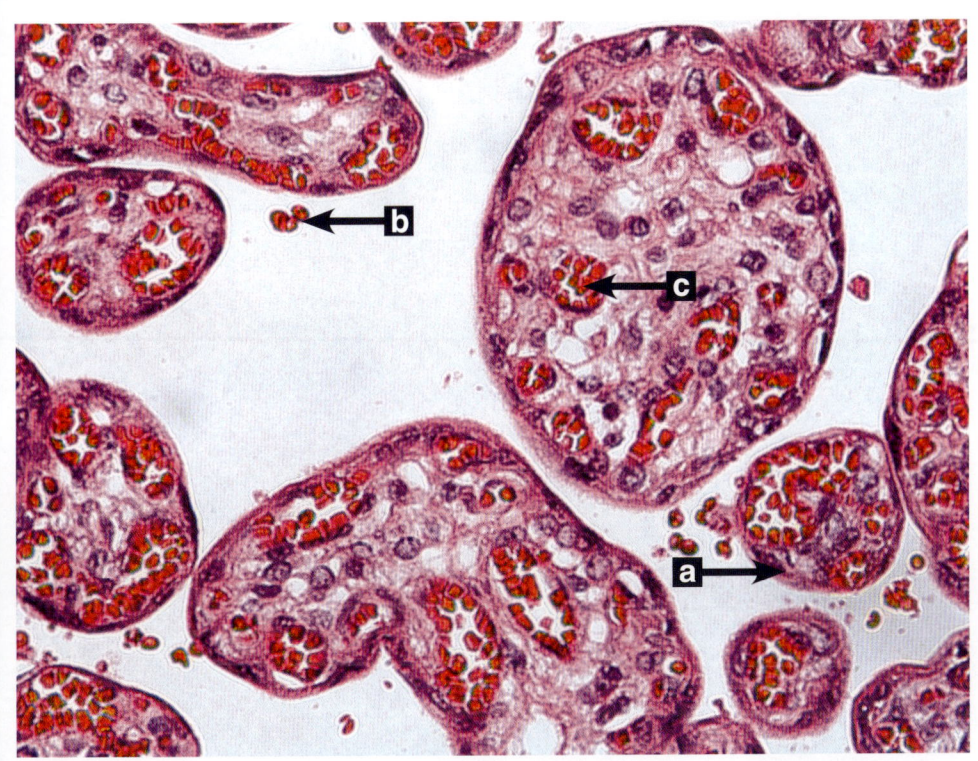

図1-6 妊娠28週の絨毛組織像
絨毛内血管の発達が認められる。図1-5の22週と比べ，印象として赤いと感じてもらえればよい。胎児および母体循環が発達してきたということである。胎盤の肉眼像，割面も22週と28週を比べると，28週のほうが赤い。
矢印a：末梢絨毛，
矢印b：母体血液，
矢印c：胎児血液

1-9に示されている。このような変化が破たんすると脱落膜内の血管に血栓を生じ，常位胎盤早期剥離の引き金となったり，胎盤への血流不足で胎盤機能不全となり，結果として児が小さくなる。母体側の変化としては，少しでも児に血液を送ろうと血圧が上がる。これが妊娠高血圧症候群(PIH)である。胎盤実質は血流不足で絨毛は虚血性変化を示す。

臍帯の胎盤への付着

図1-10に示す臍帯の付着部位のことは成書にも記されているが，中央付着，側方付着が一般的で，胎盤容量を十分に利用できる。辺縁付着，膜付着は付着部外側の胎盤がほとんど利用できない。さらに付着部から対側まで遠いということで

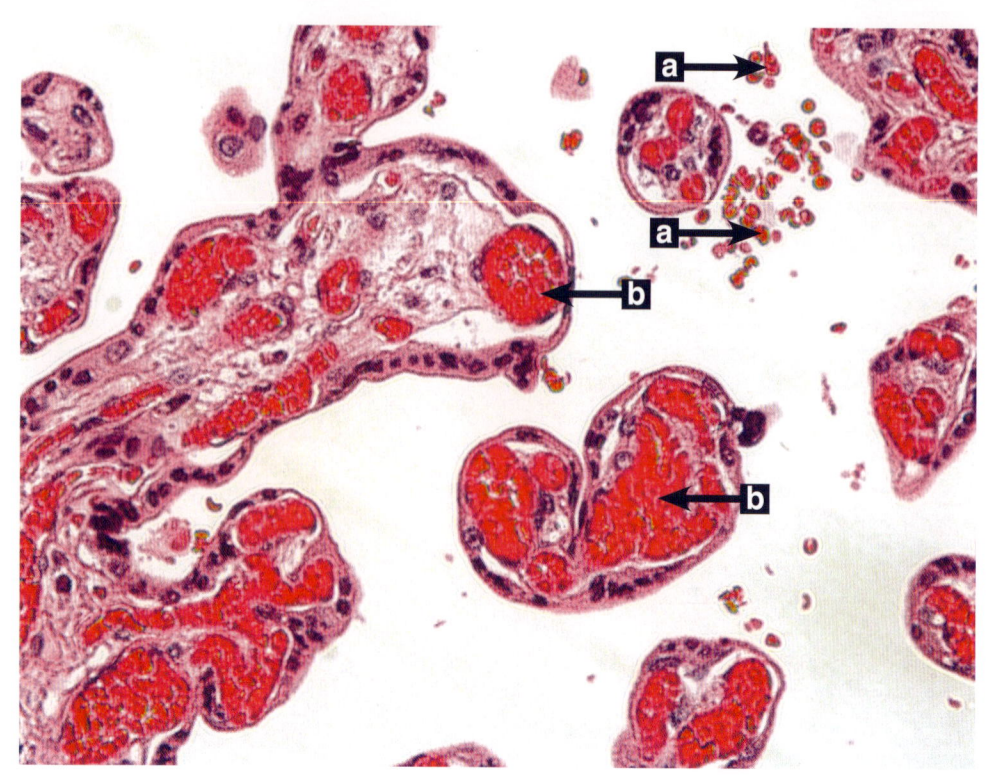

図1-7 妊娠35週の絨毛組織像
末梢絨毛はさらに小さくなり，絨毛間を広げている。絨毛血管の発育も進んできている。
矢印a：母体血，矢印b：胎児血

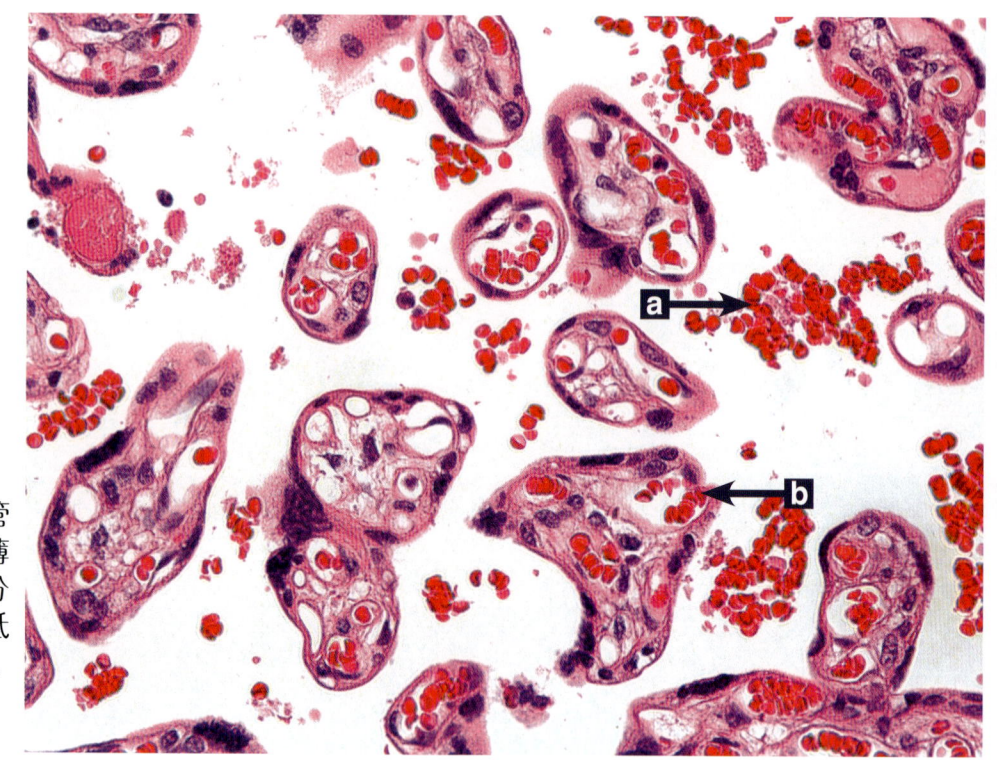

図1-8 妊娠37週の絨毛組織像
絨毛間はさらに広がり絨毛血管は母体血とは交わらないが，薄い膜のみ。この変化で児は，分娩時の子宮収縮のストレス・低酸素状態に耐えることができる。
矢印a：母体血，
矢印b：胎児血

胎児胎盤循環に不利であることは十分理解できる。そのため，中央付着や側方付着に比べ，辺縁付着や膜付着では，胎児発育不全・妊娠高血圧症候群・胎児機能不全・新生児仮死の合併が高率である。辺縁付着は臍帯付着部の近側の胎盤外縁方向の胎盤表面に血管がない(一般的には外側から付着部が2 cm以内，という私の定義もある)，膜付着は付着部にワルトンゼリーを認めない，という定義を長年診断基準としてきた。臍帯付着異常は双胎の部分で触れるので，ここでは少しだけ解説した。

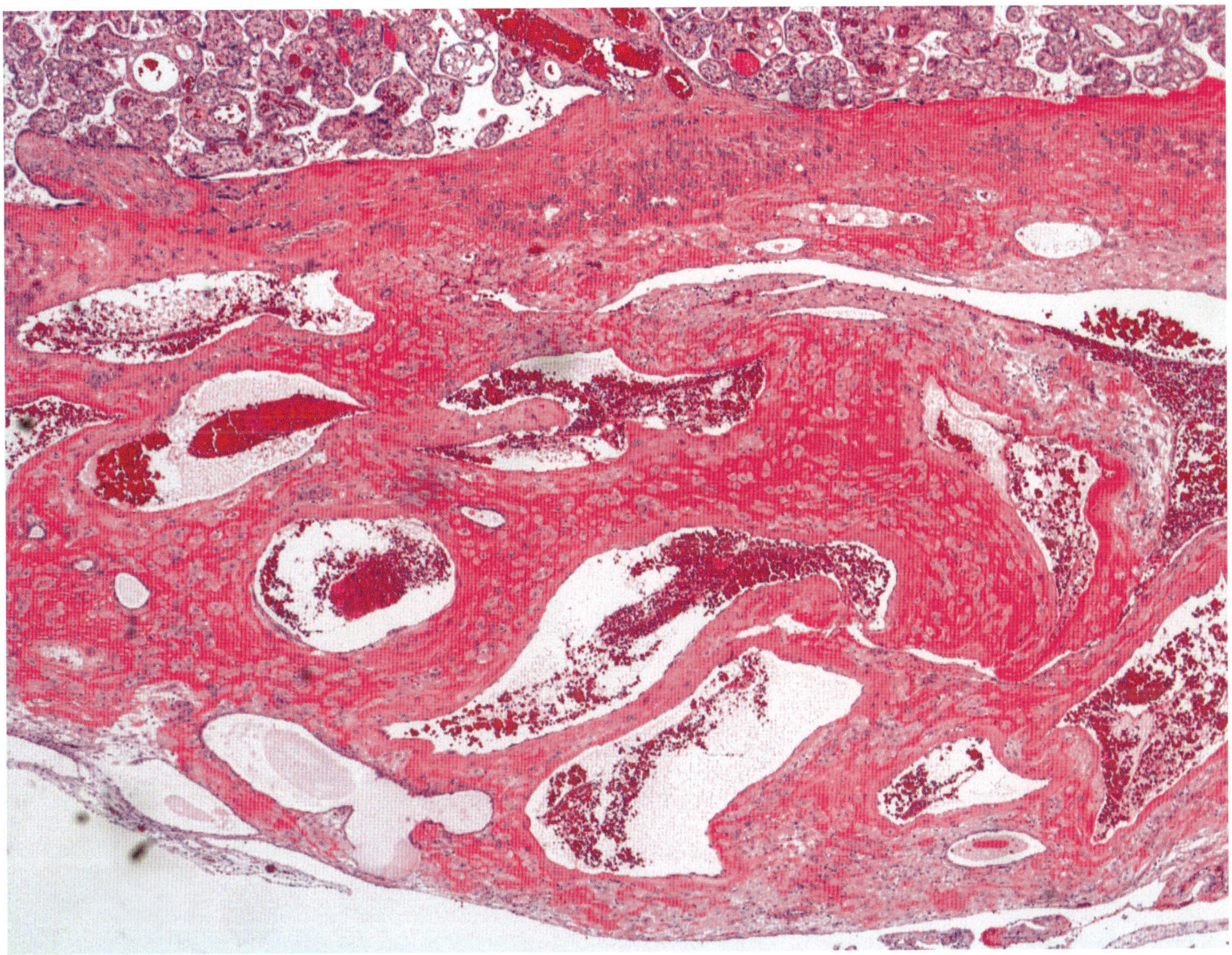

図1-9 胎盤母体面組織像
胎盤直下のらせん動脈は拡張し，血管内皮細胞は侵入してきた trophoblast に置き換わっている。このような変化は，胎盤から多くの母体血の流入を可能とするので合目的である。

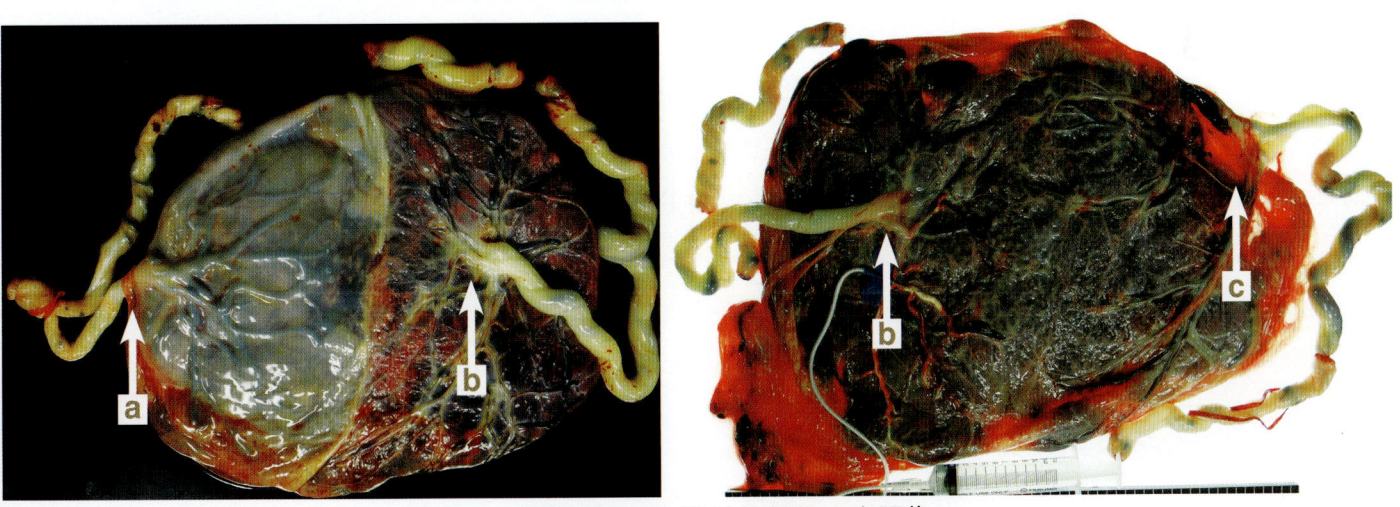

図1-10 臍帯付着部位の肉眼像
矢印a：臍帯辺縁付着，矢印b：臍帯中央付着，矢印c：臍帯膜付着

2. 絨毛膜羊膜炎を原因とした早産

　30年前であれば，病理報告書に記載される早産の原因検索は，絨毛膜羊膜炎（Chorioamnionitis：CAM）だけが注目されていた。CAMの診断をメンブレンロールでするか，胎盤実質の絨毛膜羊膜で決定するか，各施設ばらばらであった。Blanc分類にあるイラストは明確に胎盤部の絨毛膜羊膜で診断しているので，その後日本でも胎盤部でのCAMの診断が一般的になりつつある。Blancの好中球の浸潤によるStage分類は，かつては主流であったが，最近，欧米ではあまり使用されていない。私が米国で習ったのは主観的ではあるが，より臨床に合致した軽度，中程度，高度という分類であった。

　私はもう少し客観的に，好中球の数と羊膜壊死の考えを取り入れ，2011年からGrade 1：好中球の数が100未満/HPF，視野22，Grade2：好中球100以上/HPF 視野22，Grade3：羊膜壊死を伴うような好中球浸潤，と分類した（図2-1：CAMのGrade分類，2-2，2-3，2-4，表2-1）。

　Grade1は活動性の炎症としては意義が少ないかもしれないが，例えば正期産の分娩ではあったが少し手間取った例，妊娠中炎症を疑うような切迫早産が既往にあり，正期産あるいは正期産近くまで妊娠が継続し炎症が陳旧化した例や，妊娠中あるいは分娩中に胎児機能不全（NRFS）を発症し，胎便の排出，すなわちメコニウム（化学物質）に対する反応として，好中球が浸潤するような例にGrade1を合併することはめずらしくない。

　Grade2，3はより高度な炎症で新生児特発性呼吸窮迫症候群（RDS）の発症低下に貢献するが，特にGrade3はCLD（新生児慢性肺疾患）の合併率が増加する。臍帯炎におけるSNF（亜急性壊死性臍帯炎）とCLDの合併率も同様で，知られた事実である。

　高度のCAMは胎盤表面の血管異常も伴うことがある。Gradeが上がればより高率になり，末梢絨毛にまで影響する。胎盤機能不全となり，新生児疾患も高度となる。

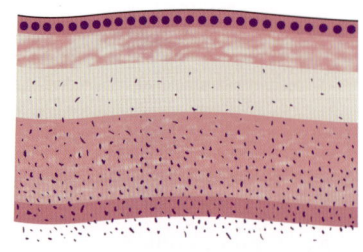
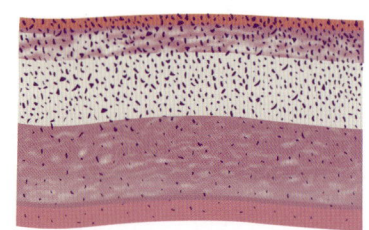

Grade1：好中球100未満/HPF　　Grade2：好中球100以上/HPF　　Grade3：羊膜壊死

図2-1　CAMのGrade分類

表 2-1　Grade 分類による絨毛膜羊膜炎（CAM）の変化

	Grade 1	Grade 2	Grade 3
好中球の数	100 未満/HPF	100 以上/HPF	Grade 2+ 羊膜壊死
臨床的特徴	過去の切迫早産　メコニウムなどに反応	急性の炎症　早産の合併が多い　炎症による新生児疾患が出はじめる	急性の炎症　NRFS・新生児仮死を合併することが増えてくる　CLD の合併が多い
胎盤表面および幹絨毛の血管異常	ない	まれに合併	合併することが多い
末梢絨毛の異常	ない	末梢絨毛の充血	末梢絨毛の充血や浮腫　ホフバウエル細胞の増加

対物レンズ 40×　視野 22

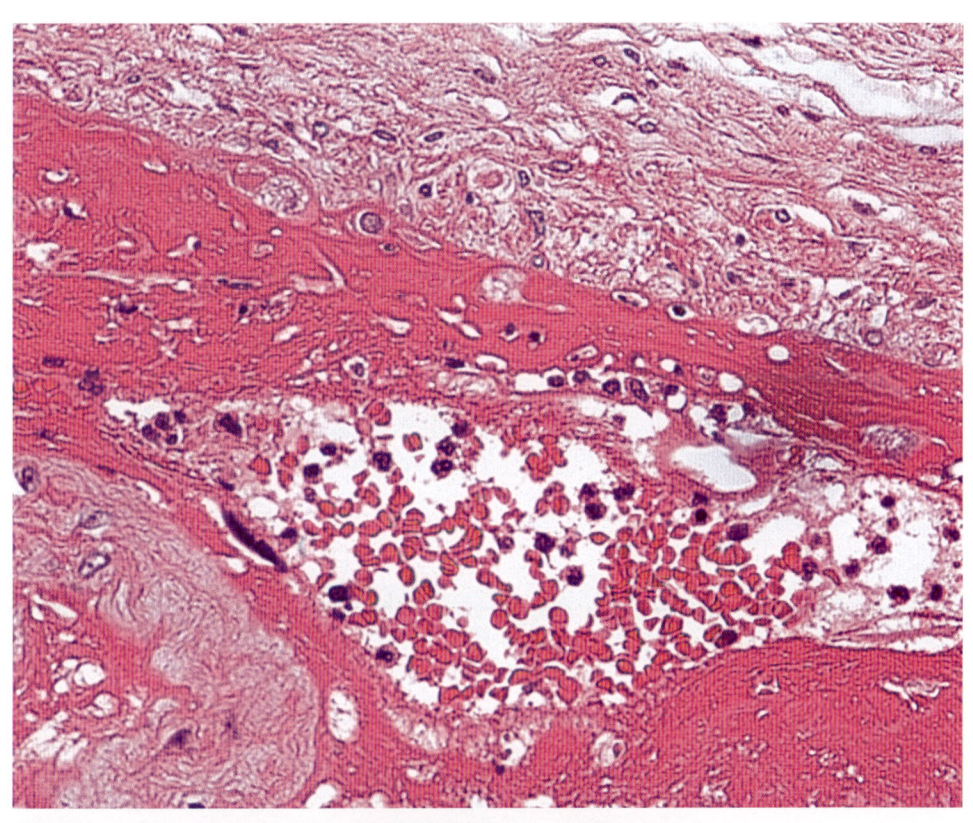

図 2-2　CAM の Grade1　好中球浸潤 100 未満/HPF
臨床的には，初期の炎症，炎症による妊娠中期の切迫早産のなごり，メコニウムに対する反応性の浸潤が考えられる。

図 2-3　CAM の Grade2
好中球浸潤 100 以上/HPF　視野 22
浸潤する場所は絨毛膜下，絨毛膜，羊膜も含む。重度の感染で早産の原因となるだけでなく炎症による新生児疾患を誘発する。

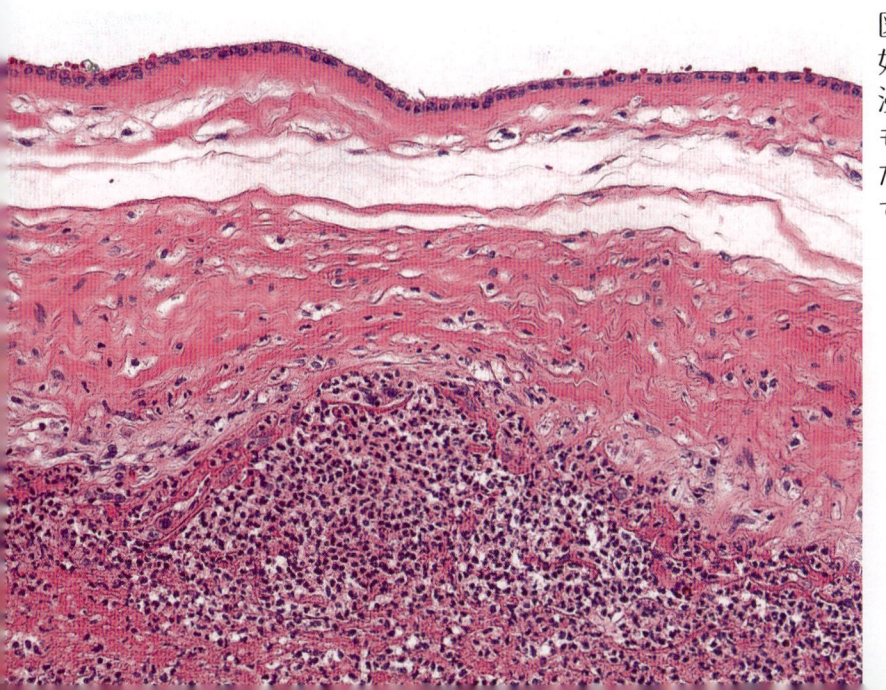

CAMは早産の原因として知られている。炎症による子宮収縮は子宮収縮抑制薬である程度抑制することができるが，新生児疾患に注意しなければならないことが血管をみればわかる。新生児疾患としてはCLD, 壊死性腸炎，PVL（脳室周囲白質軟化症）などがあり，サイトカイン説も知られている。私はサイトカインを計測しているわけではないが，日常の胎盤病理検査では炎症による多数の異常所見（絨毛の浮腫・充血・血管壁の変性・血管内腔の狭窄・血管の閉鎖・血栓）をみる。発赤・発熱・腫脹・疼痛の「炎症の4徴候」はギリシャ時代からある。Virchowによって機能障害が加えられた「炎症の5徴候」を考えれば，胎盤の炎症による機能不全は当然のことだと思う。

羊膜壊死および血管病変

　最近のGrade3に該当する62例のうち，36例に胎盤表面や胎盤絨毛の血管に閉塞などの高度な異常が認められた。この合併例については，今後，胎盤病理と新生児疾患の関係を明らかにすることや，妊娠経過での異常や分娩様式など産婦人科医による再検討が必要と考える。

　いつ分娩にしなければならないか，どのような分娩様式が最も良いかについてを各施設の産婦人科医，新生児科医，病理医の間で検討していただきたいと思う。Grade3を数多く経験する周産期センターなどの高次施設であれば，容易に検討が可能ではないだろうか。

図2-4　CAMのGrade3　中拡大
高度の炎症で羊膜の壊死と羊膜細胞の消失コラーゲン層の乱れを認める。さらに絨毛膜部の間質細胞の線維化および血管筋層の変性を認める。

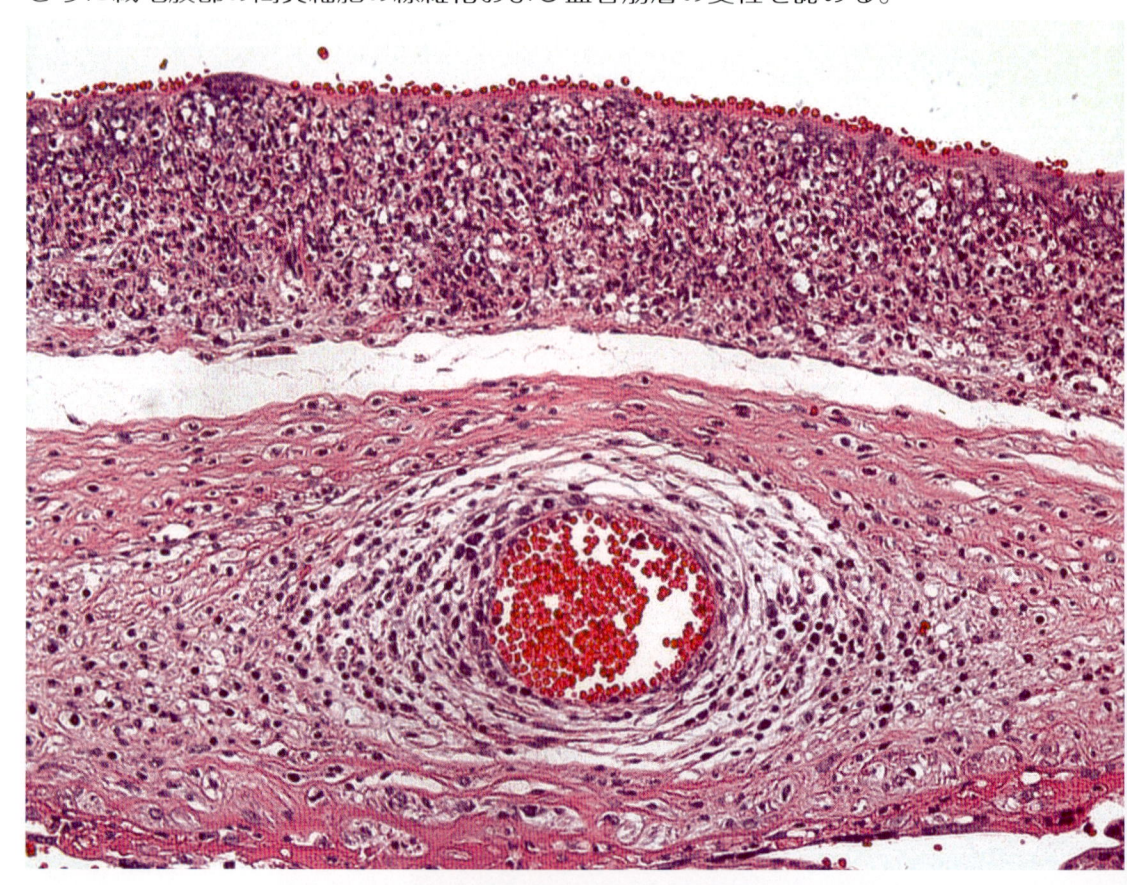

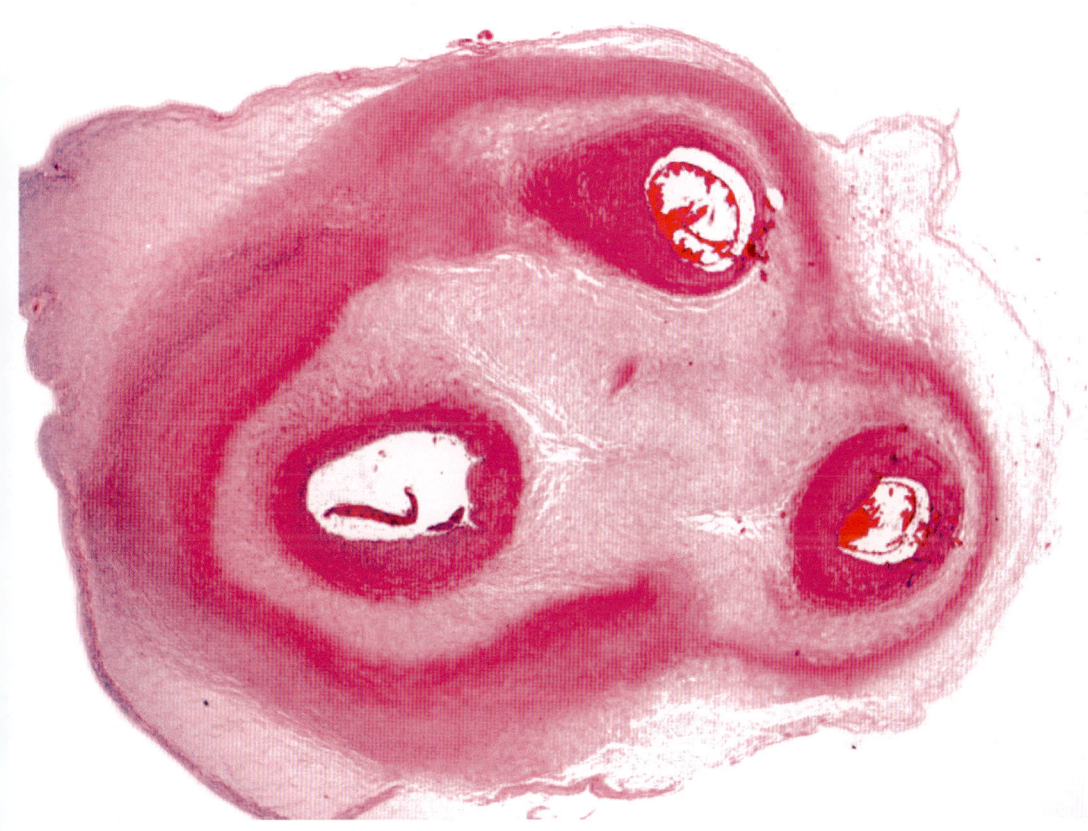

図 2-5 亜急性壊死性臍帯炎（SNF）
臍帯血管の周囲にリング状の壊死を伴う

亜急性壊死性臍帯炎（SNF）

　SNF と CLD の関係は、藤村正哲先生らによって十分に検討されている。図 2-5 は 28 週分娩で、RDS は発症しなかったが CLD Ⅲ型を発症していた例である。

　RDS に関しては臍帯に炎症があれば発症率は低下するが、高度の炎症であれば CLD だけでなく、その他の新生児合併症にも注意しなければならないのは当然のことである。

　現在、28 週以下の切迫早産の扱いについてはガイドラインにはほとんど記載がない。なぜなら各施設の試行錯誤のみで臨床的な証拠がそろっていないからである。しかし、現実にはこのような切迫早産症例の多くに小さな子どもが出生する。その後は、医療費だけでなく両親の負担も大きい。今後は証拠が多数残っている胎盤病理を参考に各施設で症例を検討し、学会で発表し、コンセンサスを得てガイドラインができればよいと思う。

　CAM および SNF により早産に至った症例をあげ、合併症についても解説する。炎症による胎盤、すなわち胎児循環に血栓ができたもの、炎症による胎盤機能不全例も記した。これらを参考に、各施設で今後の方針について考えていただければうれしく思う。

症例 1

妊娠 23 週 0 日，骨盤位で子宮収縮が止められなかったので，帝王切開術により分娩となった。分娩前の母体は WBC 10,700/μL，CRP 1.67 mg/dL。児は出生体重 500 g，女児，Apgar score 5/8。産婦人科からは早産の原因検索を依頼された。

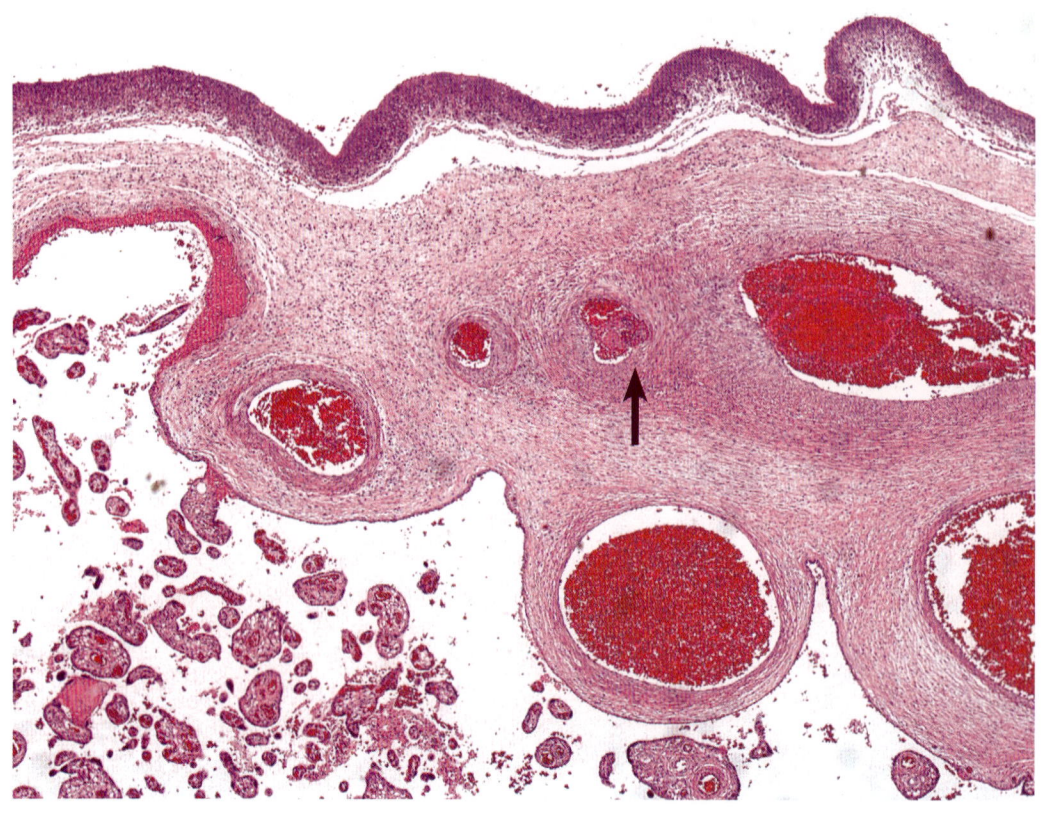

図 2-6　CAM の Grade3
血塊が血管内に認められる（矢印）。これが胎児循環に返っていく。

図 2-7　大きな血塊（矢印）
このような血塊は，fibrin cushion が剥がれてできる可能性もある。以前は artifact と考えていたが，異常例にしばしばみられ，正常例にはほとんどみられない。このような像を呈した例に，児の頭蓋内病変が認められる。この点で，現在では異常な場合もあると判断している。

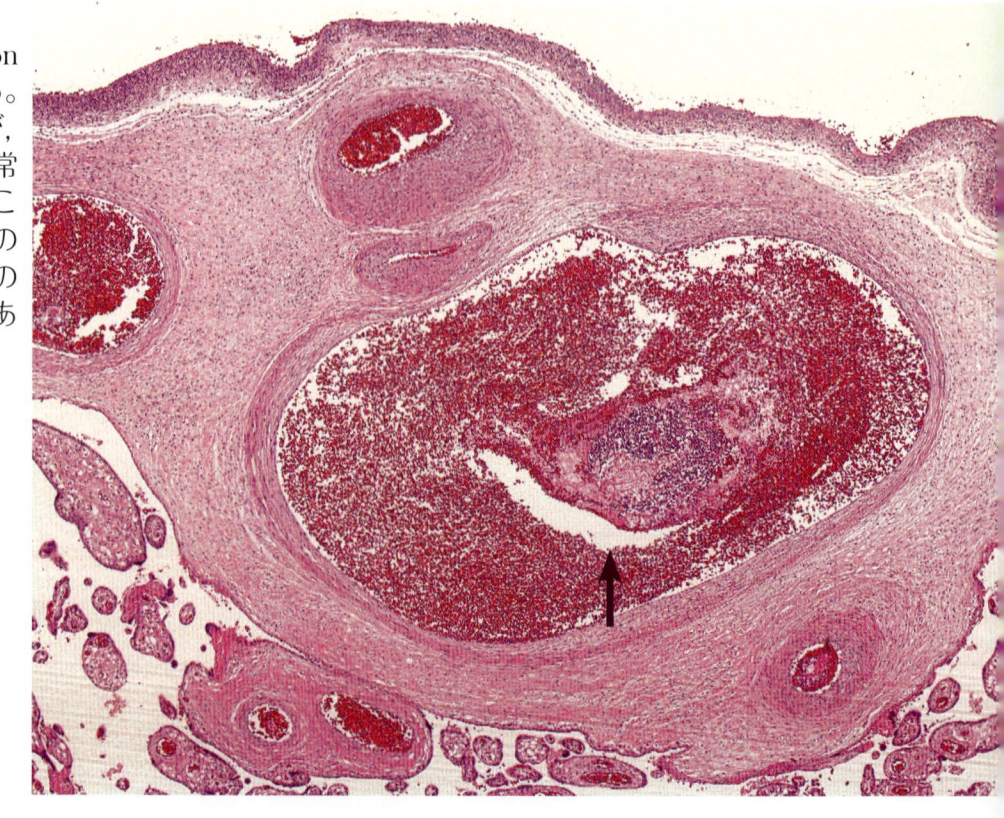

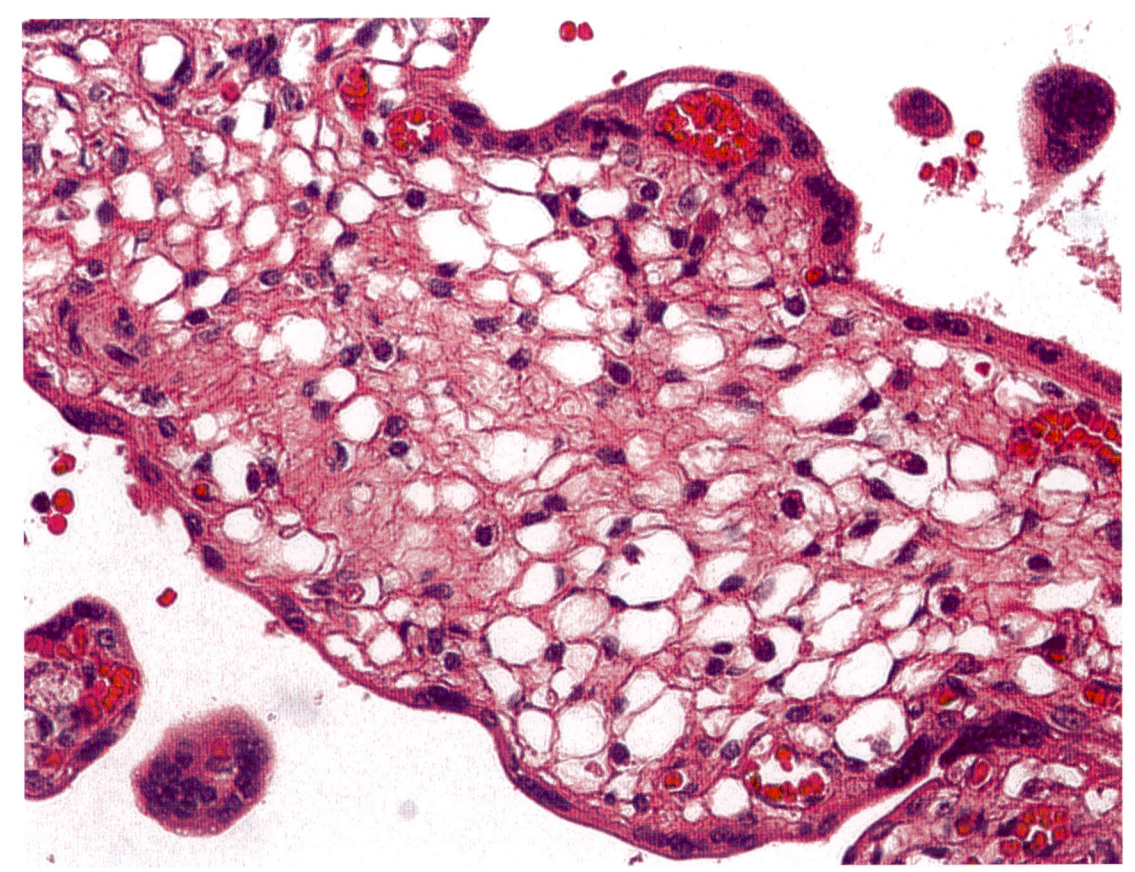

図 2-8 絨毛浮腫
炎症による循環不全の可能性がある。

　この症例の児は，超低出生体重児，早産児，呼吸障害，全身状態不良のためNICU入院となった。RDS も CLD も合併していた。出生時の IgM は 10 mg/dL で，頭蓋内出血は 2 日目から両側Ⅱ度で明らかであり，15 日目からは側脳室拡大を確認した。診療録には 9 か月（修正 5 か月）「定頸し，ねがえりもみられ，順調に発達が進んでいる」と記載されている。

　胎盤病理で示されているのは，胎盤表面の血塊（図 2-6，2-7）はほかの部分の血栓が流れてきた可能性があり，高度の炎症，絨毛浮腫（図 2-8）があるのは循環不全である，ということである。したがって胎盤病理検査では高度の子宮内炎症・血栓と胎盤機能不全と診断した。
　CAM による早産，CAM から発症した胎盤機能不全や血管内の血塊は，児の頭蓋内出血の可能性を連想するべきものと考える。

症例2

かかりつけ医はなく，妊婦健診は行われていない。破水，切迫早産で入院。入院時，母体の血液検査でWBC 24,600/μL, CRP 6.35 mg/dLと炎症反応上昇を認めた。子宮収縮が止められず，妊娠23週0日，経腟分娩。児は出生体重400g，女児，Apgar score 0/7であった。産婦人科医からはCAMの程度を調べることを依頼された。

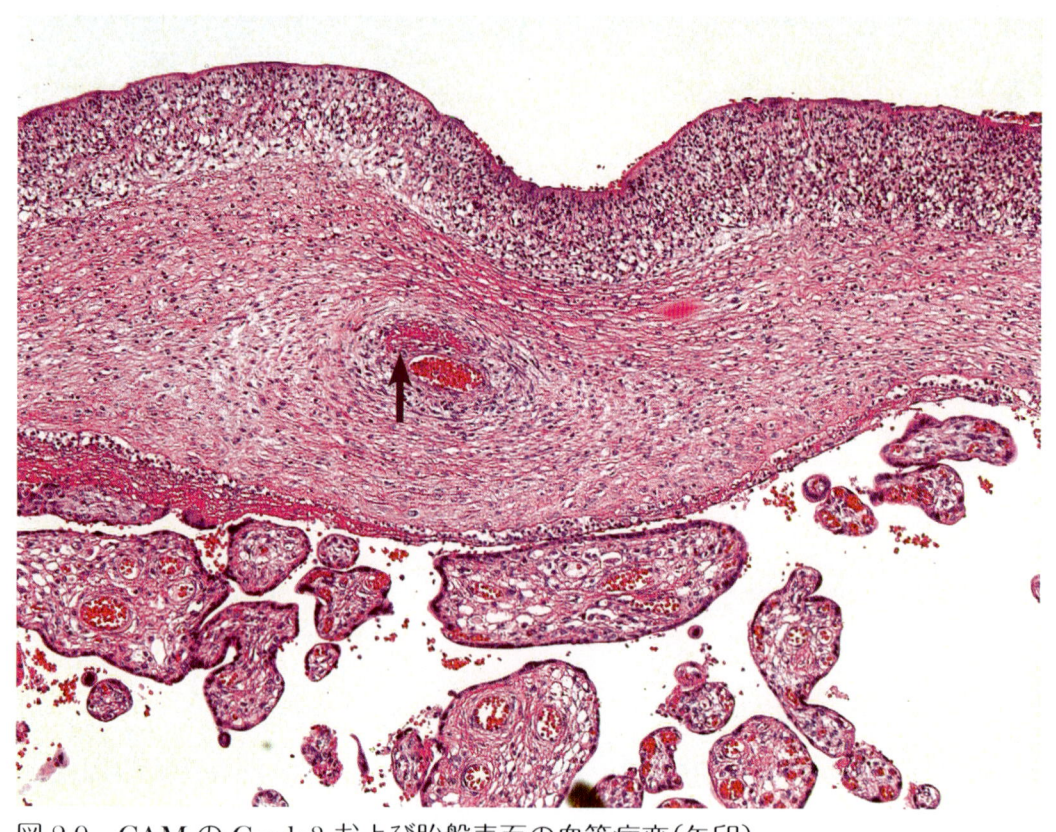

図2-9　CAMのGrade3および胎盤表面の血管病変(矢印)
中間絨毛末梢絨毛の浮腫を認める。

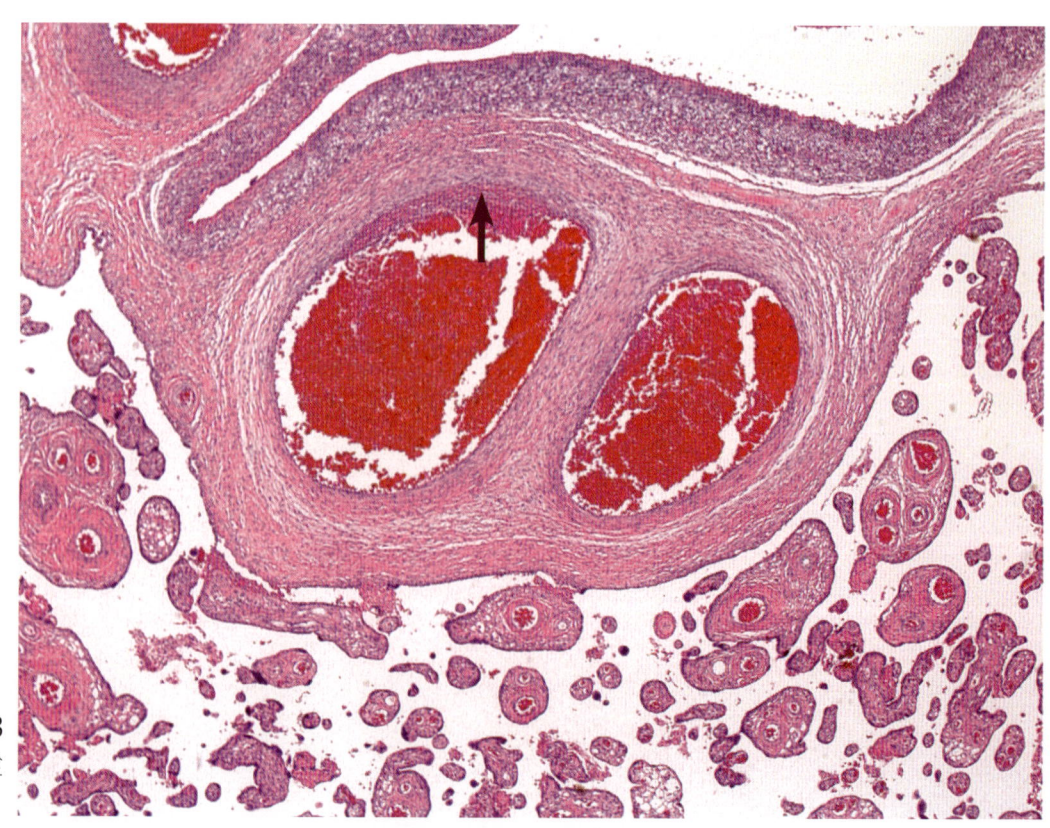

図2-10　CAMのGrade3および胎盤表面血管に血栓の初期像(矢印)を認める。

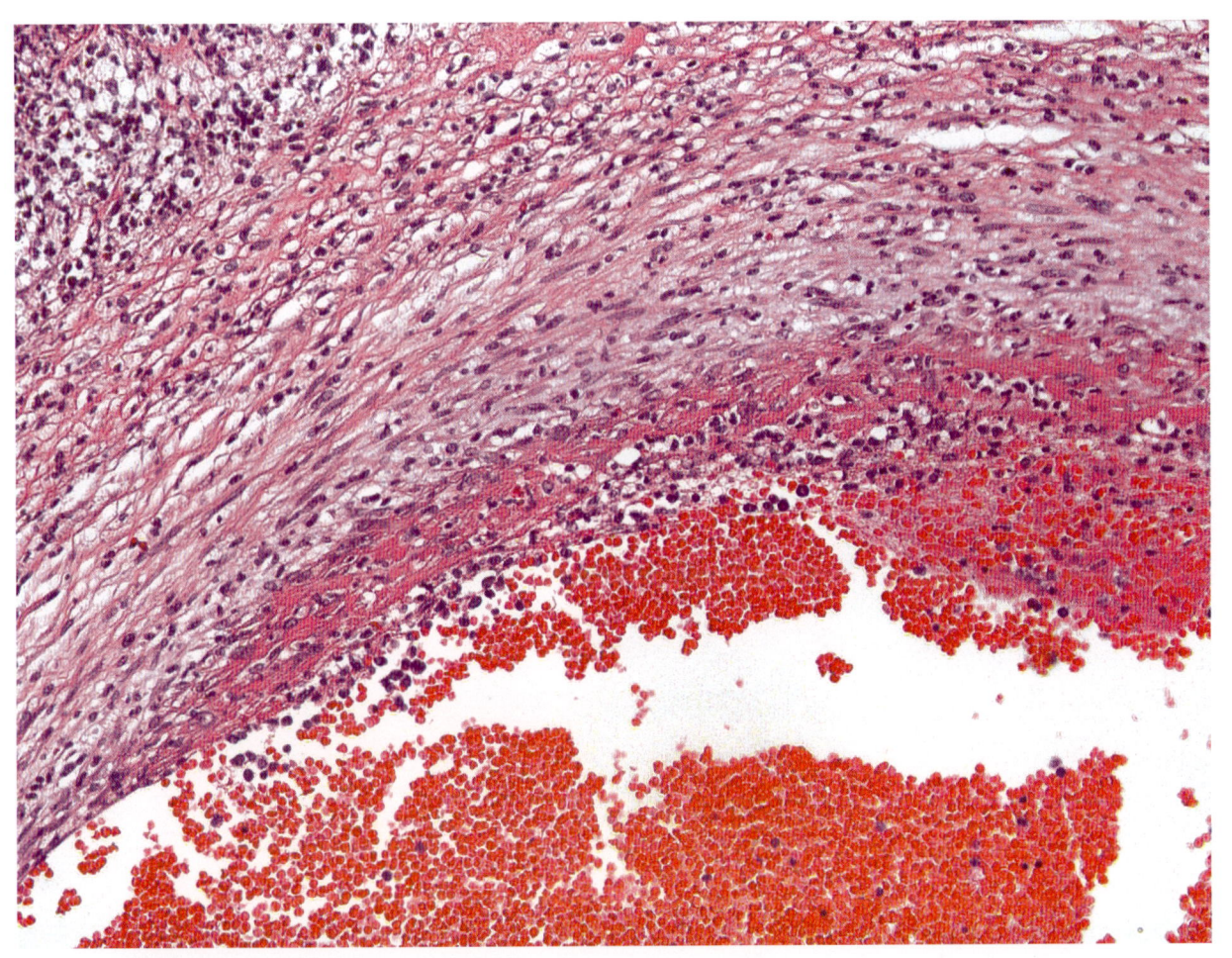

図 2-11　胎盤表面の血栓
胎盤表面の血管内は，胎児循環で胎児が炎症反応を起こしていることを示している。高度の炎症で，血管内皮細胞の損傷と層状の血栓が合併している。現在，このような胎児循環の異常は，ほとんど病理的に知られていないが，Grade3 の CAM に多数合併する。
絨毛をみると中間絨毛，末梢絨毛に浮腫が認められる。炎症による胎盤機能不全と考える。

　この児は重症新生児仮死，超低出生体重児，呼吸障害で NICU 入院となった。RDS の Bomsel 分類 II 度でサーファクタントが使用されている。104 日の酸素投与が必要で CLD III 型の合併もあった。出生時の児の CRP は 0.06 mg/dL で，IgM は 9 mg/dL であった。
　RDS や CLD に関して，胎盤病理検査がいかに優れたものであるかがわかる。
　PVL の合併はなかったが，右脳室拡大を合併していた。図 2-9, 2-10, 2-11 に示すような胎盤の胎児血管に血栓を認めたことは，産婦人科医も新生児科医も知っておかなければならない。
　このような所見は今はあまり知られていないと思われるが，いずれは胎盤報告書に記されるようになり，臨床的に産婦人科でも新生児科でも診断され，治療に役立ててもらえるような時がくる。大切なことは，産婦人科だけ，新生児科だけ，病理部門だけというのではなく，それぞれの科でこの所見を考えること，児を大切に思う心である。背景にはクベースに入っている子どもがいるということを知っていただきたい。診療録には，「児の予後，修正 5 か月で身体は小さいが，修正月齢に限りなく近い発達をしている」と記載されている。

症例3

妊娠32週6日，前期破水の診断で母体搬送となった。来院時，母体はWBC 11,700/μL，CRP 4.22 mg/dL。前医のデータと比較し，感染徴候が悪化していたため子宮収縮抑制薬投与を終了した。陣痛とともに児心音低下を認めたため，緊急帝王切開術が施行された。児は出生体重1,600 g，女児，Apgar

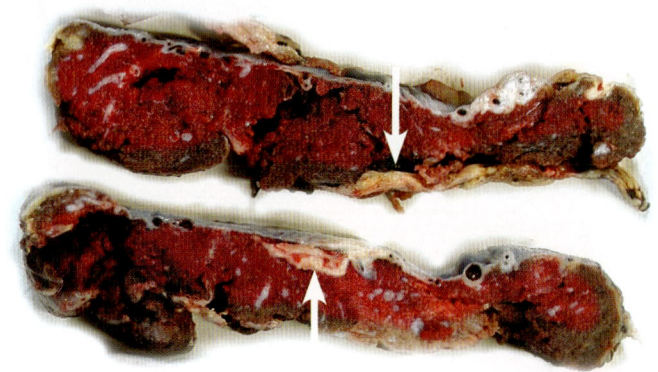

図2-12 割面像の肉眼像
一見梗塞にみえる部分(矢印)は実はabscessである。

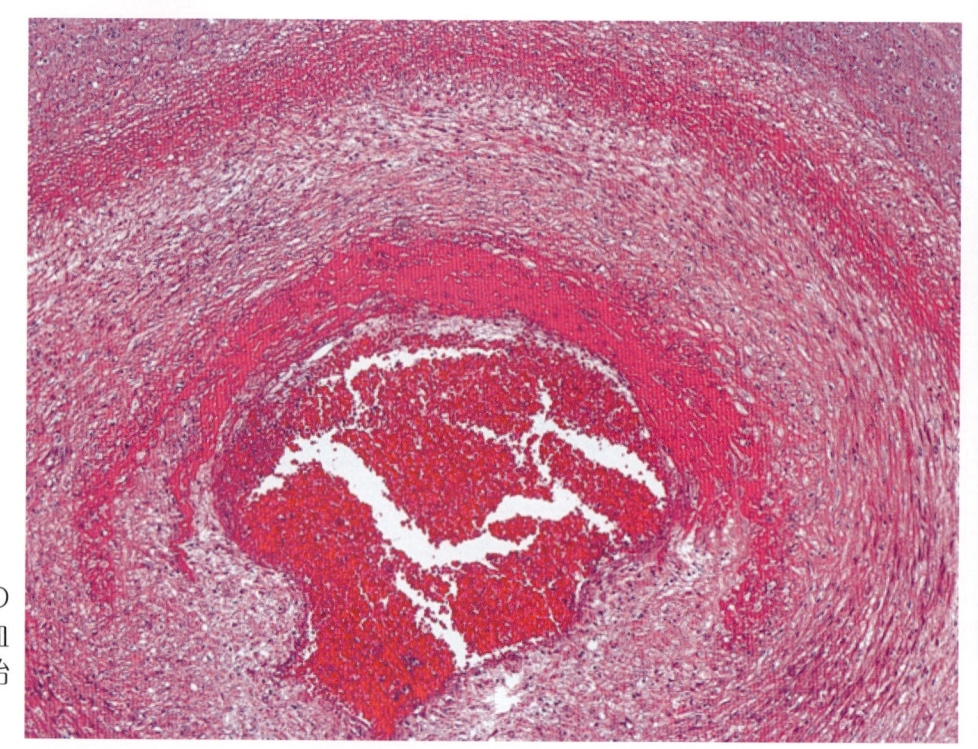

図2-13 高度のCAM
胎盤表面の血管に炎症性のfibrinの沈着を認める。血管内では血栓の形成が始まっている。

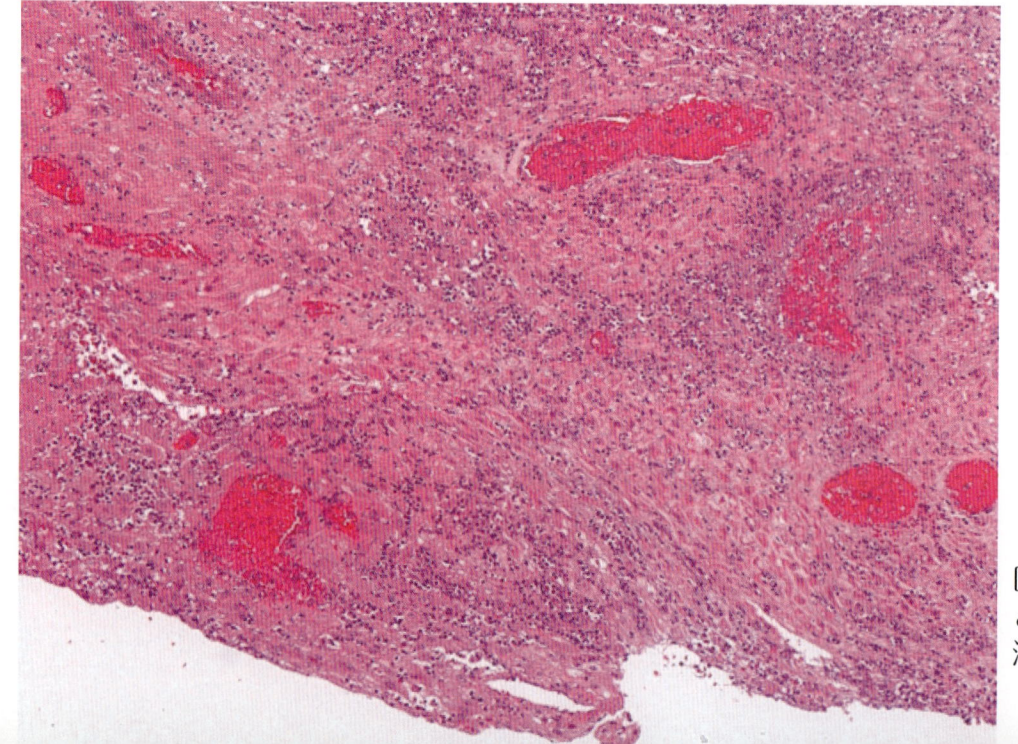

図2-14 高度の脱落膜の炎症と脱落膜内血管の炎症細胞浸潤

図 2-15　脱落膜内の膿瘍
脱落膜内に出血と好中球でなる膿瘍を認める。

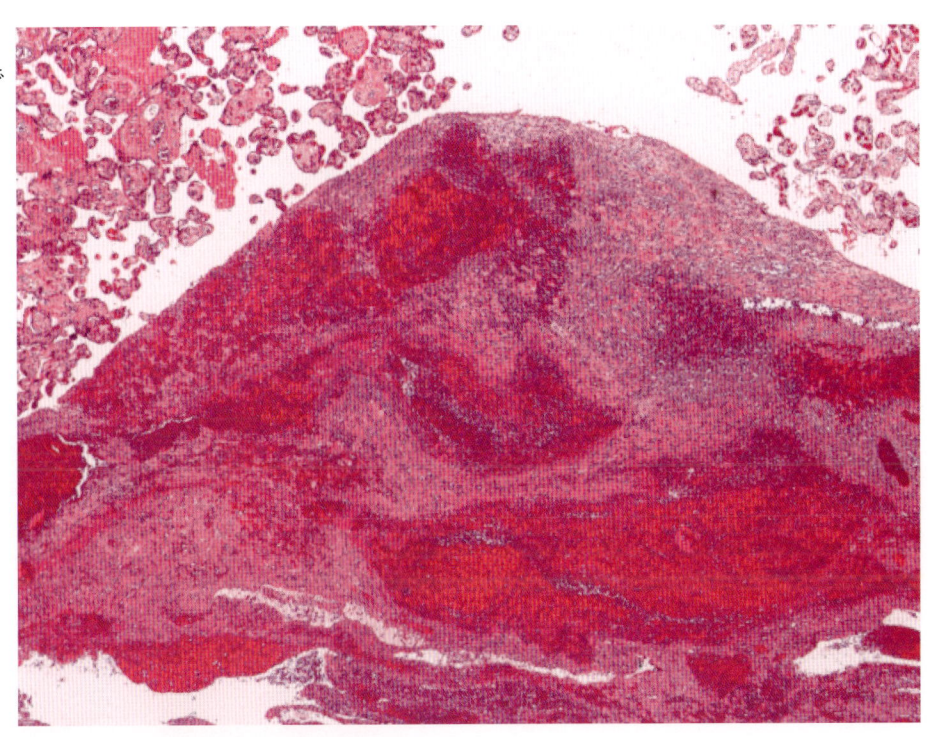

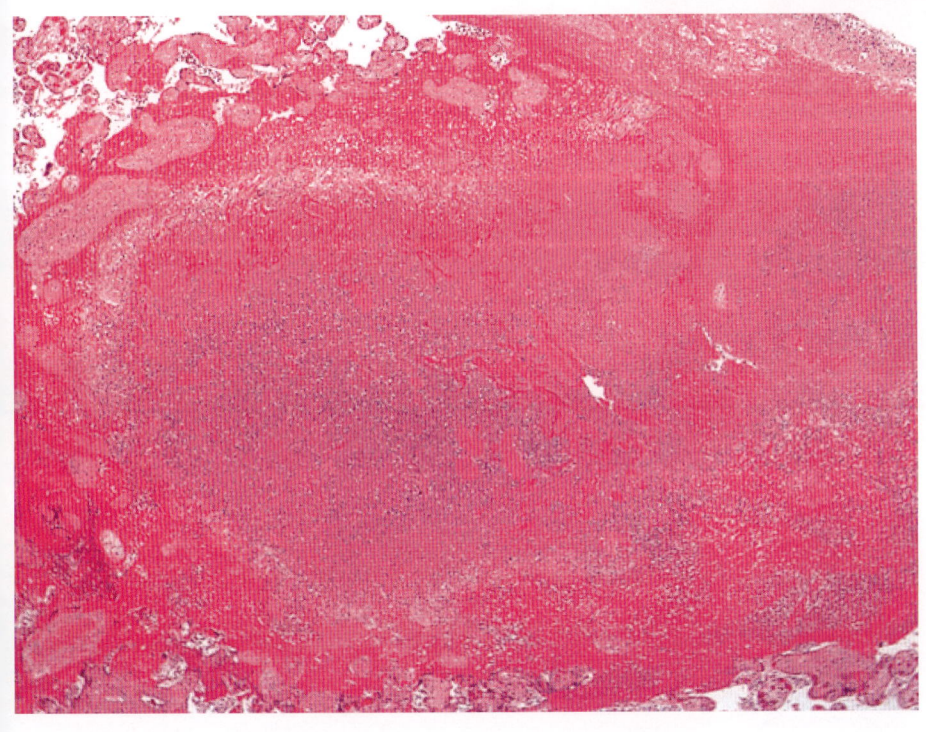

図 2-16　胎盤実質内の膿瘍

score 8/9, WBC 11,400/μL, CRP 0.39 mg/dL, IgM 8 mg/dL。CLD, RDS, 頭蓋内出血は認められなかった。産婦人科からは胎盤・臍帯の炎症などの病理所見の有無を調べることを依頼された。

　この症例は絨毛膜羊膜に高度の炎症と割面の肉眼像で白色調の病変を認める(図 2-12)。炎症による変化を胎盤表面の血管に認める(図 2-13)。割面で白色調の部分は高度の好中球浸潤および膿瘍(abscess)であった(図 2-14, 2-15, 2-16)。肉眼的には梗塞のようにみえるのがリステリア abscess の特徴である。

　後にこの症例では、児の咽頭・鼻汁・便、胎盤からリステリア菌が培養で検出された。胎盤病理での脱落膜および実質の膿瘍はリステリア感染に特徴的であり、リステリア感染による早産と診断した。

　児の酸素投与は 2 日で中止されている。また、診療録には、「2 歳時の発達・発育は順調」と記載されている。

症例 4

母体は 1 経妊 0 経産，20 代。妊娠 29 週 0 日に切迫早産で母体搬送された 29 週 1 日の妊婦であった。子宮内胎児死亡（IUFD）が確認された。当日の母体採血で WBC 20,100/μL，CRP 2.94 mg/dL と産婦人科医は感染の関与を疑った。羊水混濁 2 度。児は出生体重 1,400 g（AFD：appropriate for date baby），男児，Apgar score 0/0，明らかな外表奇形なし。産婦人科からは IUFD の原因

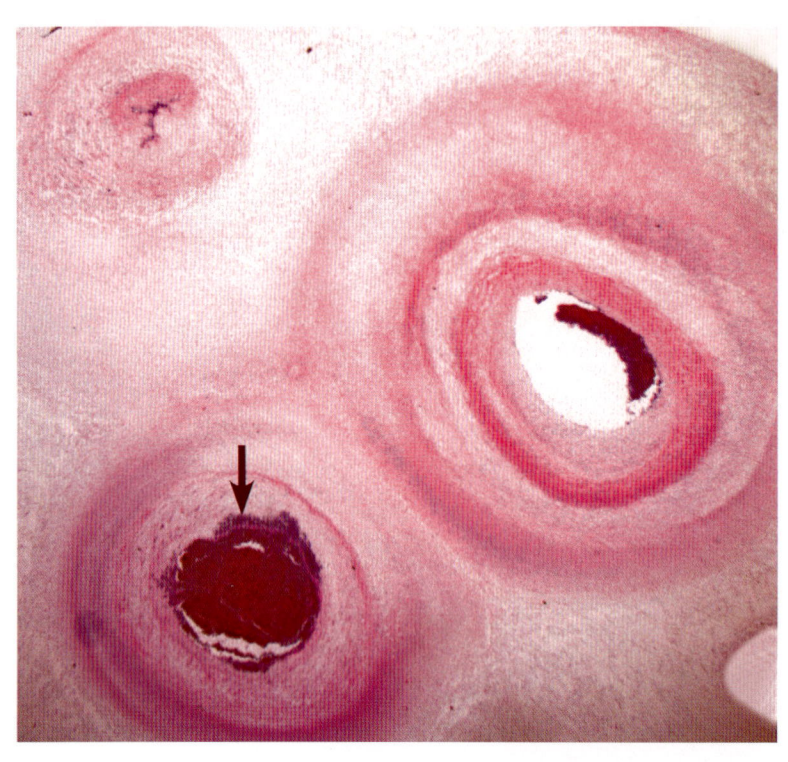

図 2-17　SNF　臍帯内に壊死を伴う炎症
1 本の血管の内腔壁が不正（矢印）である。

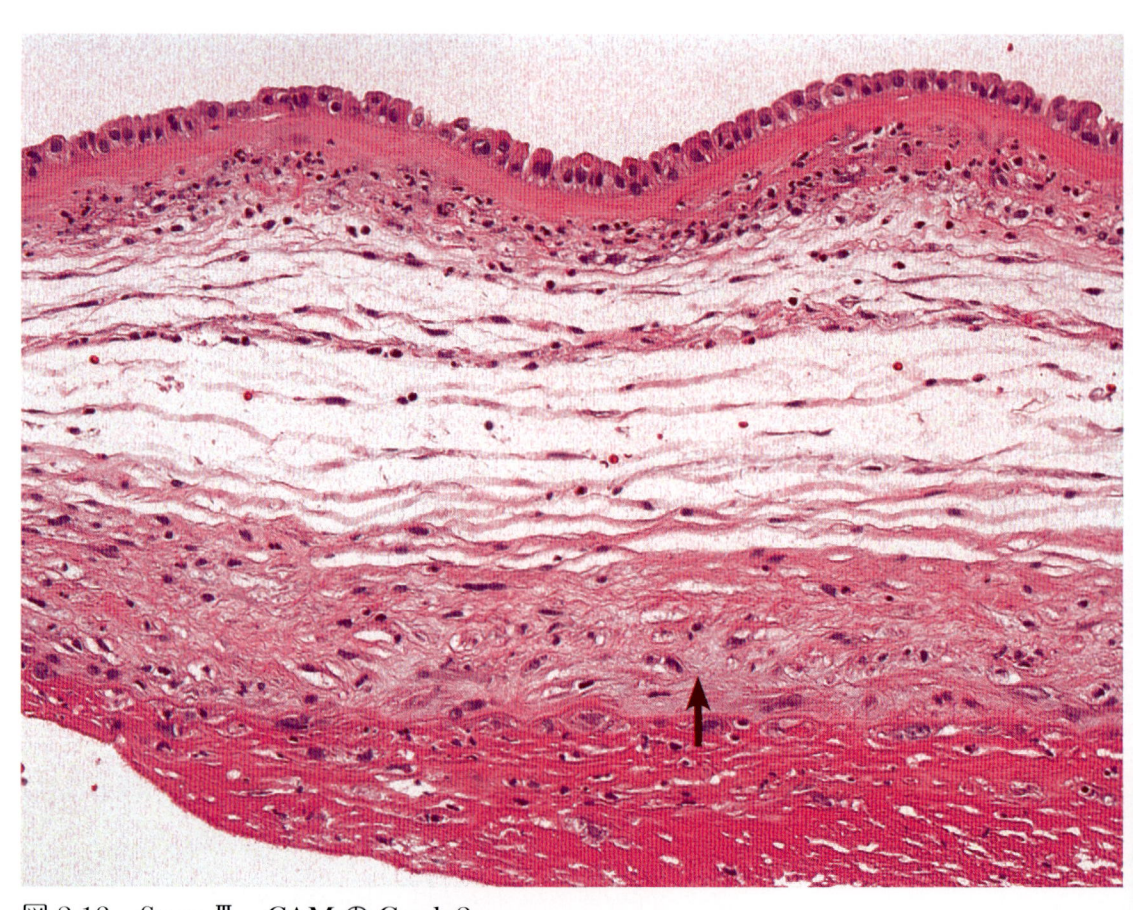

図 2-18　Stage Ⅲ，CAM の Grade2
膜の浮腫，線維化（矢印）を認める。炎症が慢性化している。

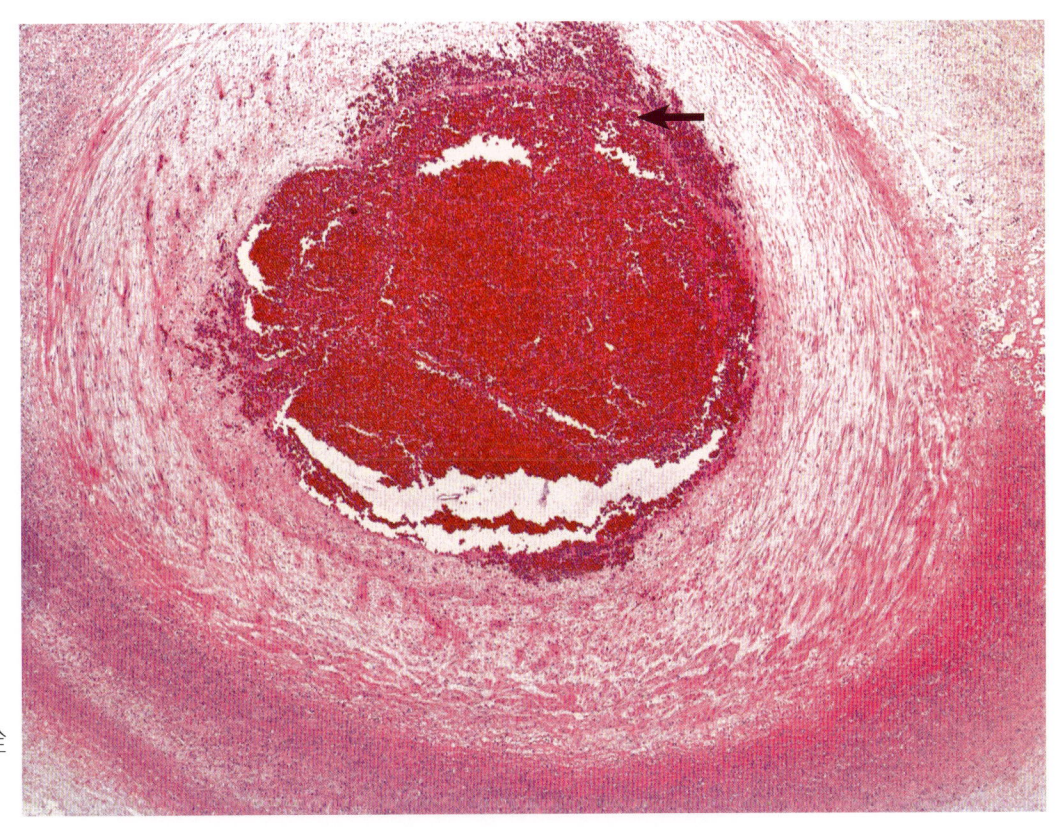

図 2-19 不正な内腔に血栓を認める(矢印)。

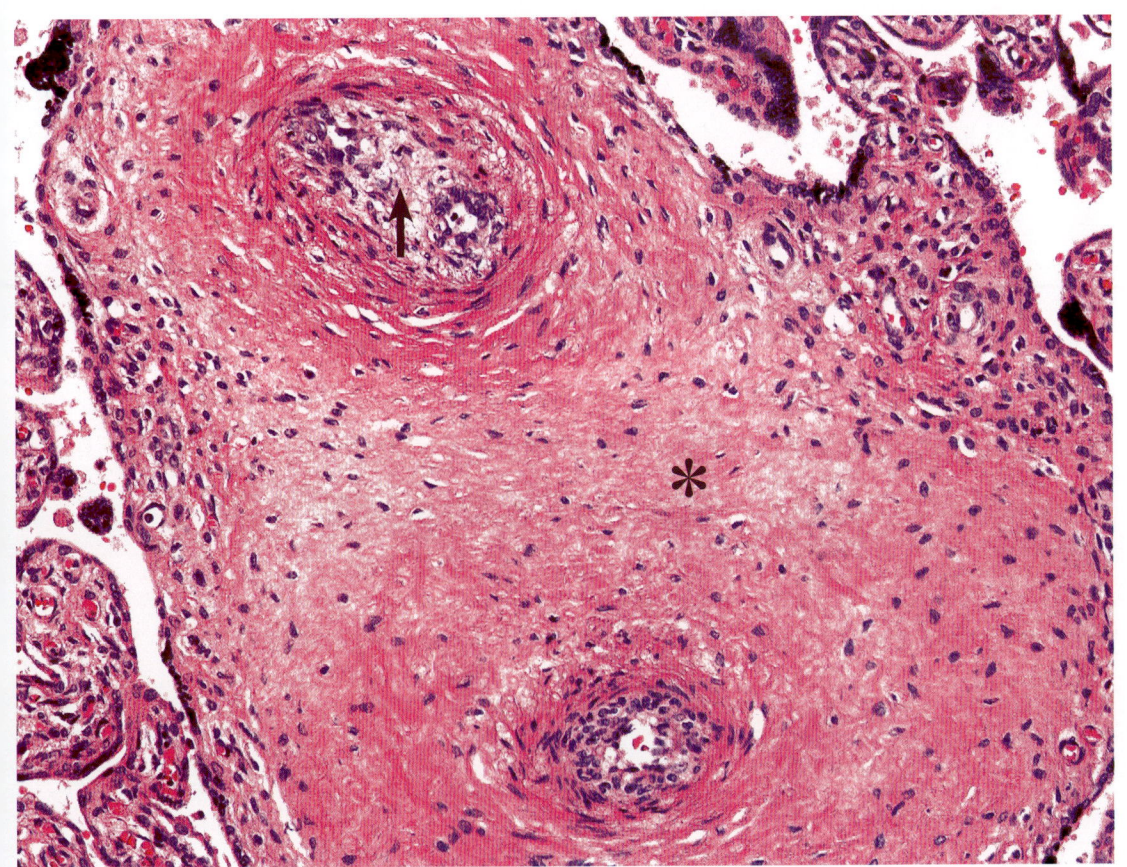

図 2-20 幹絨毛血管の閉塞
矢印：再疎通。幹絨毛血管が2本認められる場合1本は動脈，1本が静脈であることが多い。1本は狭く，1本に再疎通がみられるのは，胎児が循環異常を合併していたためと考える。血管，筋層の変性，間質の線維化(＊)も認める。

検索を依頼された。

胎盤・臍帯は高度の炎症(図 2-17, 2-18)を起こしているだけでなく，血管病変を合併していた(図 2-19, 2-20, 2-21, 2-22)。このことが胎児死亡の原因となっている。

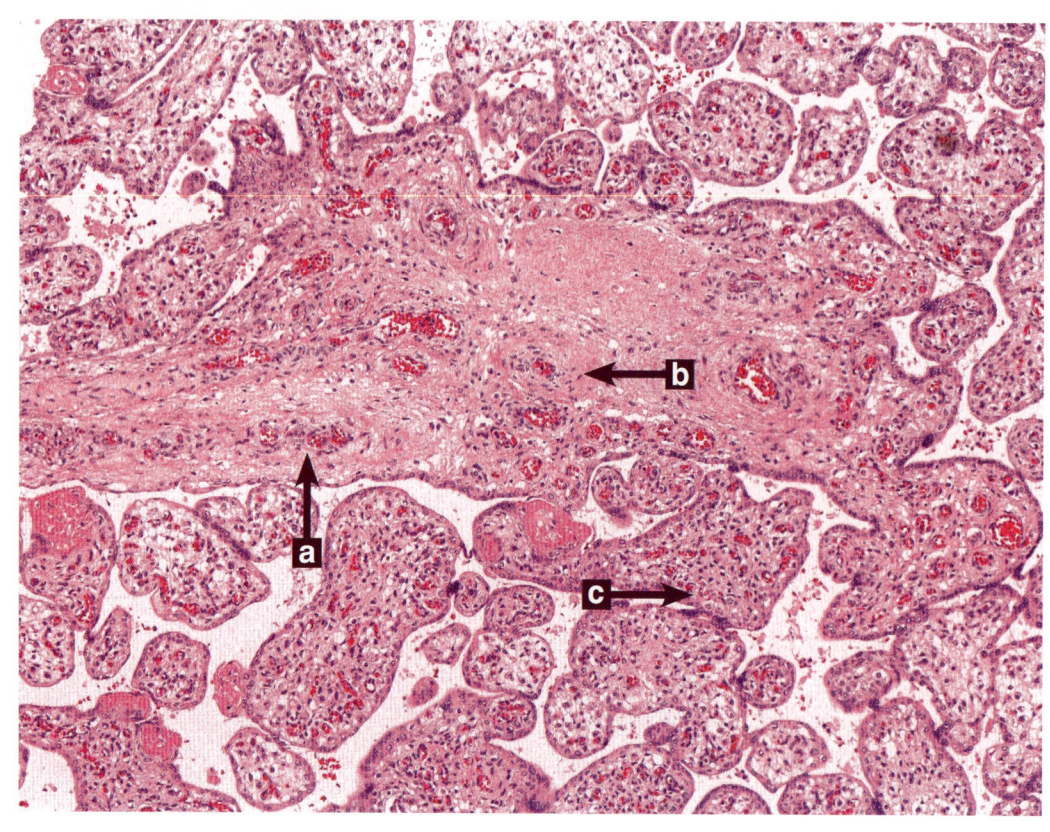

図 2-21　幹絨毛血管
矢印 a：血管の蛇行，
矢印 b：血管筋層の変性および消失，
矢印 c：中間絨毛血管の萎縮および減少

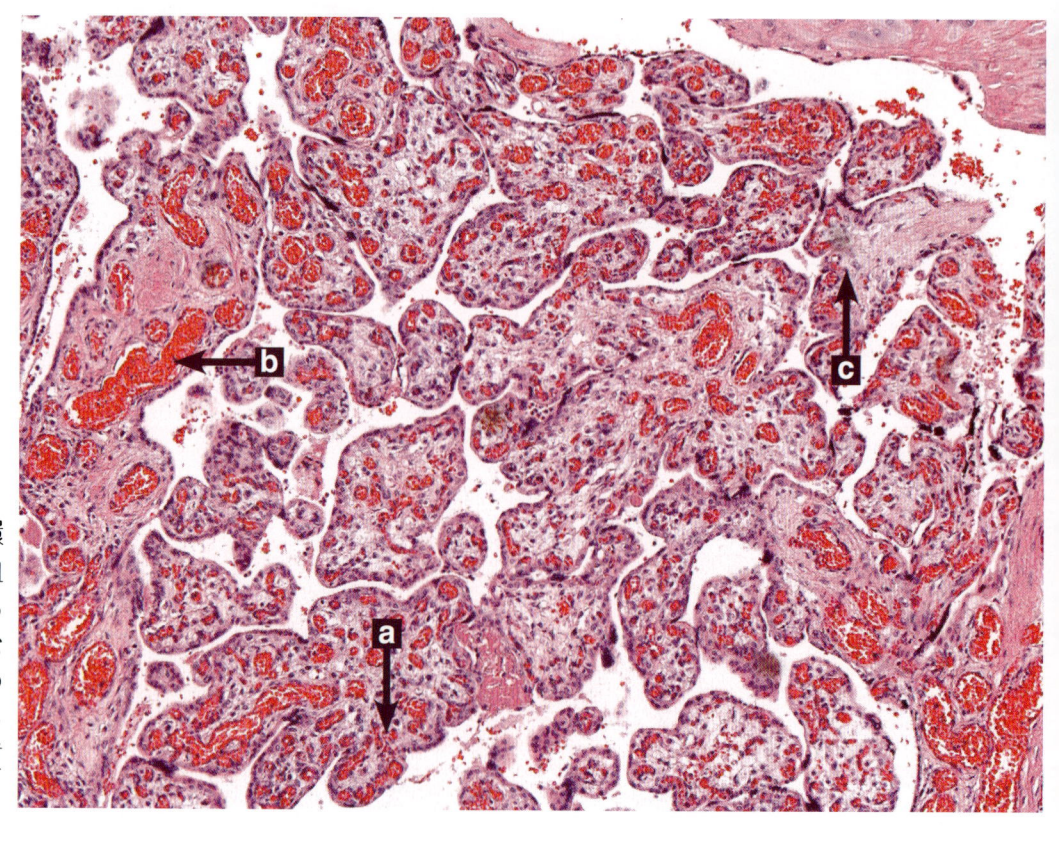

図 2-22　周囲の絨毛は循環の悪い絨毛を補うために血流を増やそうとしているが，十分に代償できず，むしろ，血管の増加にばらつきがあり(矢印 a)，蛇行した血管(矢印 b)，絨毛間質に線維化(矢印 c)を認める。

　感染による IUFD を疑われての胎盤検索である。「感染があって IUFD の臨床と合致する」というだけでは不十分な報告だと思われる。報告には「少し時間がたった炎症で，血管病変を中心とした胎盤機能不全が IUFD の直接原因の可能性がある」を，つけ加えたほうが良い。ここでもう一つ考えるべきことは，上位つまり中枢の血管の閉鎖があり，末梢では血管が増成したものと少なくなったものとがあるということだ。炎症によりはじめは末梢で血流が増えたが，上位の血管が狭くなり，末梢の血流も減ったと考えるのが妥当である。

症例 5　27 週の早産

母体は 20 代，0 経妊 0 経産，切迫早産，高位破水で入院中に陣痛発来し，妊娠 27 週 2 日に経腟分娩に至る。児は出生体重 800 g(AFD)，男児，Apgar score 8/9。臍帯に一部黄染があり，胎盤の大きさは週数相当で，臍帯側方付着であった。入院時の母体の炎症所見は WBC 15.2/μL, CRP 1.77 mg/dL であった。産婦人科医からは胎盤病理における炎症の検索を依頼された。SNF は 10 例以上遭遇する年もあるが，臍帯の炎症による肉芽(図 2-23，2-24，2-25，

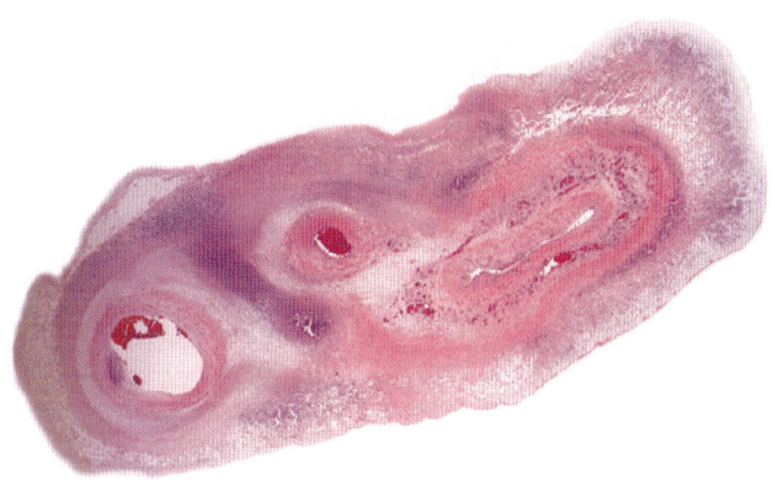

図 2-23　SNF と肉芽
弱拡大。臍帯血管周囲に石灰化を認める。

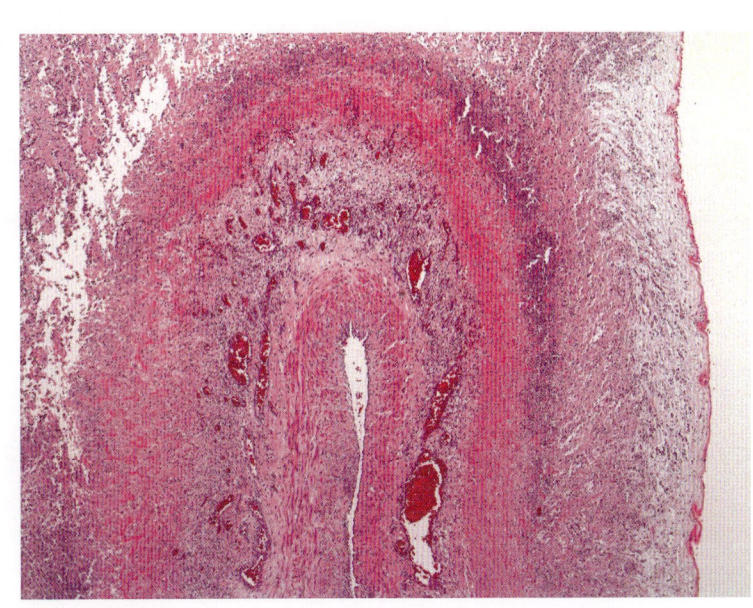

図 2-24　肉芽　中拡大

図 2-25　炎症細胞浸潤と血管の増殖　強拡大

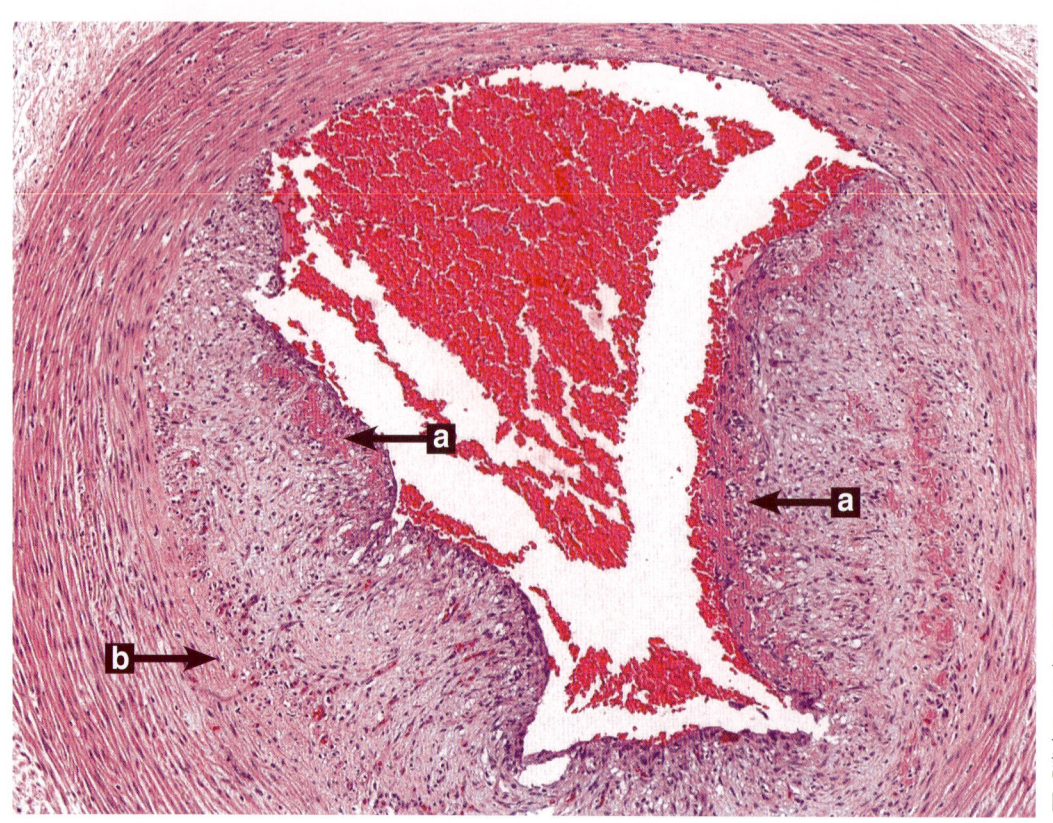

図 2-26 臍帯の切片
血管壁がピンク色になっている(矢印 a)。炎症による血管病変,一部血栓形成を認める。肉芽を認める(矢印 b)。

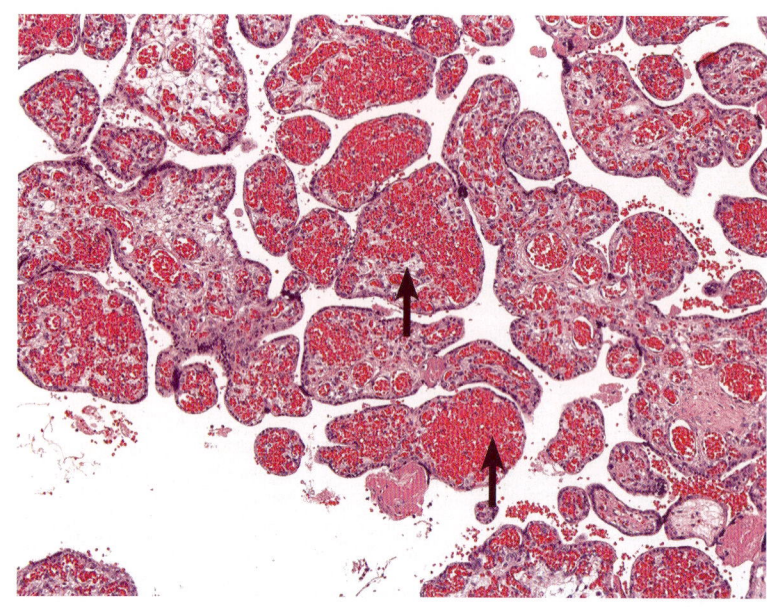

図 2-27 絨毛内出血(矢印)
絨毛内に出血が広がっている。

図 2-28 stage Ⅲ,CAM の Grade2 から Grade3
羊膜結節の初期像(矢印)である。羊膜の一部が剝がれているが,コラーゲン層は保たれている。
この症例は Grade2 にするか Grade3 にするかで迷ったが,羊膜細胞下の基底膜とコラーゲン層の構造が保たれているため,Grade2 と診断した。

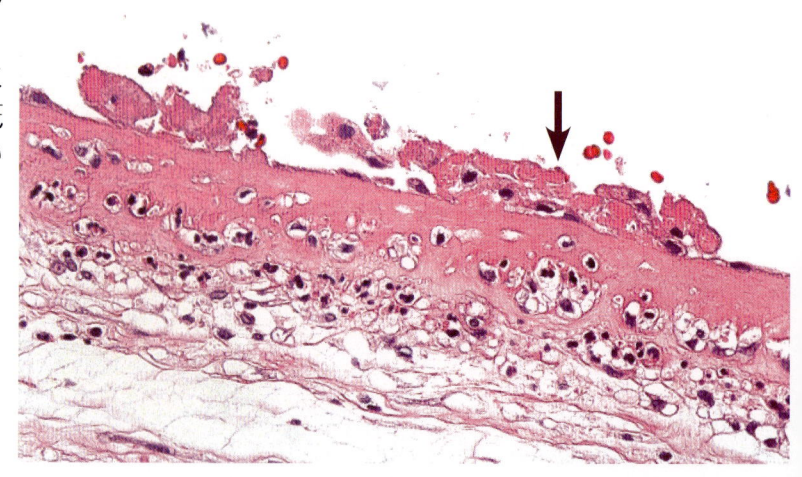

2-26, 2-27)はそれほど見ることはないので，弱・中・強拡大の写真をここに示す。臍帯の肉芽に関しては，血管腫として胎盤の教科書に載っていることもあるが，2014年の日本病理学会でこの問題について発表し，血管腫ではなく肉芽として考えるということに対し，反対意見はなかった。血管腫ではなく，肉芽と診断している。

　図2-28の羊膜結節はほとんどの場合，2週間以上の羊水過少またはポッター症候群のような先天性に羊水が不足する症例にみられる。この症例は高位破水と記されているが，羊膜結節の一部が剥がれたことにより羊水過少が合併していた可能性があると考えると，臍帯の炎症のための胎児胎盤循環不全，潜在性の胎盤機能不全の可能性があり，炎症により合併した異常と考えられる。

　上記により，明らかな破水がなく羊水が減るという臨床像と，初期の羊膜結節の像が一致することで，胎盤機能不全であることが明白であった。

　症例5の児は出生時，WBC 9,200/μL，CRP 0.21 mg/dL，IgM 92 mg/dLであった。RDSを発症していなかったが，CLD Ⅲ型を合併した。27週であればCLDを合併する率は約半分であるが，この症例がCLDを合併した原因は，血液検査からも炎症と考える。また，炎症のためにRDSを免れた可能性がある。修正251日に死亡した。

　この章で説明しているのは，単に炎症が早産の原因であるということではない。高度の炎症はCLDの原因となるだけでなく，胎盤機能不全に陥る可能性がある。しかし早く分娩させればよいという意味でもない。見極めのポイントがあるということである。

　ほかにも炎症だけでなく，胎盤に血管病変を認めた症例では，新生児から小児期の発育はどうであったのか，どのような障害に結びつくのかを検討し，今後の方針を決めなければならない。

　私が考える周産期とは，単にお産の前後というものではなく，産婦人科医，新生児科医，病理医が協力する時期という意味である。協力体制があれば児の予後は大きく変わる。

　病理報告書に記入するのは，「高度のCAM」だけでは困る。「胎盤機能不全がある」「血栓を認める」でも，少し物足りない。私が期待するのは，小児科医や産婦人科医と所見について話すような内容である。

　病理医の立場では，心が広く，理解力のある産婦人科医，優秀で積極的な小児科医の意見がほしいと思う。産婦人科医の立場なら，臨床の現場に入ってくれる病理医がいてほしいと思う。

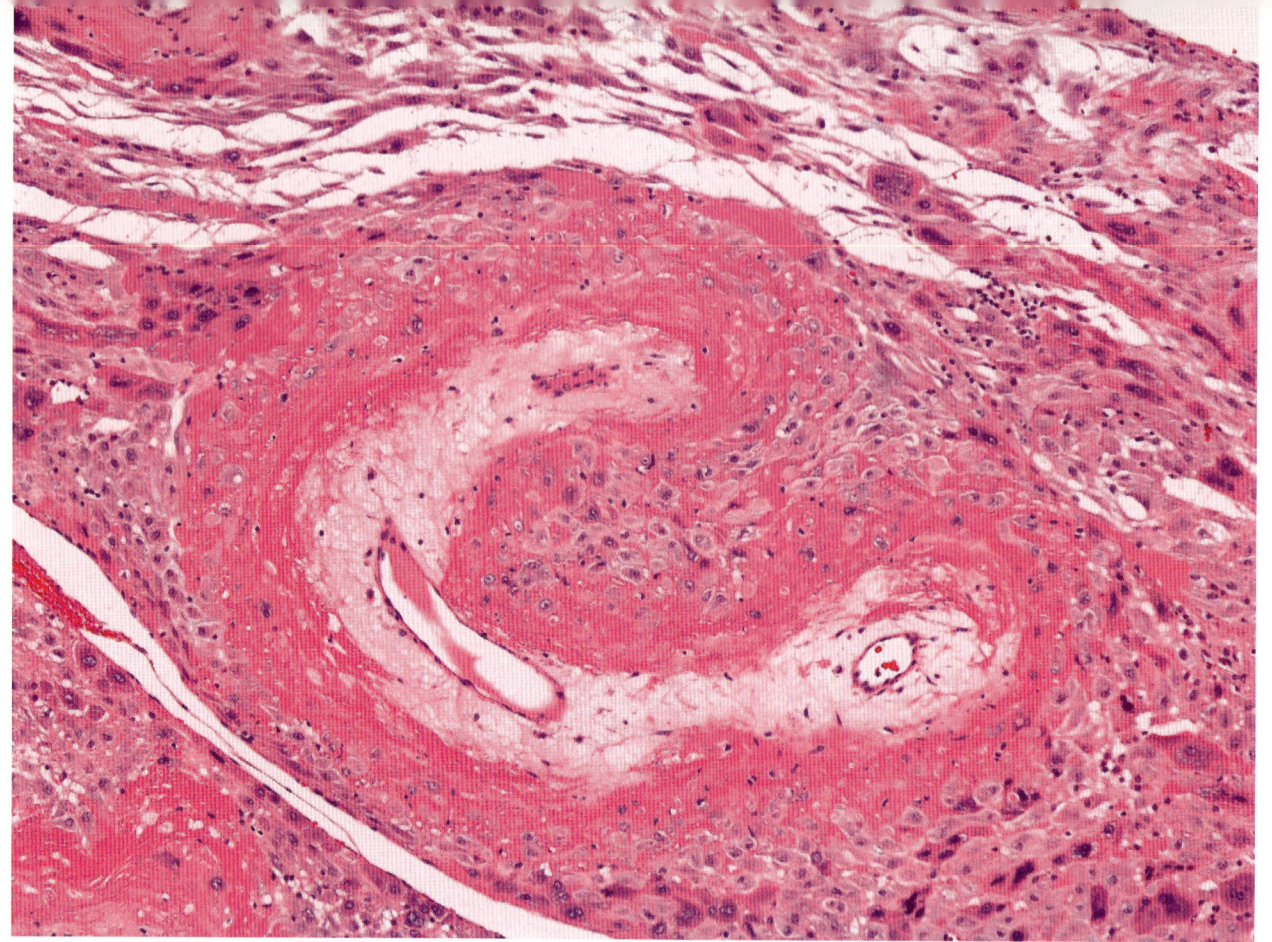

図 3-1 胎盤床の血管異常
血管内腔が狭くなっているのがわかる。この血管壁周囲には trophoblast が浸潤してきて生理的変化が認められる。しかし内膜が浮腫状に肥厚し，内腔が狭くなっている。

3. 胎児低酸素状態を原因とした早産

　低酸素状態は胎児が大きくならないだけでなく，妊娠中に NRFS の診断で緊急帝王切開となるので，胎盤の所見が要求される。重度の低酸素状態であれば，子宮内環境の悪化により児が死亡する可能性もある。

　代表的な低酸素状態の病理としては，虚血性変化(ischemic change)がある。ほかに虚血性病変・虚血性絨毛という言葉もある。これらは同じような言葉で，私自身は最近使い分けていないが，違いを説明するために症例 1 を示した。脱落膜に血管病変があり，その上部に梗塞を認める。わかりやすい虚血性病変である。梗塞の周囲は当然血流が悪いので，絨毛が小さくなる虚血性絨毛を認めるという結果になる。すべてを指して虚血性変化と表現することもある。言葉を説明するとこうなるが，進行性の病変であり，末梢絨毛の血流異常は中間絨毛，幹絨毛の血管の閉鎖につながる。

　病理的に虚血性変化という言葉を説明すると，顕微鏡でみて血流が少ない，あるいはないという状態であり，つまり梗塞も含む。肉眼でみても，顕微鏡でみても赤くない。臨床的には胎盤での胎児への血流が少ないので，低酸素状態(hypoxia)という言葉が使用される。

虚血性病変の Grade 分類
Grade1　母体血管(胎盤母体面の血管)の異常による例が多く，脱落膜の血管

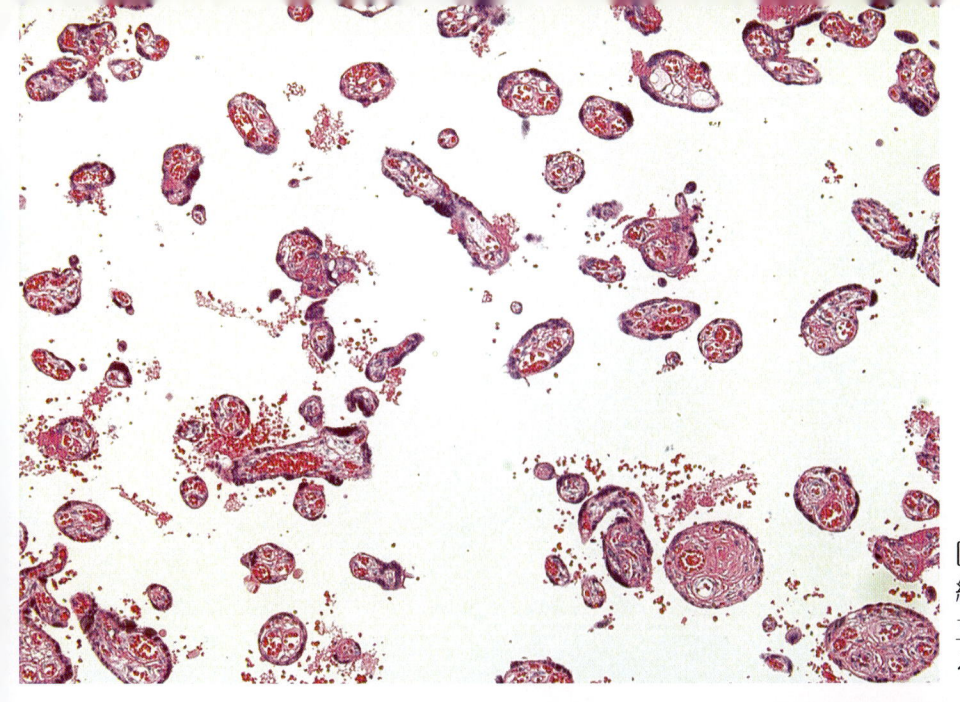

図 3-2　Grade1
絨毛は小型化。syncytial knots が目立つ。絨毛内の線維化が始まっている。

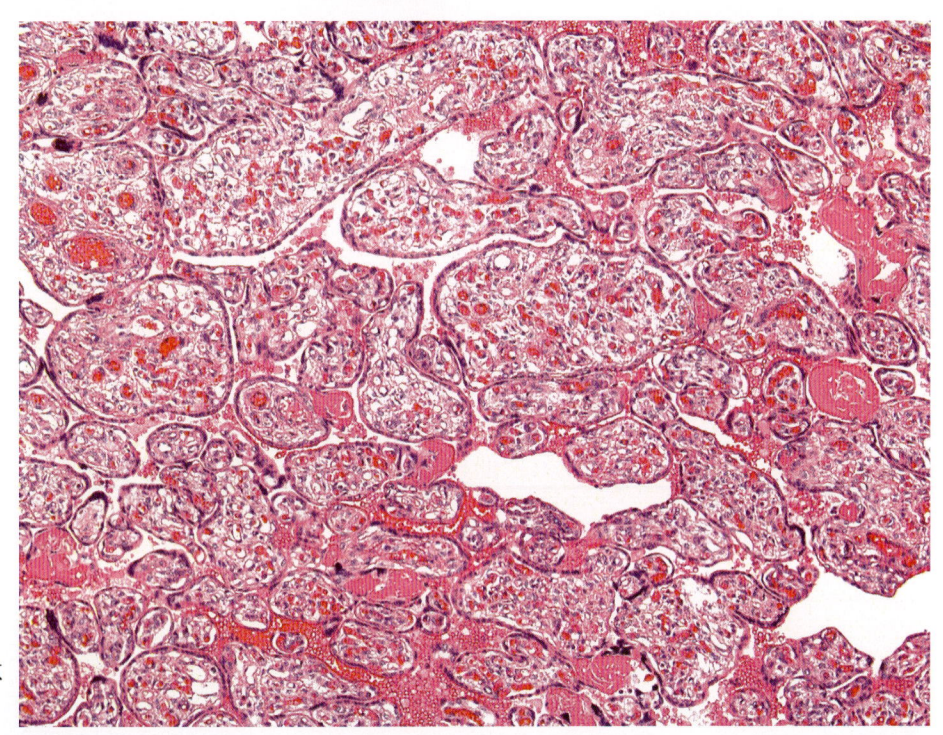

図 3-3　虚血性病変の周囲では絨毛内血流の増加を認める。

病変から(図 3-1)，胎盤への母体血流の不足が起こる。そのため末梢絨毛が小さくなり，少しでも低酸素状態をカバーする(図 3-2)。また代償性に周囲の絨毛の血流が増える(図 3-3)。臨床的には子宮動脈の血流異常としてとらえられる。

Grade2　末梢絨毛の線維化や循環不全が明らかとなる。梗塞もできはじめる。

Grade3　幹絨毛の血管病変である。幹絨毛に血栓ができ，末梢絨毛が完全に無血管になる(図 3-4)。梗塞も広がり，常位胎盤早期剥離を伴うこともある。

Grade2 以上であると梗塞が増える。臍帯動脈波形や静脈波形の異常としてとらえられる。これらに常位胎盤早期剥離や死産が合併することもある。Grade3 での幹絨毛(図 3-5)は児の頭蓋内出血なども合併している例があり，注意が必要である。常位胎盤早期剥離は第 4 章，死産については第 6 章でもう少し詳しく述べる。周産期管理上の問題点としては胎盤機能不全で，胎児発育不

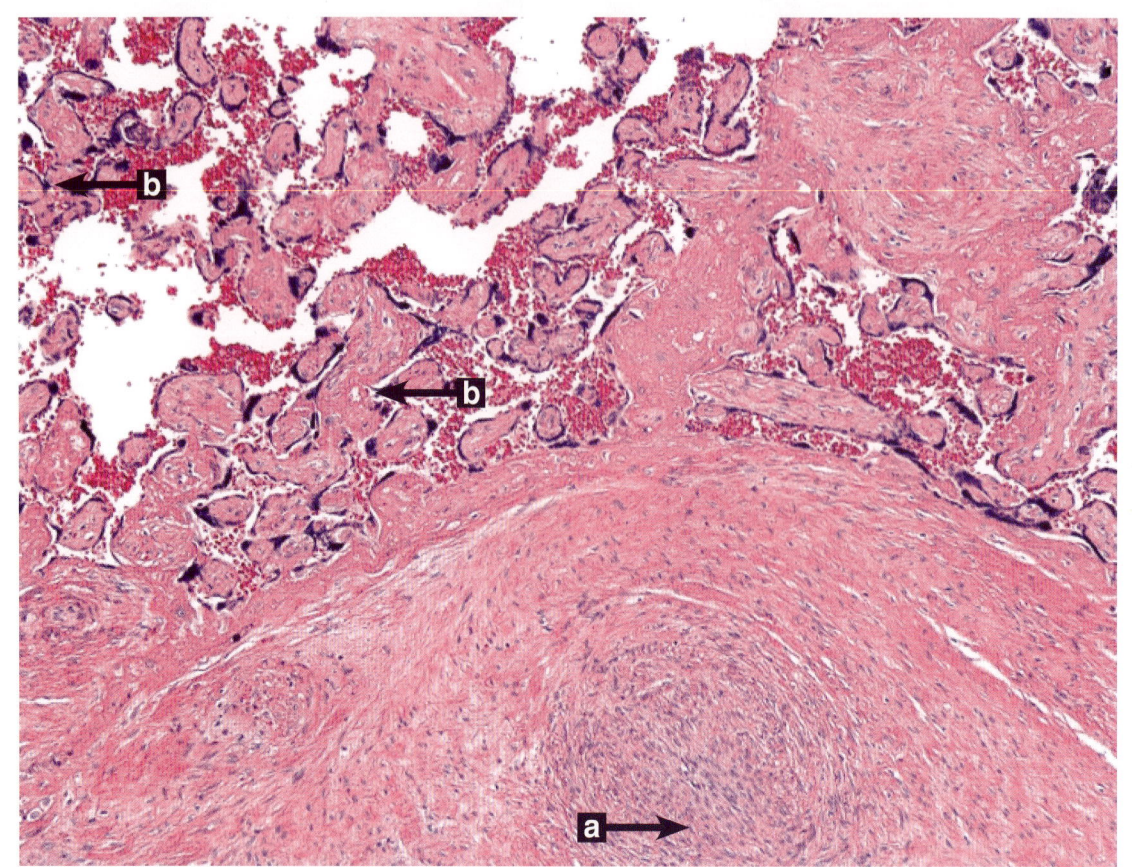

図 3-4 虚血性病変の Grade3
幹絨毛の閉塞(矢印 a)と無血管絨毛(矢印 b)を示した。

図 3-5 虚血性病変の Grade3　幹絨毛の血管病変
血栓形成および fibrin cushion(矢印 a)を認める。少し剥がれてきている(矢印 b)。
剥がれた血栓がほかの絨毛内血管でみられることもある。

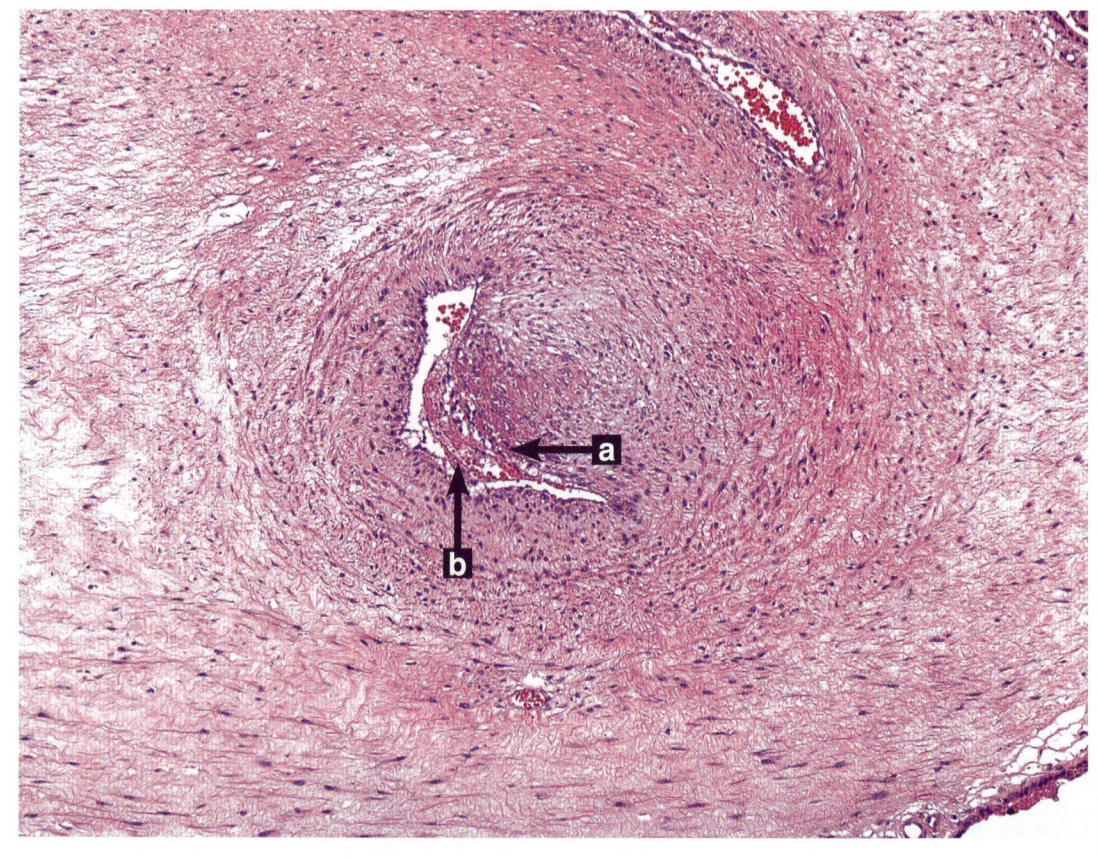

全(FGR),死産や常位胎盤早期剥離があると次回妊娠においても繰り返す可能性があるので,注意が必要である。

症例 1

妊娠 26 週 6 日, 妊娠高血圧症候群(PIH), FGR のため母体搬送されて入院となった. 臍帯動脈の途絶・逆流の所見も認め, その日のうちに緊急帝王切開を施行した. 妊娠 23 週より PIH を認めたので, α-メチルドパを内服していた. 児は出生体重 400 g, 女児, Apgar score 1/6 であった.

児に炎症は認められなかったが, CLD の合併を認めた. 退院時検査で脳波・頭部 MRI・ABR に異常はなく退院となった. 6 歳での WISC-Ⅳ での評価は

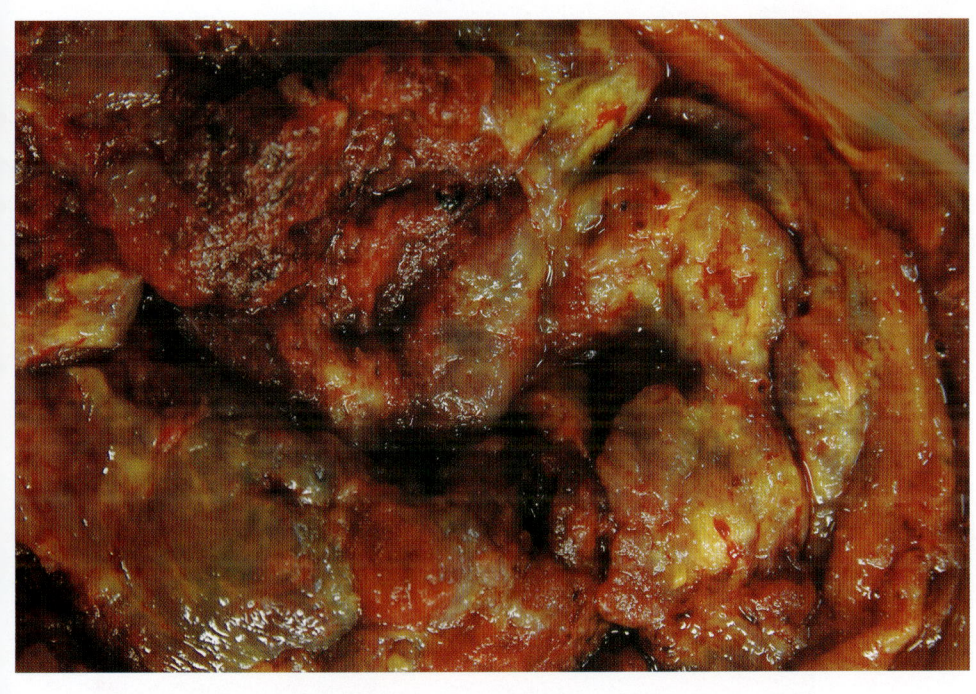

図 3-6　胎盤床・母体面の梗塞

図 3-7　胎盤脱落膜での血管病変：atherosclerosis
高血圧症の腎病変である硝子化細動脈硬化症と病理像は似ている.

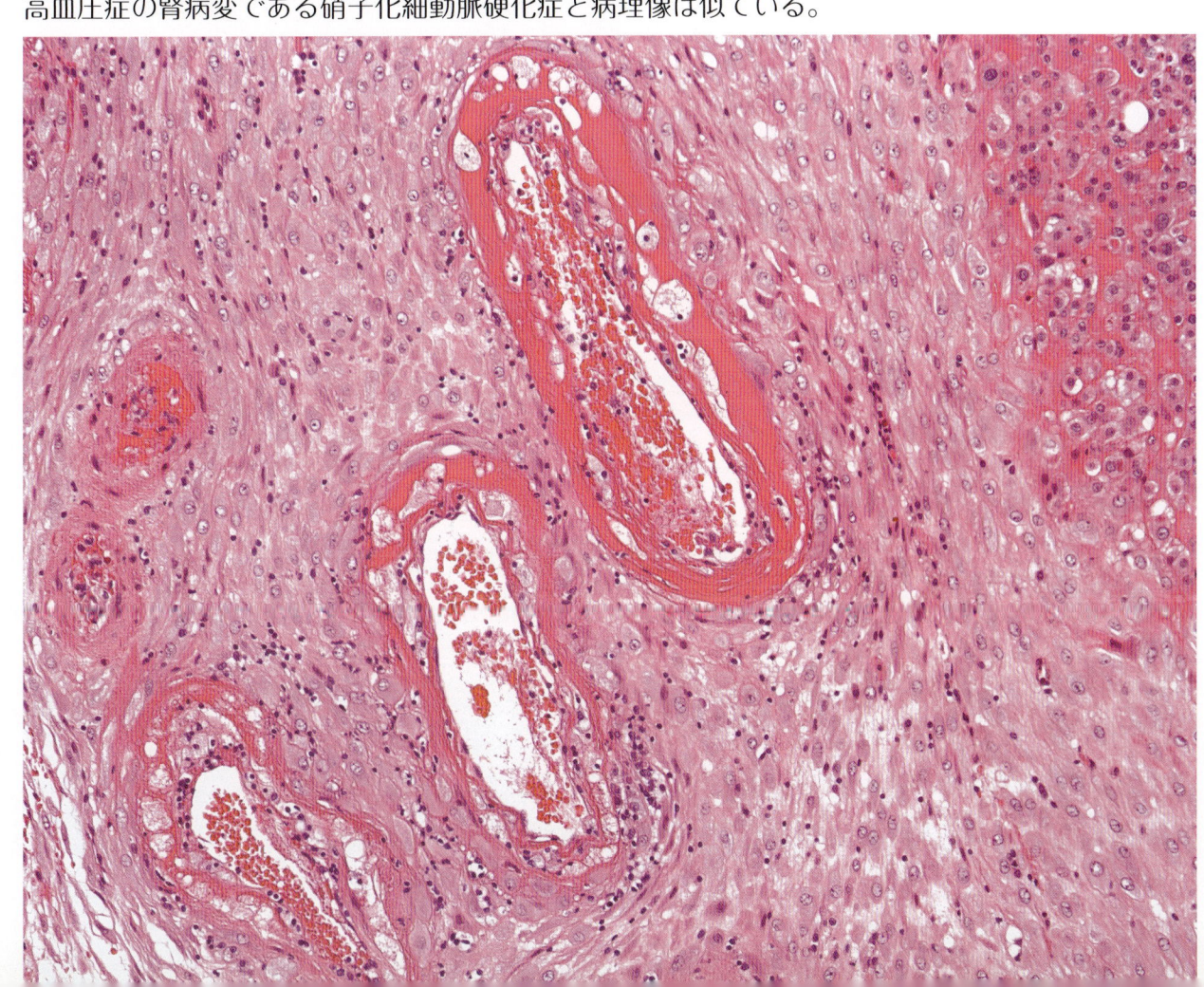

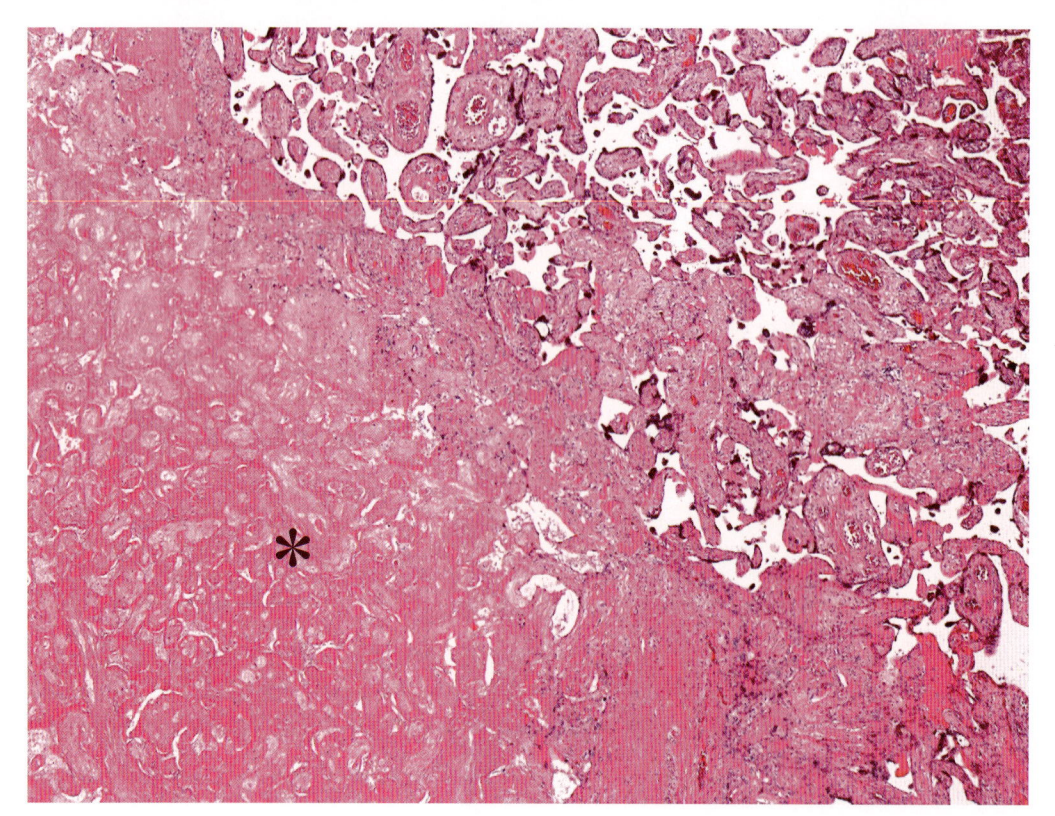

図3-8 梗塞(*)が認められる。

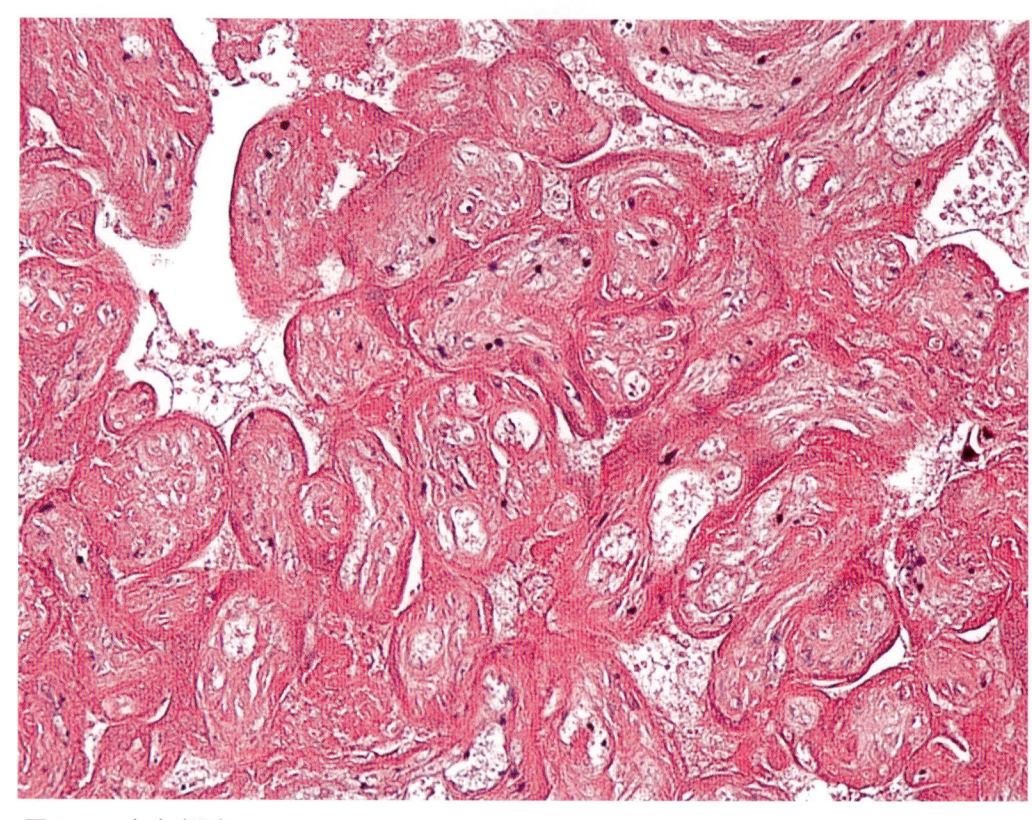

図3-9 白色梗塞
梗塞は古く絨毛の細胞成分はほとんどない。核もほとんど染色されていない。

いずれも平均レベルであった。

　虚血性病変の始まりは胎盤床の血管病変(図3-6, 3-7)である。絨毛管腔への母体血流が減少するので絨毛管腔を広げるが、胎盤床に接している部分は梗塞に陥る(図3-8, 3-9)。末梢絨毛が虚血性病変を呈し、線維化が始まり、絨毛内の血流も少なくなる(図3-10, 3-11)。周囲の絨毛は代償性に血流を増すが、児

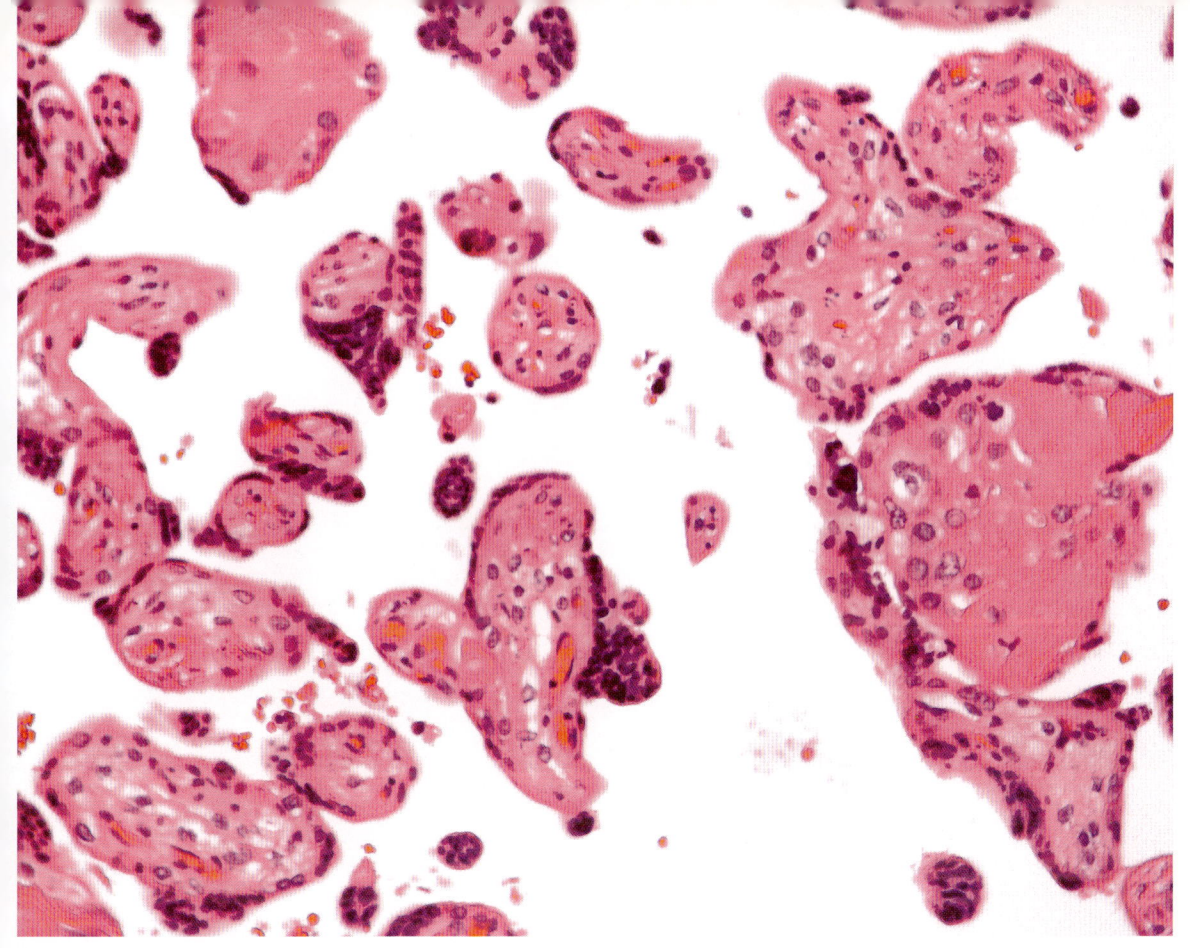

図 3-10　絨毛虚血
絨毛血管は減少し，絨毛内の線維化やコラーゲンの沈着が認められる。

図 3-11　絨毛は線維化し縦長になる。syncytial knots が目立ち，絨毛内血管が減少している。絨毛内，絨毛全体にピンク色のコラーゲン（矢印）の沈着を認める。

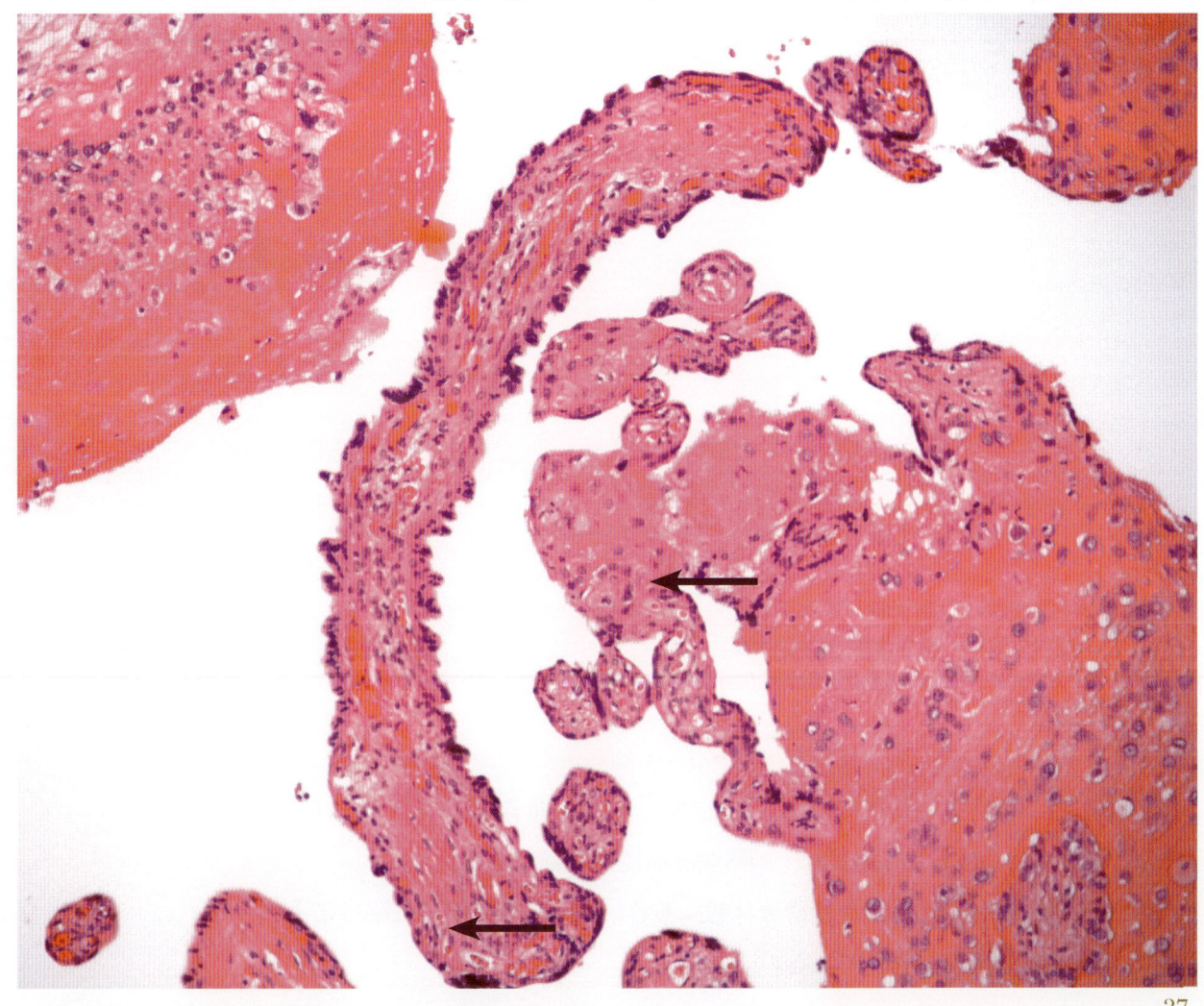

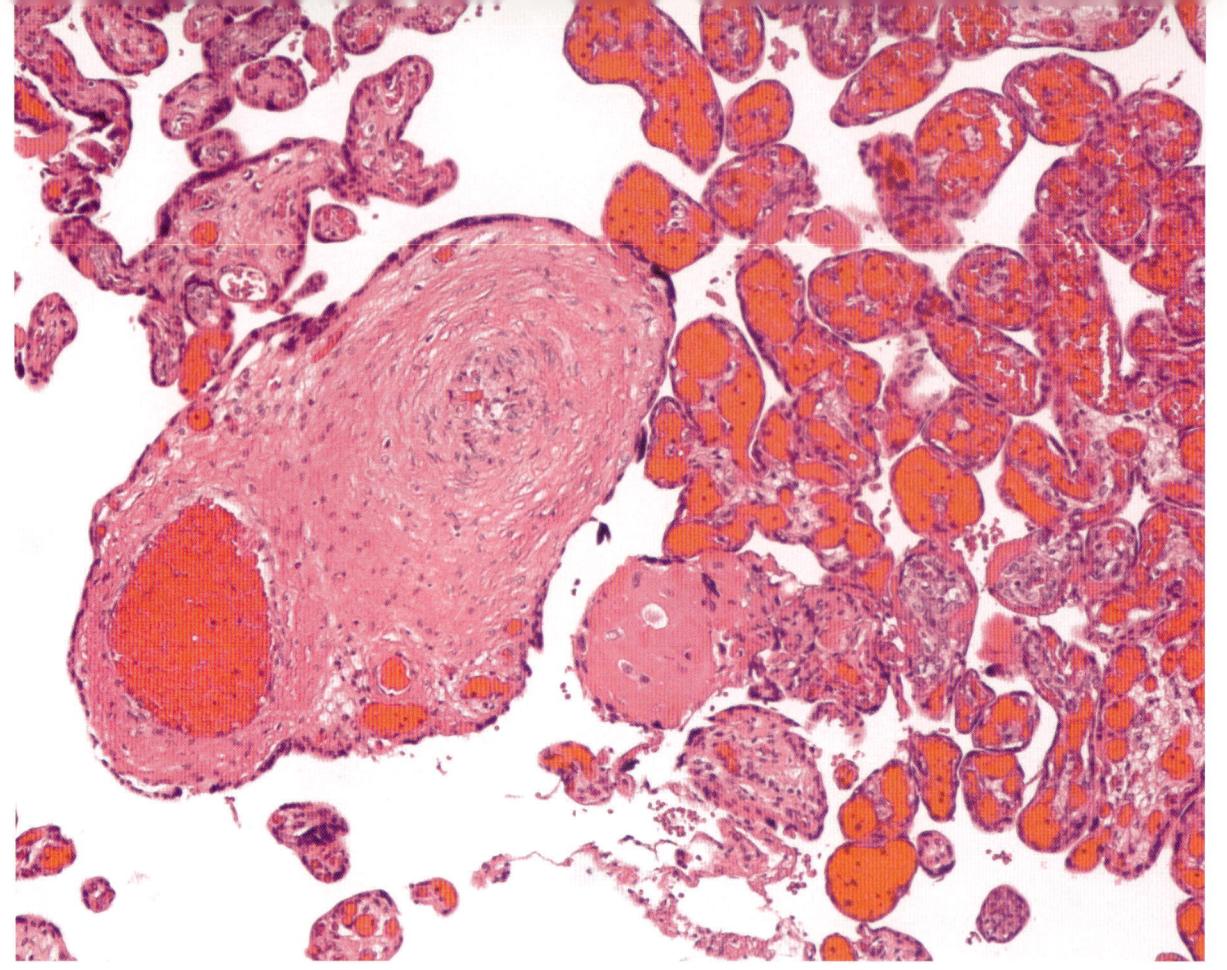

図 3-12　周囲の絨毛内血流の増加
絨毛虚血の周囲の血流の増加は胎盤機能不全を代償しようとしていることが考えられる。

図 3-13　fibrin cushion（矢印）
幹絨毛血管異常を認める。臨床的に臍帯血流異常に合致する。

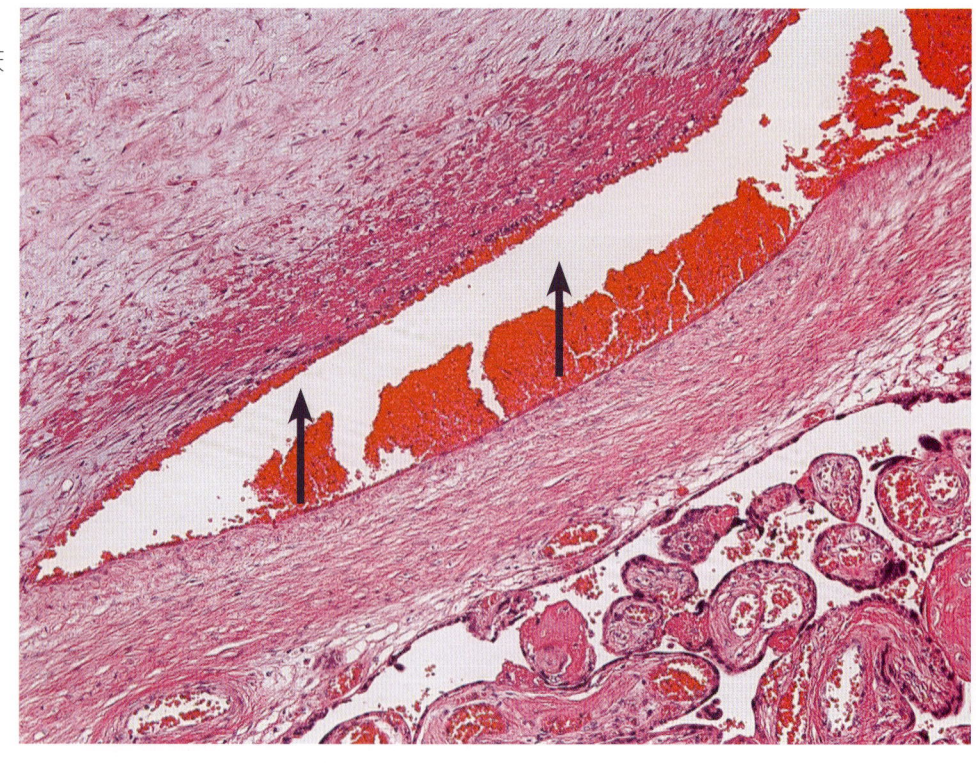

の体重増加には至らない（図 3-12）。その後，幹絨毛血管に血栓を作る（図 3-13）。それに対応する臨床所見が，臍帯動脈血流の途絶である。

　これが胎盤床から始まる胎児低酸素状態，あるいは胎盤機能不全に陥り帝王切開，あるいは早産になる例である。

症例 2

母体は高齢，IVF 妊娠。妊娠 25 週 1 日，低用量アスピリン使用中，重症 PIH，FGR で母体搬送入院となり，臍帯動脈血流の途絶，NRFS の診断で緊急帝王切開となった。児は出生体重 300 g(FGR)，Apgar score 1/3，日齢 30 日で死亡した。胎盤は肉眼的に梗塞巣がありサイズも小さい。

肉眼では母体面に白色の梗塞，割面でも母体面に白色の梗塞と胎盤実質の顆粒状の変化を認めた。それと同様の虚血性病変，すなわち胎盤床の血管病変と虚血性絨毛(小さい絨毛，無血管絨毛，顕微鏡的梗塞)を顕微鏡検査でも確認し，胎盤表面の血管病変も確認した。

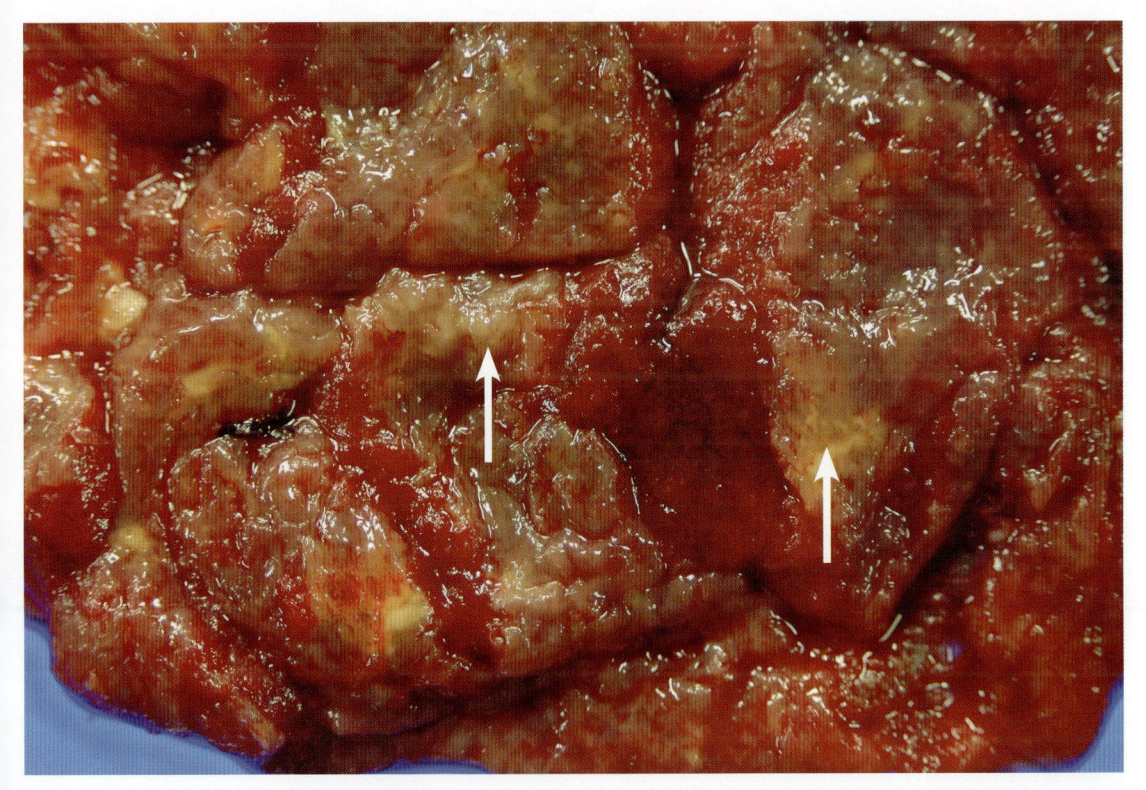

図 3-14 部分的な母体面の梗塞
矢印：maternal floor infarction(MFI)

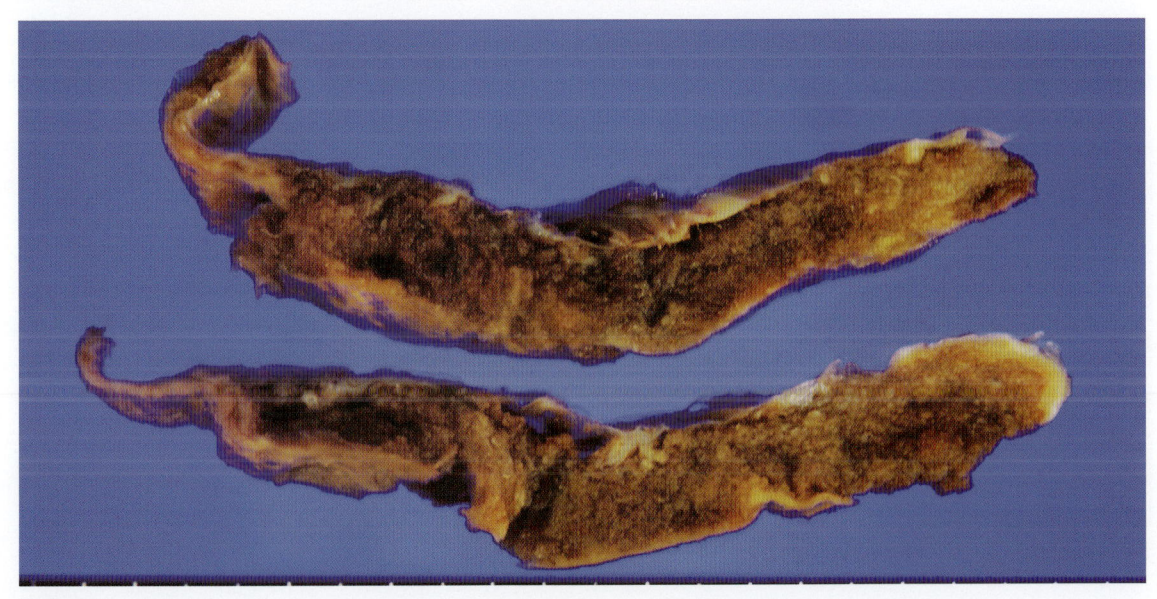

図 3-15 MFI
胎盤実質は顆粒状で白色調の部分(血流が少ない)と黒色調(血流が多い)の部分がある。
胎盤床は白色調で母体面梗塞を疑う。

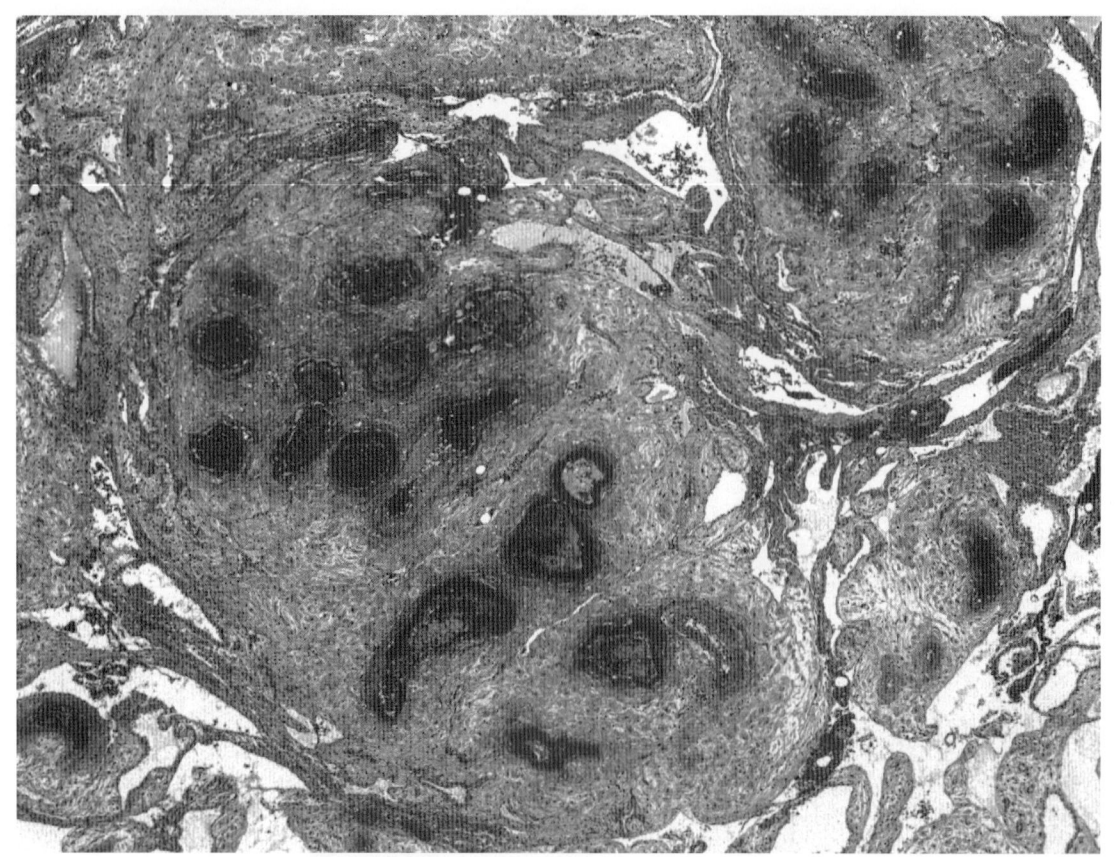

図 3-16　胎盤外脱落膜の血管異常
血管の蛇行が通常より多い。血管壁が好酸性に染色されている。

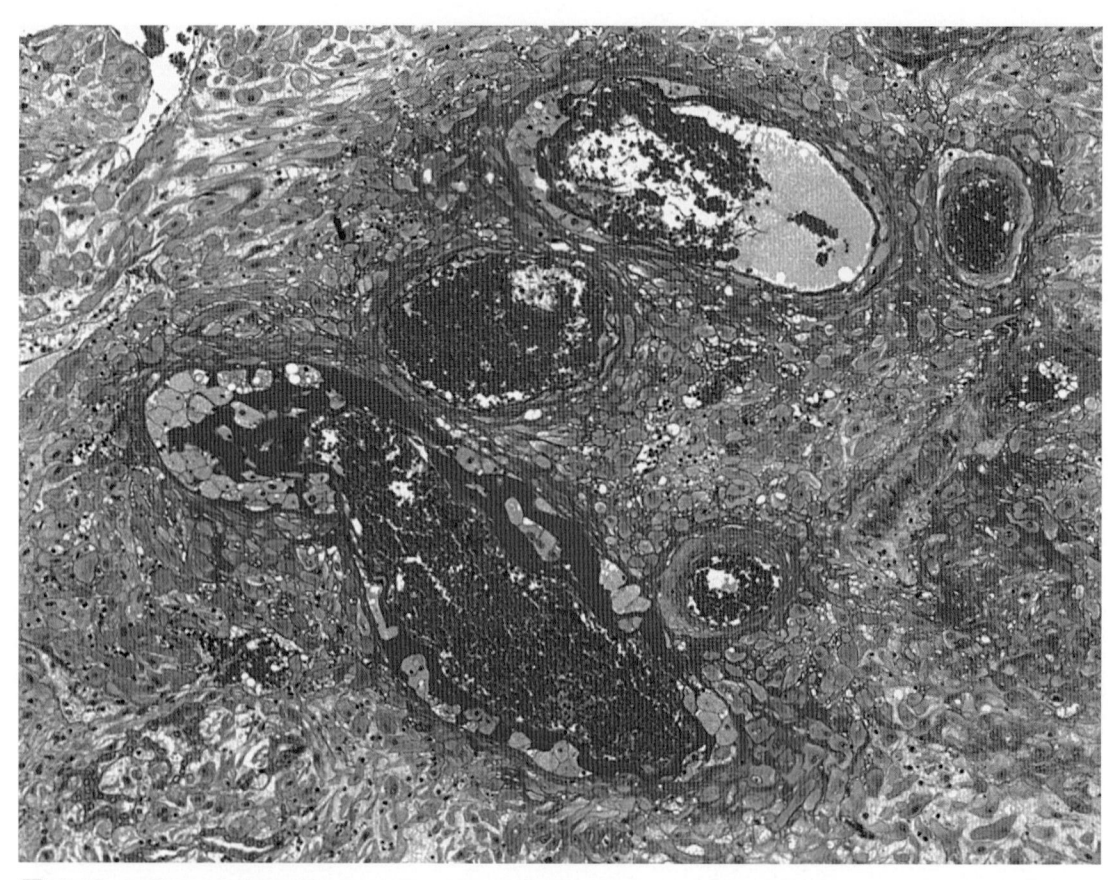

図 3-17　atherosclerosis
泡沫状のマクロファージを認める。

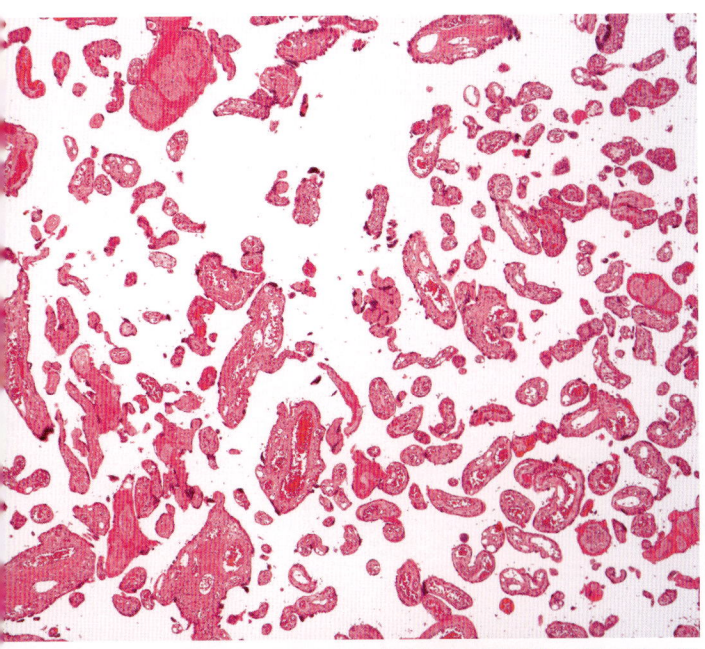

図 3-18 小さな絨毛が散見される。絨毛内に血管を認める syncytial knots は多いとはいえない。

図 3-19 無血管絨毛
絨毛内に血管はなくコラーゲンの沈着が認められる。絨毛周囲にもコラーゲンの沈着が認められ，fibrin の沈着が目立つ。syncytial knots は多いとはいえない。

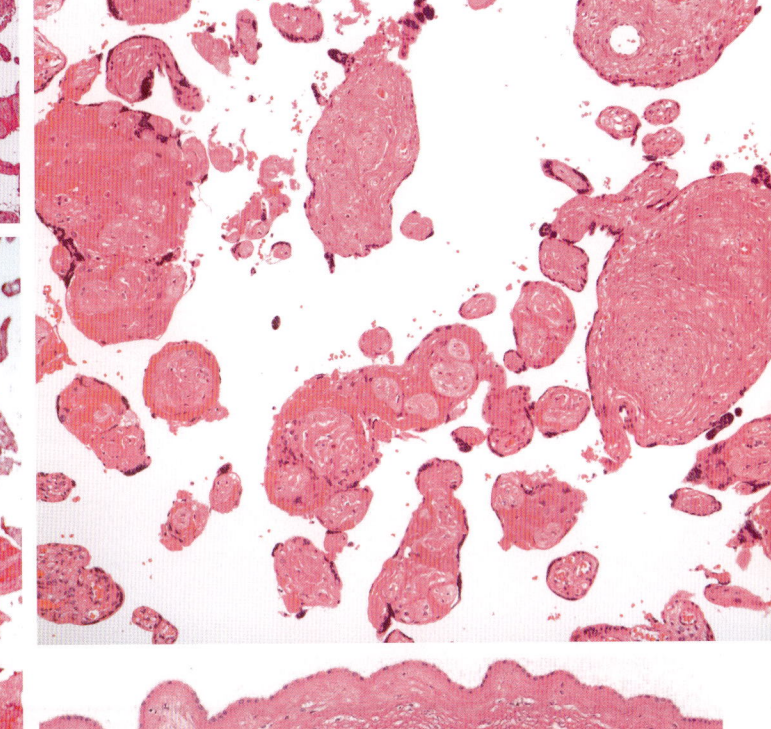

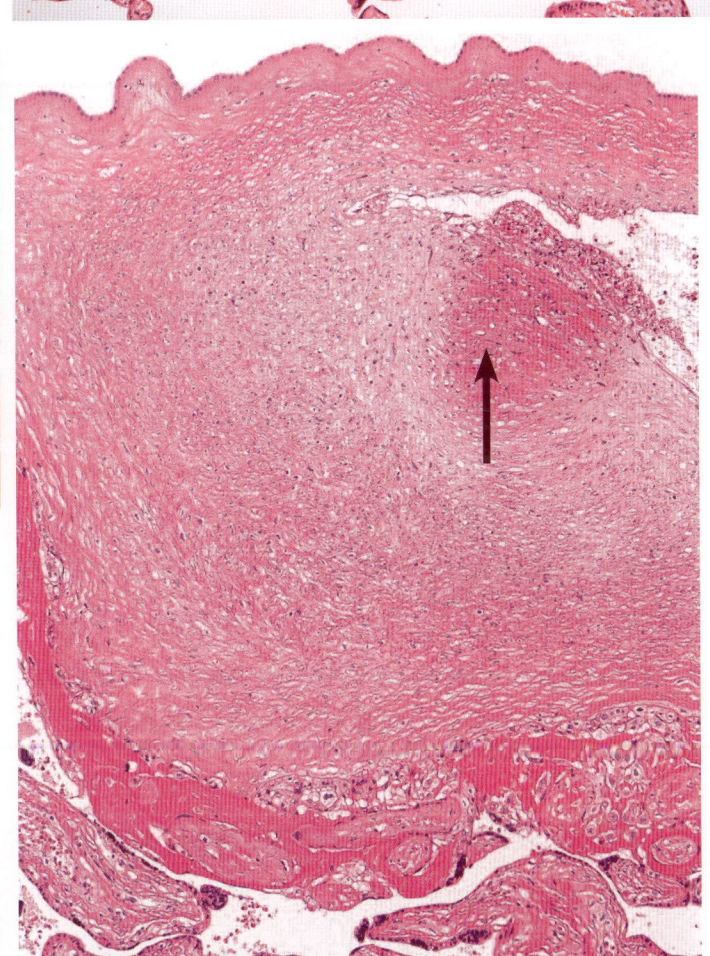

図 3-20 顕微鏡的梗塞
肉眼では MFI 以外梗塞は明らかでないが，顕微鏡検査では多数認められた。

図 3-21 fibrin cushion（矢印）
静脈圧の上昇による血管内皮細胞障害からはじまり，筋層に fibrinogen が沈着する。

41

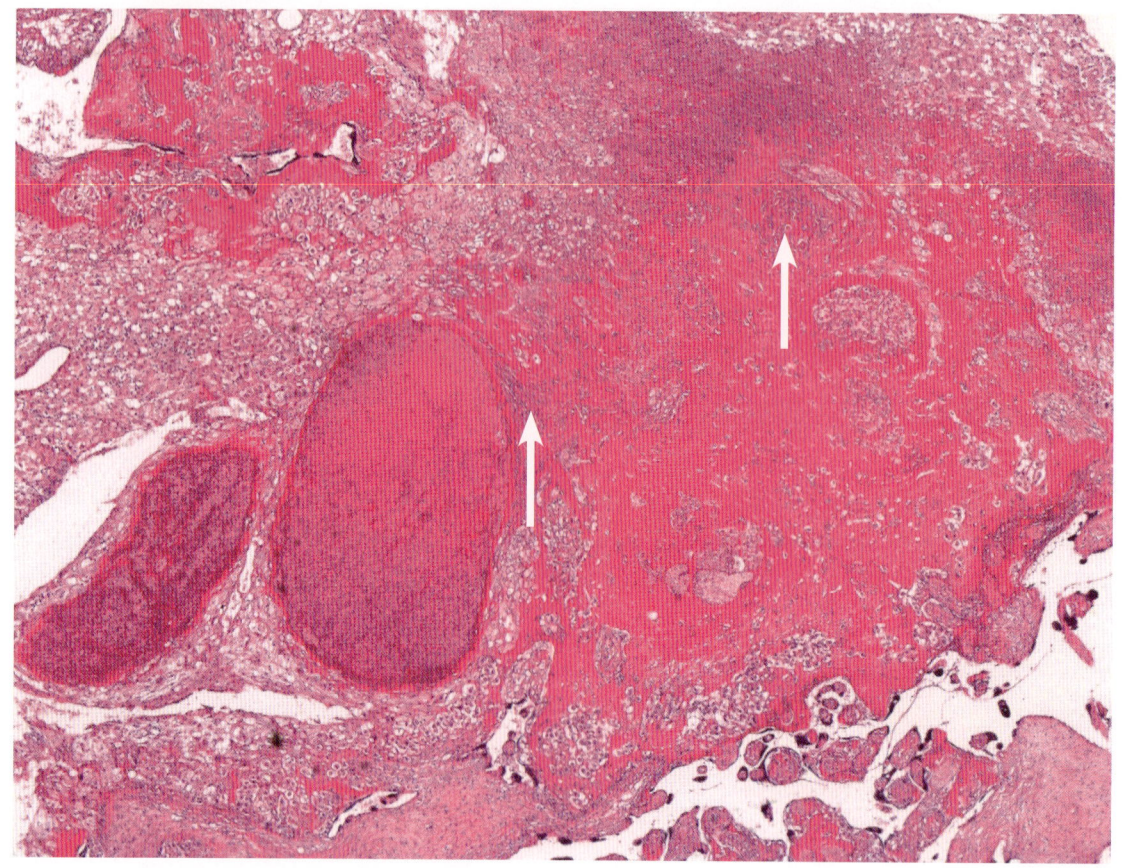

図 3-22 脱落膜の血管病変
好酸性の壁を持つ脱落膜のらせん動脈からしみだすように出血（矢印）を認める。その周囲は fibrin の沈着を認める。

　この症例2は基本的には症例1と変わらないが、際立ったポイントは脱落膜の血管病変の程度が高度なことである。肉眼では図3-14, 3-15に認められる母体面の梗塞、図3-16, 3-17にみられる胎盤床の血管病変、図3-18, 3-19の末梢絨毛病変、図3-20の広範に広がる小さな梗塞はFGRに、図3-21に認められる胎盤表面の血管の血栓は臍帯動脈血流の異常に当てはまる。
　症例2はPIHを発症した例で低用量アスピリンを使用されていたが、胎児胎盤機能不全のため帝王切開で分娩となった。図3-22に示すように脱落膜内に出血を認める。この脱落膜の出血をみると、次回の抗凝固療法で別の薬剤を使うべきであると胎盤が教えてくれているように思う。

　脱落膜のatherosclerosisは、PIHやSFDを合併する胎盤床に多く認められる。月経のことを考えると、1か月に1回脱落膜内の血管は新しくなるが、妊娠25週でのatherosclerosisの発症のような変化はまだ誰も解明していない。これらの病理像と詳しい臨床像との関係が多数報告されるのは、ごく近い将来のことだと思うが、解決には産婦人科医、新生児科医、病理医、内科医だけでは少し難しい。公衆衛生の手法も必要である。病態が解明され、根本的な治療がされるまでにはさらに時間を要するのかもしれない。

症例3

　母体は40代，6経妊3経産，流産歴3回，BMI 34。ベーチェット病(10数年前に診断，再発なし)，Basedow病(チラーヂン内服中)，うつ病(パキシル，レメロン内服中)，抗リン脂質抗体症候群(バイアスピリン内服)の治療がされていた。重症PIHで，蛋白尿5 g/日，血圧上昇を認め，妊娠31週6日に緊急帝王切開にて分娩に至る。児は出生体重1,700 g(AFD)，Apgar score 3/9であった。出生時，感染傾向はなく，修正37週6日で退院した。3歳時の発育・発達に問題はない。胎盤は週数相当の大きさで，産婦人科の胎盤検査によると肉眼所見では数カ所梗塞像を認め，臍帯は辺縁付着であった。胎盤精査を依頼された。

VUE (villitis of unknown etiology)

　胎盤病理検査された中でのVUEの頻度は5〜15%と報告されているが，どの胎盤を病理検査するか，何枚の胎盤標本を作製するかにより頻度が変わってくる。我が国では以前は2〜5%と報告され，欧米と比べ少ないとされてきたが，最近は約8%と上昇したと報告された。これはVUEが増えたのではなく，病理検査数，標本枚数が増え，標本が大きくなったことにより，VUEの部分がより多く標本に含まれるというのが理由である。発症原因は原因不明のウイル

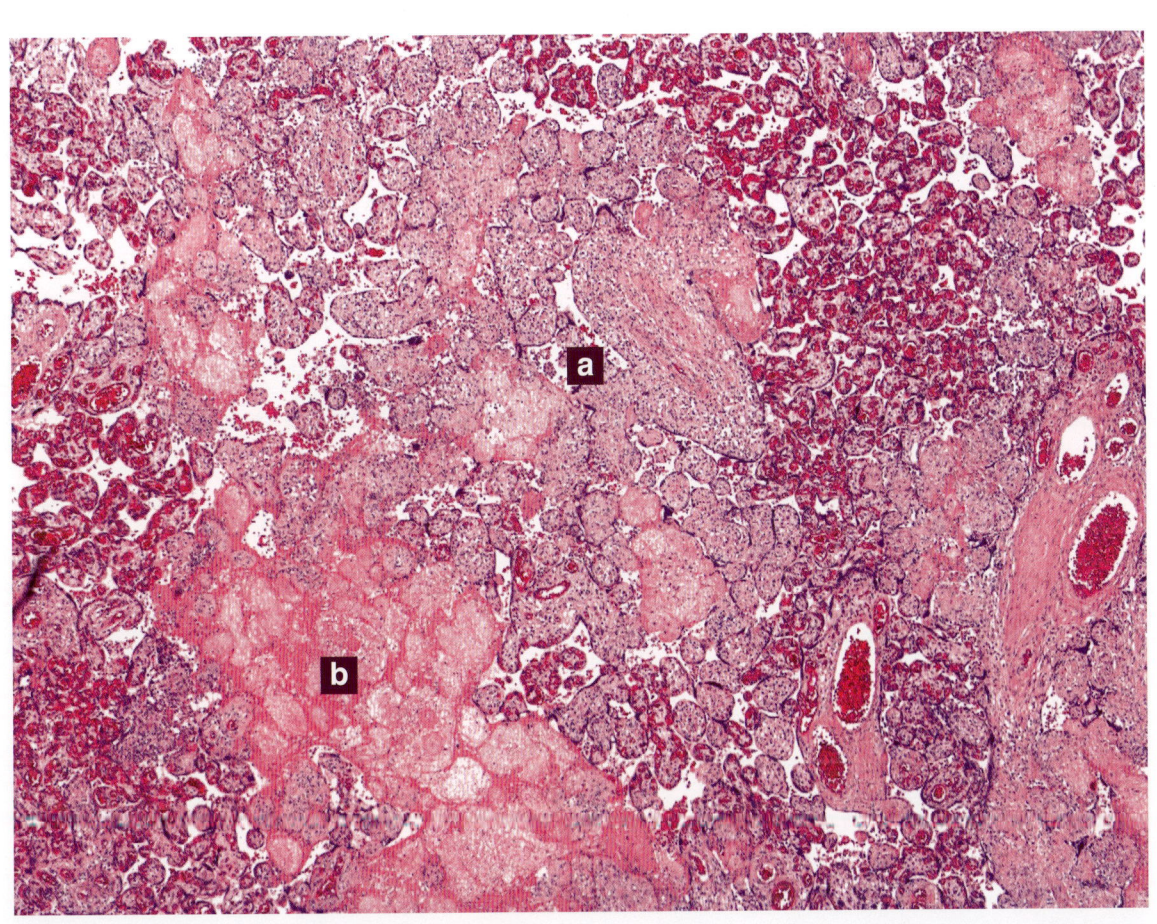

図3-23　中央に2つの血管の少ない組織の集まりがある。周囲の絨毛は血流の増加が認められる。
a 青色調：reparative villitis，b ピンク調：stromal fibrosis
青色の部分が活動期のVUEで，ピンクがかった部分はもはや陳旧化している。陳旧化した部分は血管に乏しく，明らかな胎盤循環不全を起こしている。

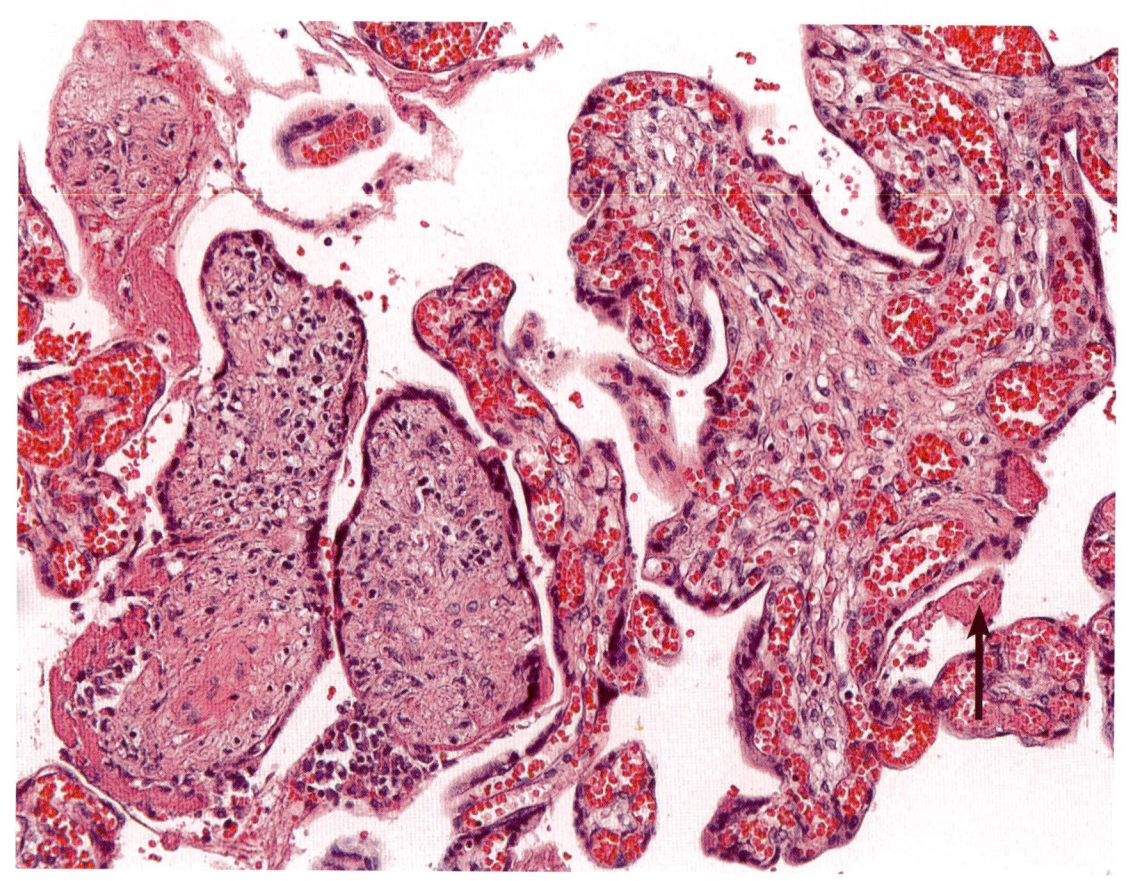

図 3-24　VUE
周囲の絨毛血管の増加，すなわち血流の増加を認める(矢印)。

ス感染，母体の免疫異常，拒絶反応などといわれている。図 3-23 をみてもわかるように，絨毛血流が損なわれるので当然胎盤機能不全を合併する。絨毛がどのくらいの大きさのダメージを受けているかで児の予後や体重は変わる。

このような胎盤機能不全に対し，母体は血圧を上げて胎盤血流を増やそうとするので PIH の合併も高率である。さらに，妊娠糖尿病(GDM)の合併率が高い。正体不明のウイルス感染の可能性，母体の免疫異常などを考えるとラ氏島炎を合併し，GDM を起こしている可能性がある。VUE に関しては今後，内科医の関与があれば，さらに解明されていくだろう。

VUE，胎児機能不全，および児の低酸素を合併して妊娠 31 週で帝王切開になった症例である。妊娠中の HbA1c は 5.6% であった。児は出生体重 1,738 g，出生後の酸素投与は 6 日間で，頭蓋内出血もなかった。産婦人科医の多発梗塞の所見は，図 3-23 の顕微鏡像と一致する。VUE は本症例図 3-24，3-25 のように血管の障害を伴い，このことによる胎盤機能不全と考える。臨床的には臍帯血流の異常が認められる例もある。

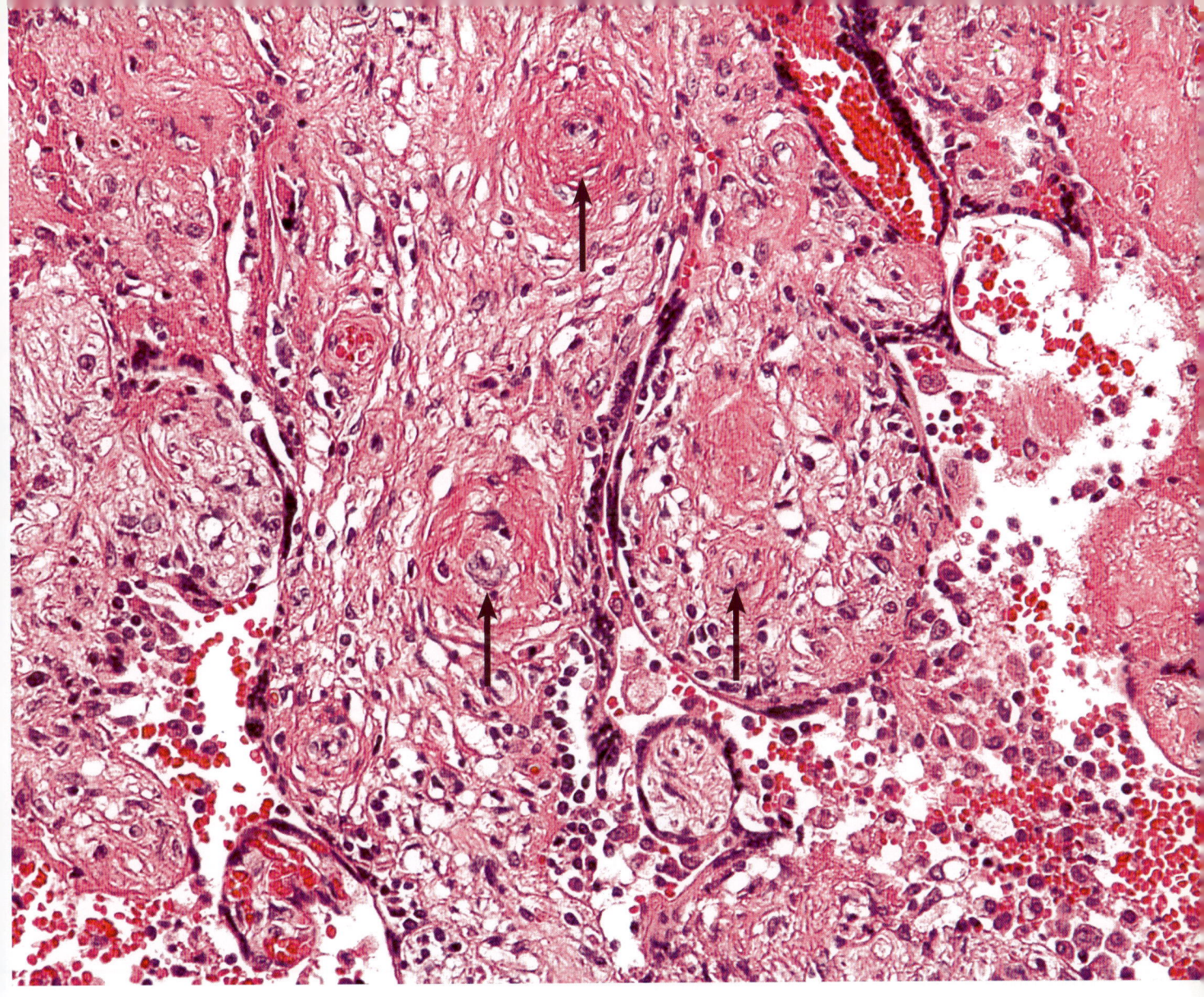

図 3-25　VUE
VUE は血管を攻撃するので末梢絨毛の血管が消失する(矢印)ことも，しばしば認められる。

　症例 1, 2 の病理像をみると，母体の血流不足から始まり，末梢絨毛が代償しようとダメージを受け，幹絨毛血管閉塞の代償機転が働き，臨床的にも PIH や FGR の発症としてとらえられる。胎児の低酸素状態あるいは絨毛の虚血を補うために，母体の血圧を上げていると考える。
　症例 3 は絨毛がダメージを受け低酸素状態になることにより，新生児仮死となり，母体から血液を得るために母体の血圧を上げた可能性がある。

4. 常位胎盤早期剥離と慢性早期剥離

　常位胎盤早期剥離の臨床像は胎児が娩出される前に胎盤が剥がれるというもので，子宮内にいる児も母もともに危険である。母体は出血やDIC，児は低酸素および失血を呈する。

　病理像は胎盤床である脱落膜部分をわけるような出血，および急な母体出血による胎盤循環の変化による絨毛出血がある。このような出血は絨毛内の胎児の血液が絨毛外に出ることもあるので，胎児母体間輸血症候群と診断することもある。

　表4-1は常位胎盤早期剥離例の胎盤病理検査225件におけるCAMと絨毛の虚血性病変合併数である。絨毛の虚血性病変は全週にまたがっているが，絨毛膜羊膜炎（CAM）は32週未満に多い。これらの背景はすでに学会発表後に成書で解説しているが，あくまで背景・状況証拠である。最も大切なのは，どのような血管が常位胎盤早期剥離を起こしているかという犯人と動機を知ることである。犯人は症例の中で明らかにするので，臨床に役立てていただきたい。常位胎盤早期剥離の胎盤病理，および犯人については2014年の日本胎盤学会で報告した。

　慢性早期剥離についての注意点は，出血によるヘモジデリン沈着はそれだけで好中球の浸潤を招いているということである。通常の炎症とは違い，CLD合併例を何型に分類するべきかは現在統一されていない。慢性早期剥離はヘモジデリンを沈着するが故に，病理診断ではDCH（diffuse chorioamniotic hemosiderosis）と呼ぶ。臨床では慢性早剥羊水過少症候群（chronic abruption-oligohydramnions sequence：CAOS）と呼ばれている。静脈からの出血による，胎盤床の循環不全に始まる。このことで絨毛は虚血性病変を合併し，児も育たない。羊水過少になり羊膜結節が合併することもある。児は常に胎盤機能不全およびNRFSの状態が続く。ここで躊躇すると新たな早期剥離を招き，IUFDとなる。最近の私の研究では，DCHによるヘモジデリンの沈着が少ない例に予後良好例が認められる。これは当然のことで，ヘモジデリン沈着が少ないということはそれだけ出血量が少なく出血期間が短いということで，ダメージが少ないので，児の予後がよいということである。

　常位胎盤早期剥離・CAOS症例をあげ，解説する。

表4-1　常位胎盤早期剥離（225例）とCAMおよび絨毛の虚血性病変の合併

	CAM（87例）	絨毛の虚血性病変（75例）	計162/225例
	87	75	162
32週未満	63	33	96
32週以後	24	42	66

症例 1

前回 PIH で，骨盤位のため帝王切開術を施行された妊婦である．今回，妊娠初期から血圧 130/90 mmHg 前後で経過していた．腹痛，性器出血で来院し，エコー上で胎盤後血腫を認め，28 週で緊急帝王切開術を施行した．母体は CRP 0.83 mg/dL．

胎盤は肉眼的にも完全に常位胎盤早期剝離を示していた．図 4-1 に示すように，胎盤母体面のほぼ全体に凝血塊が付着し，一部凝血塊のないところは脱落膜が欠損している．以下は血管内に atherosclerosis を伴った血栓をつくり，その一部が破裂していることを示す病理像である．図 4-2 はスライドのルーペ像で，胎盤床の血塊と血栓の破裂からの出血が認められる．図 4-3 では血管壁が好酸性であることがわかる．図 4-4 は胎盤床の血栓で，その上に梗塞が認められる．図 4-5 では，好酸性の血管壁の間に泡沫状の大型細胞が認められる．

児は出生体重 1,100 g(AFD)，Apgar score 3/4 であった．

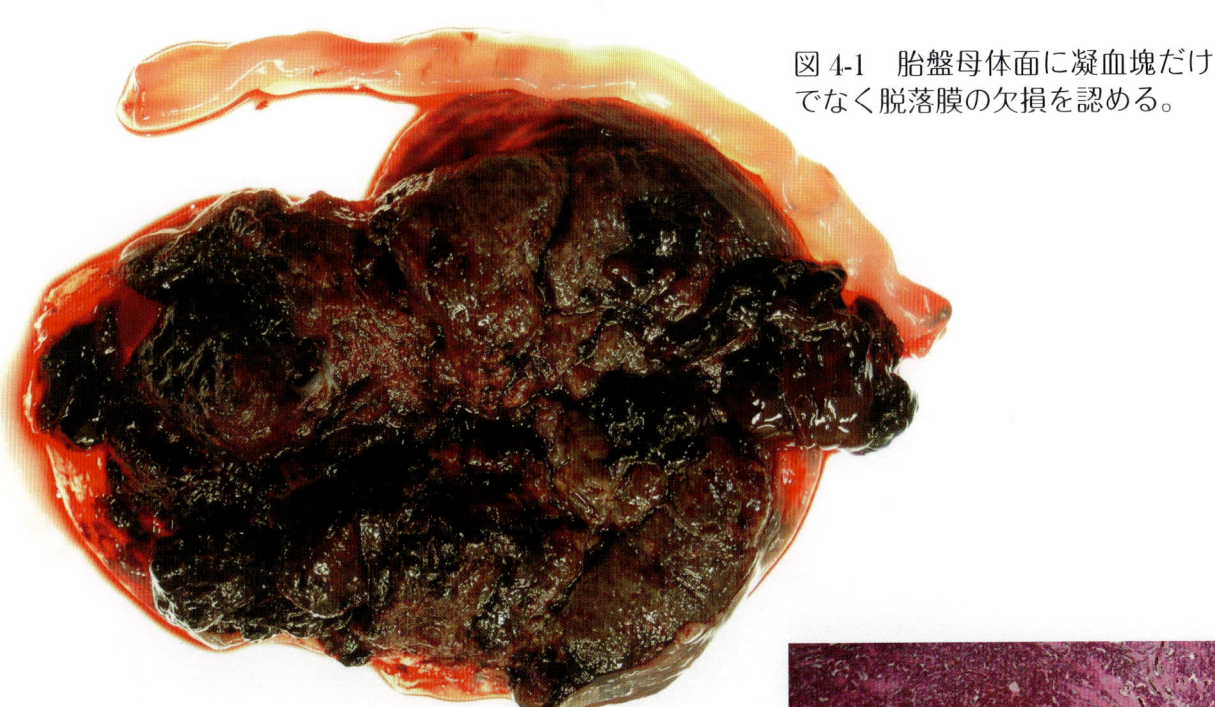

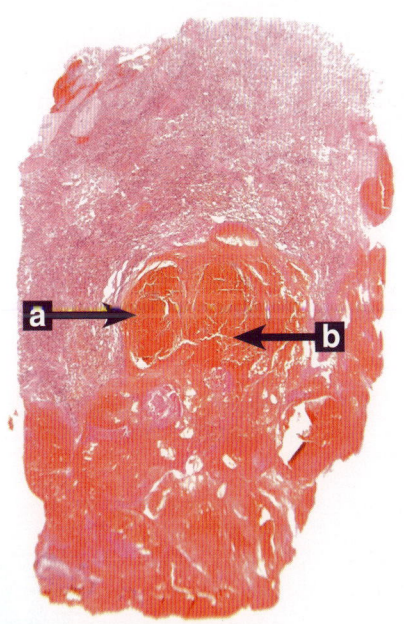

図 4-1　胎盤母体面に凝血塊だけでなく脱落膜の欠損を認める．

図 4-2　血塊は胎盤実質まで入っている．
矢印 a：血塊
矢印 b：血栓の破裂

図 4-3　血腫の本体は血栓で，好酸性の血管壁(矢印)を認める．

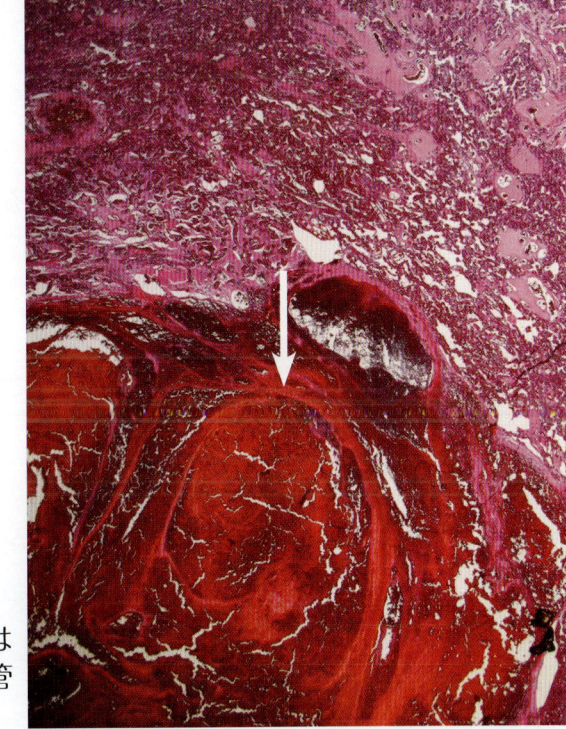

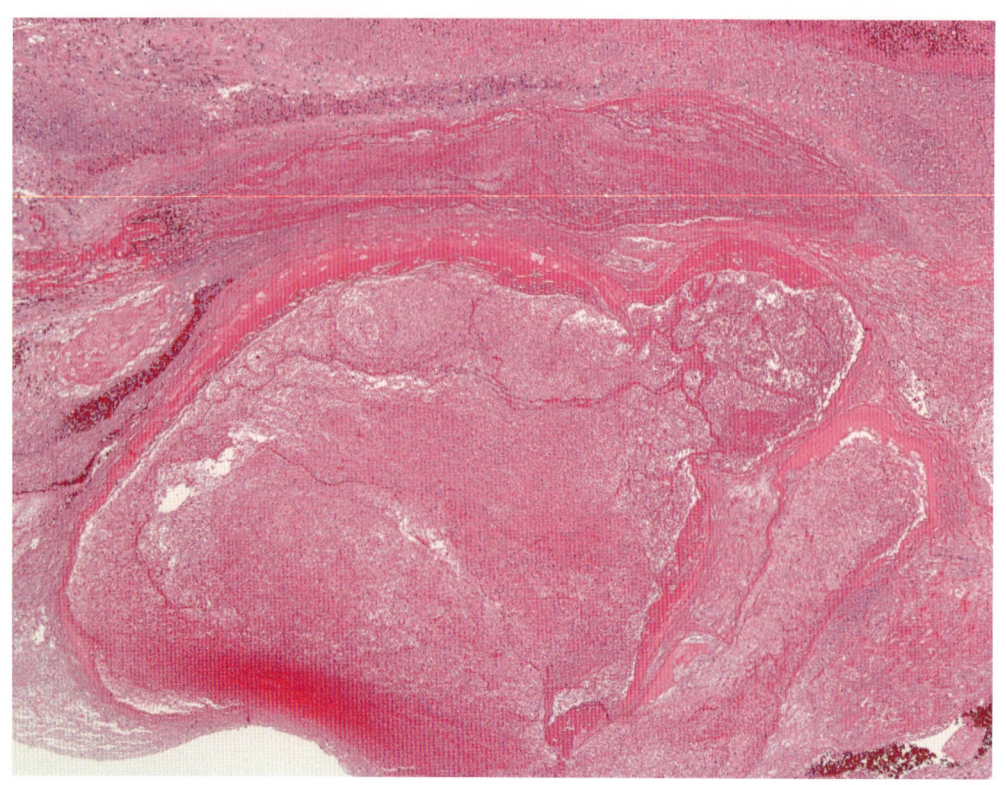

図 4-4 未破裂の部分の血栓
好酸性の血管壁は拡張している。血栓の上に梗塞を認める。

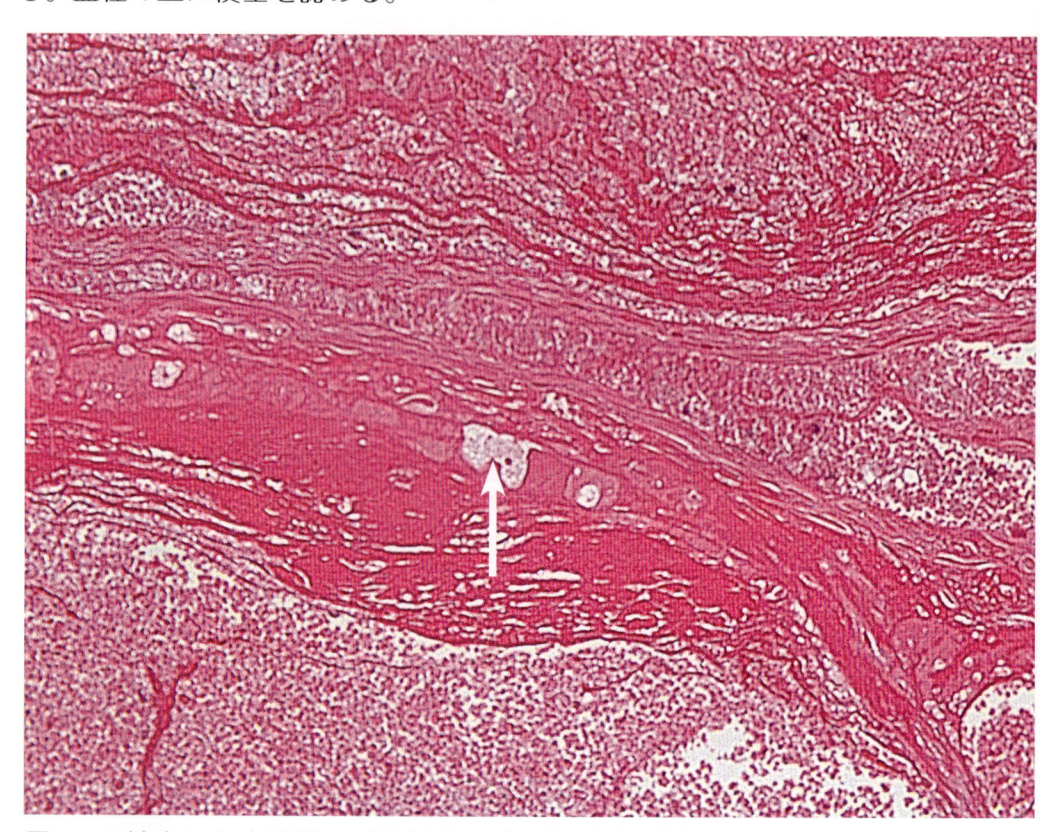

図 4-5 拡大した血管壁には泡沫状の大型細胞(矢印)を認める。

　児は RDS(Bomsel 分類 Ⅳ度)で，CLD は合併していない。3 歳時の新版 K 式発達検査では全体で 2 歳 6 か月と評価された。

　胎盤所見からいえるのは，血管が妊娠期間を通じてこのような変化を起こしたということである。血管壁に trophoblast の浸潤は認められない。血栓形成の結果，常位胎盤早期剥離を発症している。犯人はみつかったが，動機である発症のメカニズムは今後の課題となる。なぜこのようなことが発症するのかは，若い先生方への課題として残しておきたい。

症例 2

妊娠 24 週 5 日，切迫早産のため母体搬送され，帝王切開術を施行された。胎盤黄染しており，子宮内感染を疑う所見であった。母体 WBC 15,000/μL，CRP 2.62 mg/dL。児は出生体重 500 g，Apgar score 3/7，WBC 22,100/μL，CRP 0.01 mg/dL，IgM 11 mg/dL で RDS は明らかでなく，その後 CLD III 型を合併した。

図 4-6 は羊膜壊死を伴う CAM，図 4-7 は血栓と好中球の浸潤した血管壁の変性を示している。図 4-8 では脱落膜の広範囲な好中球の浸潤と，血管壁を越える血栓および出血を認める。すなわち，出血した脱落膜と血管が破裂している像である。

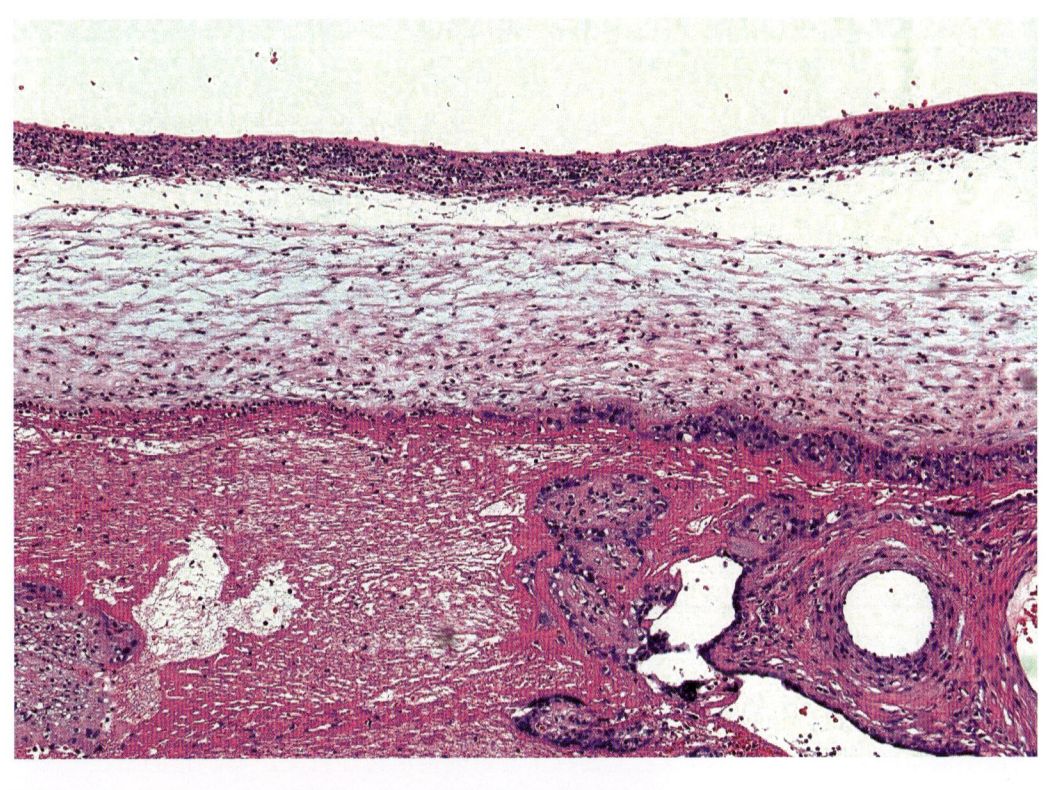

図 4-6 羊膜壊死を伴う CAM（Grade3）

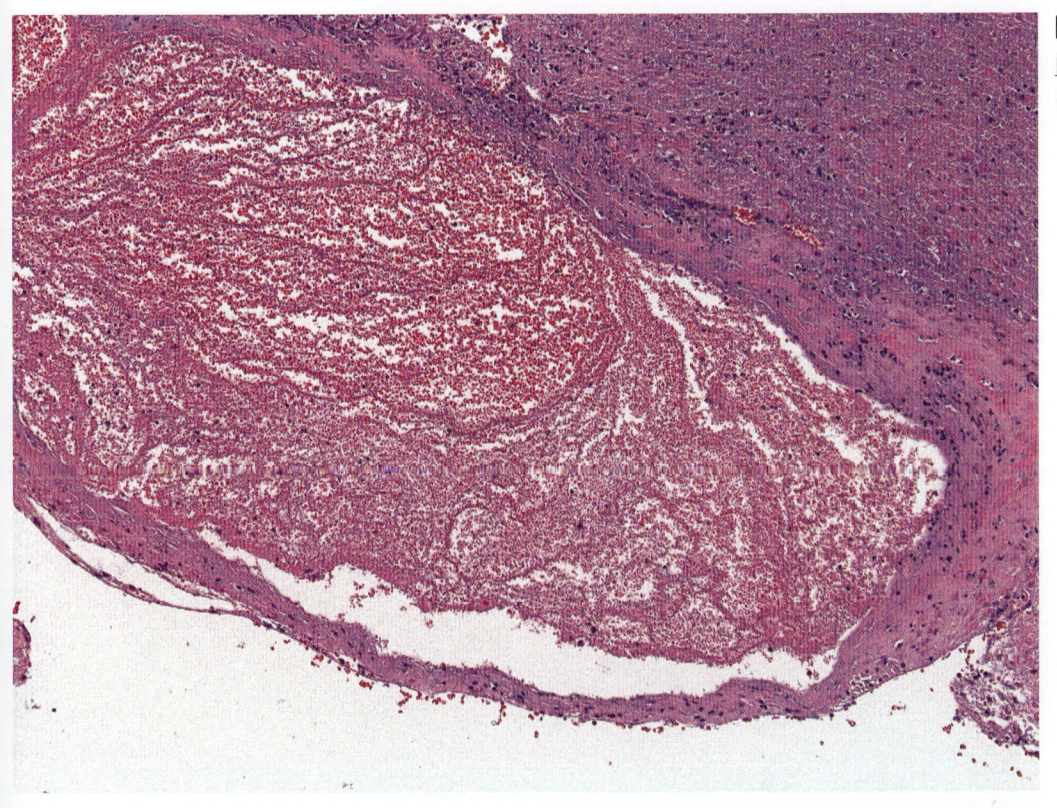

図 4-7 脱落膜内血栓
血管は炎症のため変性している。

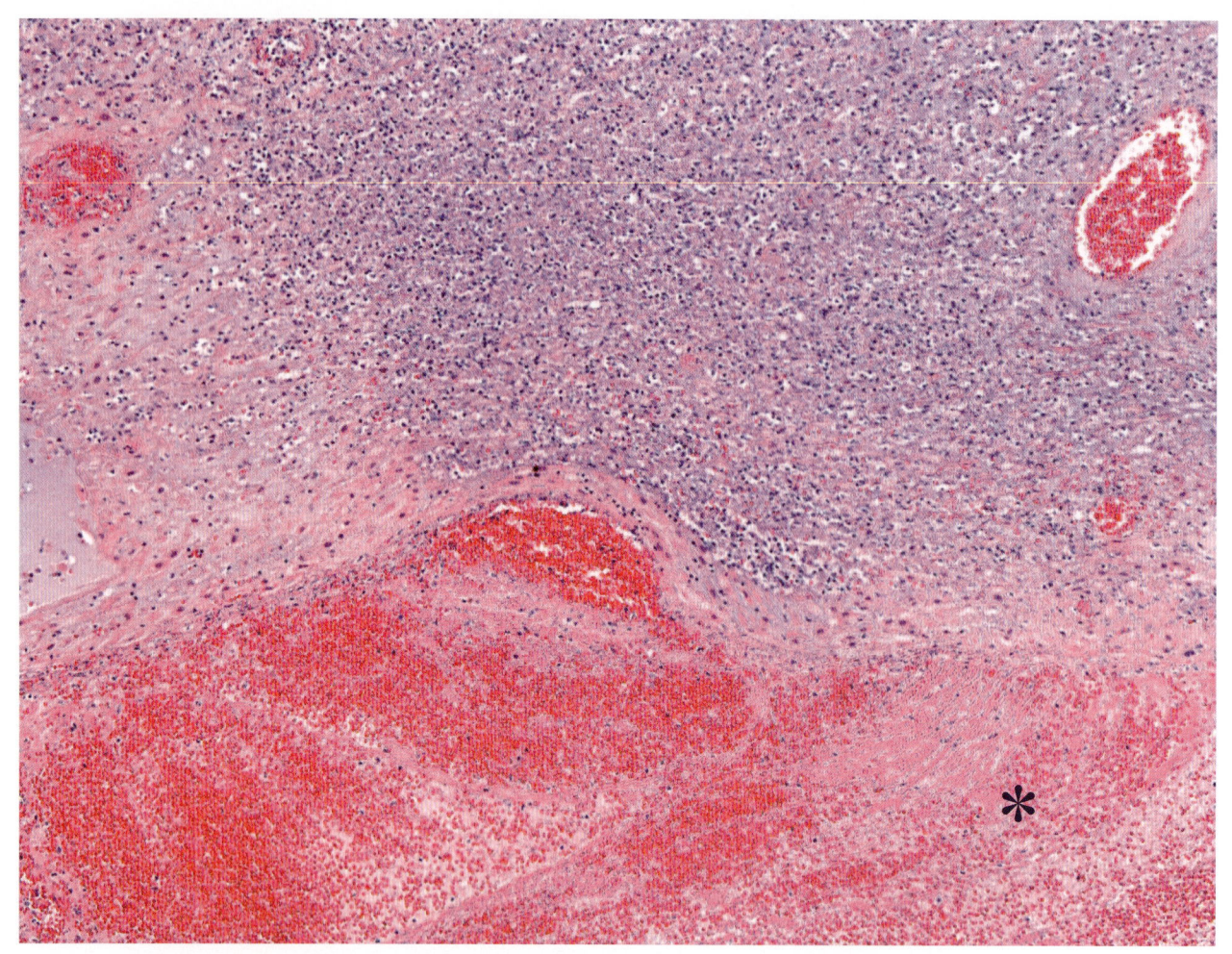

図 4-8 脱落膜の高度の炎症と血栓が血管壁を越えて広がっている部分(＊)
炎症による常位胎盤早期剥離と診断した。

　この症例は高度のCAMだけでなく，高度の脱落膜炎を合併していた。炎症は脱落膜血管にも及んでおり，その部分からの出血を認めた。CAMの合併は常位胎盤早期剥離のハイリスクと，これまでも成書に書かれている。止めることのできない強い子宮収縮や炎症による脱落膜の危弱性を考えていたが，脱落膜血管の炎症による変性症例が散見される。今後さらに検討しなければならない。児は退院後1歳の時点で，在宅人工呼吸指導管理を受けている。

症例3

妊娠19週より性器出血があり，前医で入院管理されていたが，羊水過少，口唇口蓋裂，多指症，血管異常などの多発奇形，および子宮内胎児発育遅延で，妊娠22週に母体搬送となった。炎症所見はごく軽度で明らかな子宮内感染徴候はなく，少量の性器出血と羊水はほとんどない状態が持続していた。妊娠25週2日，性器出血量が急激に増量し，胎盤早期剥離が疑われたため緊急帝王切開術となった。出生体重500 g，Apgar score 1/2であった。13時間後死亡となった。産婦人科医からは羊水過少，FGRの原因となるような慢性胎盤早期剥離所見，CAMの所見の確認を依頼された。

提出された胎盤はモロモロで，新旧の出血を認め，色は胎盤，臍帯ともに暗褐色である（図4-9）。顕微鏡的にも出血が確認でき，胎盤絨毛は虚血性変化（低酸素状態）を示す（図4-10）。表面に鉄沈着（図4-11）を認め，DCHと診断した。

図4-9　胎盤表面の色が褐色調　母体面に古い出血（矢印a）と新しい出血（矢印b）を認める。

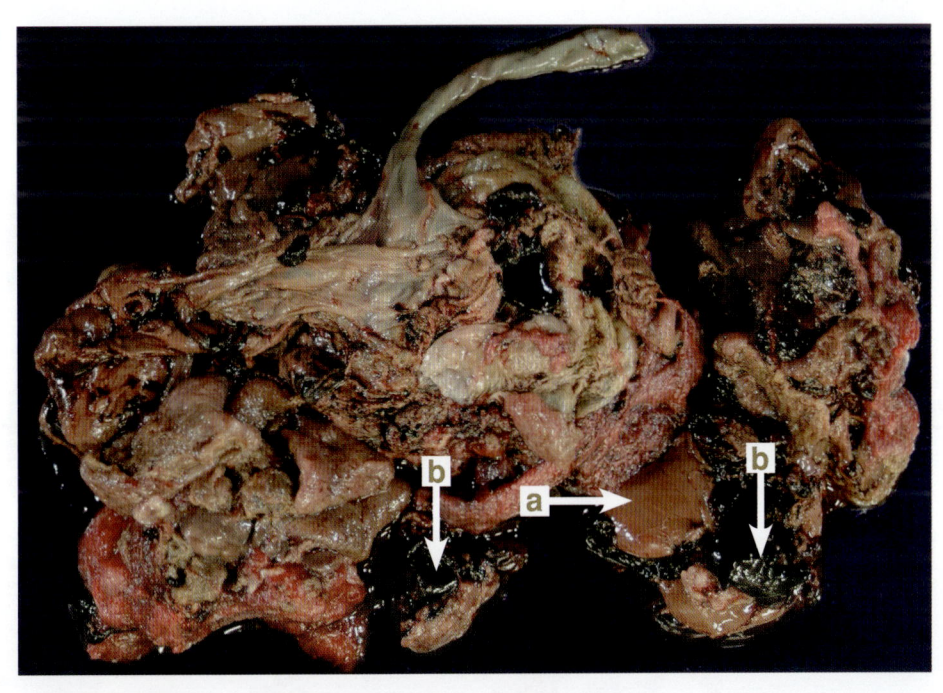

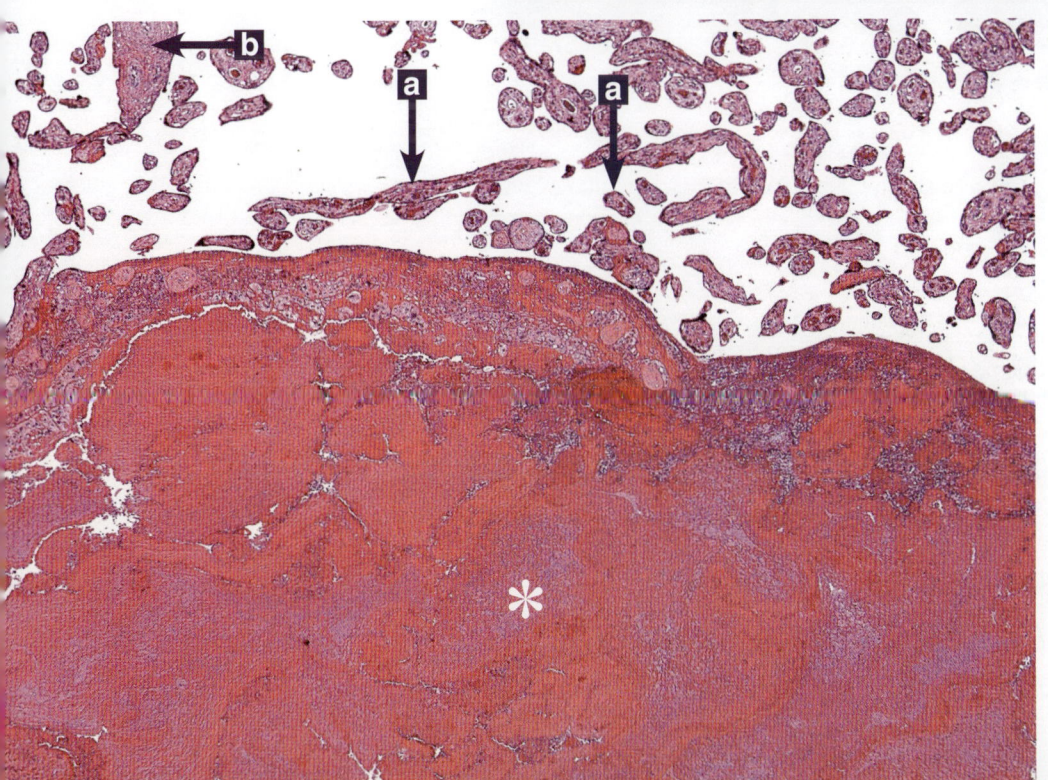

図4-10　脱落膜部に古い出血（＊），その上の絨毛は虚血性変化（矢印a：小さい，縦長，矢印b：線維化）を示す。

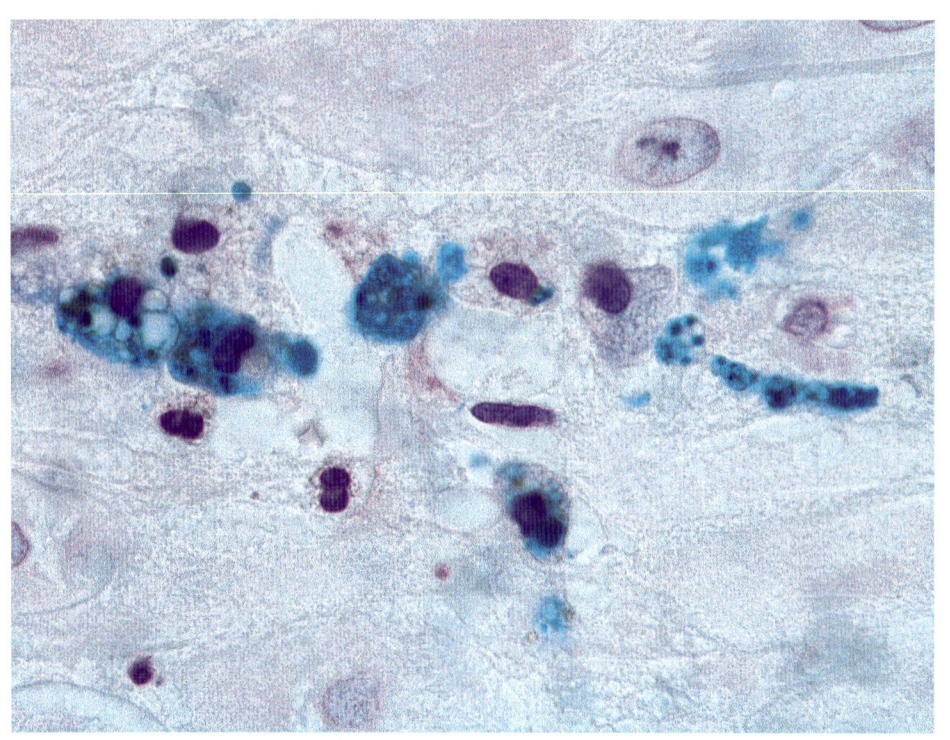

図4-11 ベルリンブルー染色
鉄を貪食するマクロファージが青色になっている。
ヘモジデリンの沈着は高度であった。

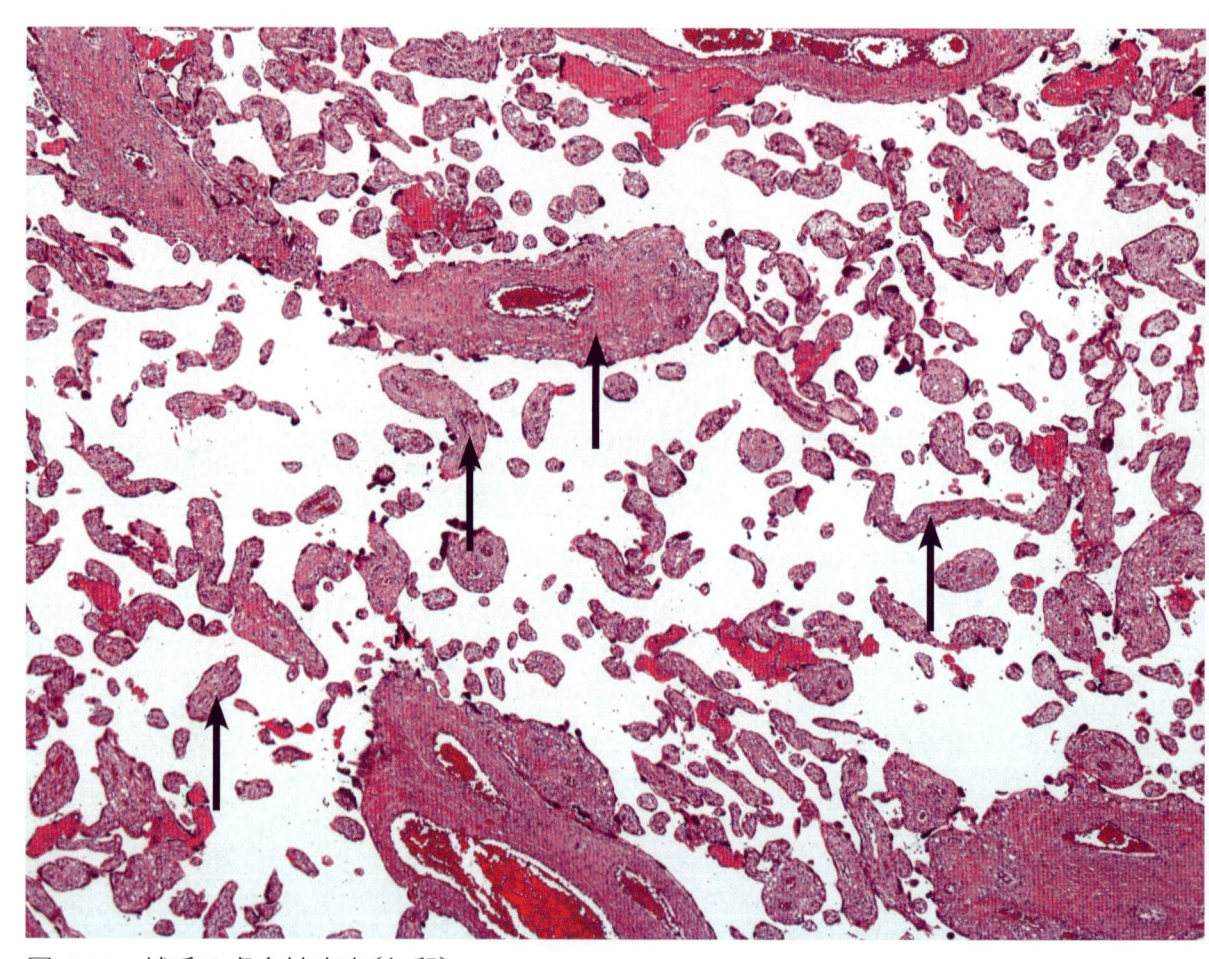

図4-12 絨毛の虚血性病変(矢印)
絨毛は小型化し絨毛間質の線維化が明らかになってきている。

ヘモジデリンの沈着は高度であった。図4-12に示すように絨毛の線維化は明らかである。顕微鏡的に胎盤機能不全であることが示されている。

症例は多発奇形を伴っていたが，それとは別に慢性早期剥離を伴っていた。CAMは軽度であり，出血に反応した好中球浸潤の症例と考える。

症例 4

前回妊娠は 27 週で出産, PIH, 常位胎盤早期剥離, IUFD であった. 今回は 28 週まで低用量アスピリンを使用した. 29 週でカプロシンに変更したが, 出血傾向があり中止された. 31 週頃より児の発育が停滞, 臍帯動脈・子宮動脈血流の悪化を認め, 32 週 0 日, 帝王切開術が施行された. 児は出生体重 1,200 g (非対称性 FGR), Apgar score 8/9, 日齢 21 で酸素投与を中止した. 出生時 IgM 7 mg/dL, CLD は合併しなかった. 図 4-13 は前回妊娠の胎盤である. 胎盤床の血栓, その周辺に広がる出血である. 凝血塊の検索では好酸性を示す血管壁を認める (図 4-14).

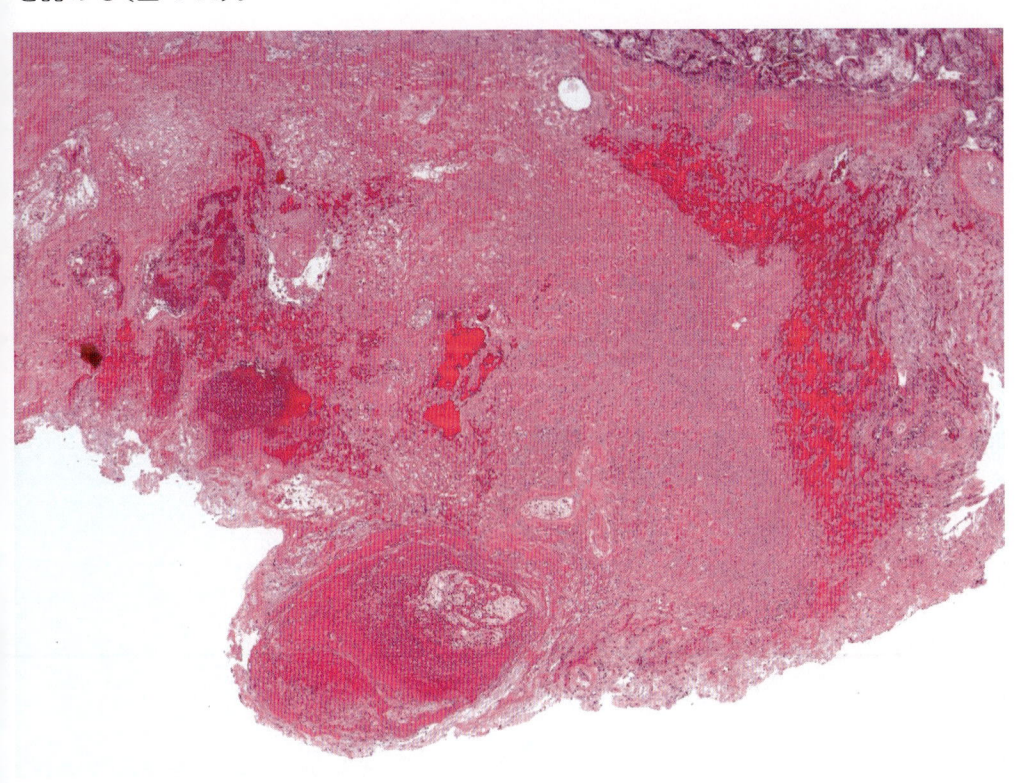

図 4-13 前回 27 週の常位胎盤早期剥離
拡張した血管に血栓を認める. その周囲に脱落膜に広がる出血を認める.

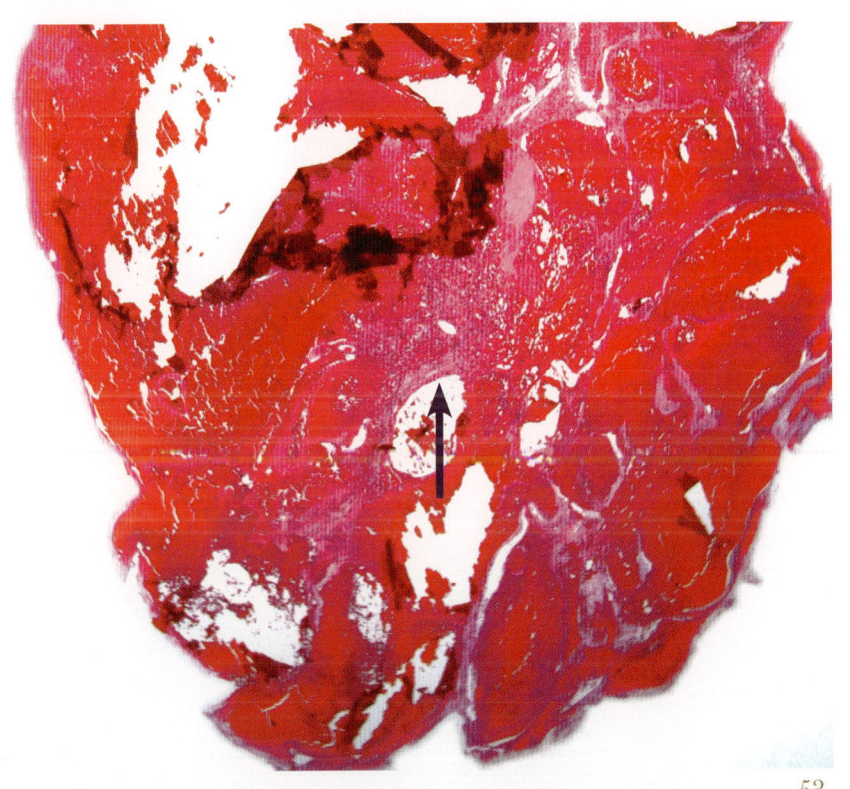

図 4-14 前回の常位胎盤早期剥離の凝血塊
内部に好酸性の血管壁を認める (矢印).

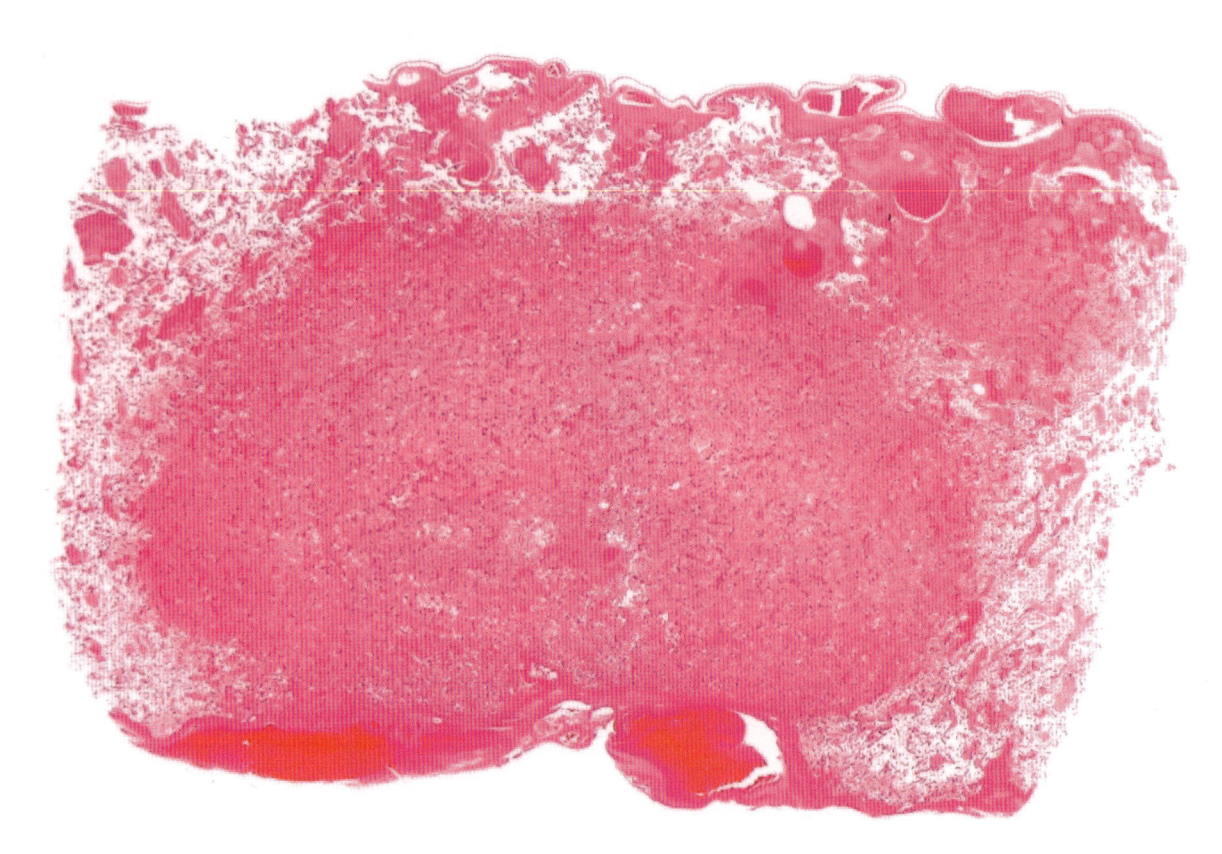

図 4-15 今回の胎盤
脱落膜の血管に血栓，周囲に出血が認められる。その上の胎盤実質には新しい梗塞を認める。

　図 4-15 に今回妊娠の胎盤を示す。
　常位胎盤早期剥離が繰り返すことがあることは知られている。この症例のように前回，常位胎盤早期剥離であった例は，抗凝固療法の選択に注意が必要である。低用量アスピリンには出血傾向があるため，次回は低分子ヘパリンがよいと思われる。
　もう一つの問題点は，この症例が胎盤床に血栓をつくることから発症する PIH，FGR であるということである。児の胎内での発育が止まった時点で，血栓による胎盤機能不全が予測される。一度血栓ができたところに，ヘパリンなどの新たな薬が使用されると，常位胎盤早期剥離を起こす危険がある。私は何例か不幸な例を診断しているので，実際にこの症例でもカプロシンを止めるように主治医に話した。
　児は 4 歳 9 か月で身長 − 2.9SD であったが，その後徐々にキャッチアップしている。

症例 5

母体は30代，3経妊2経産。妊娠22週で胎胞形成を認め母体搬送された。子宮収縮抑制を行うも，胎胞脱出が進行して妊娠23週0日に経腟分娩となった。児は出生体重600 g，Apgar score 0/1，初回のヘモグロビン14.3 g/dL，CLDを合併した。産婦人科医からは，早産の原因となりそうな所見と常位胎盤早期剥離の検索を依頼された。

図4-16に示すように肉眼的にも常位胎盤早期剥離は明らかである。肉眼で脱落膜の欠損した部分では胎盤実質内に出血が広がっている。さらに胎盤内の圧の変化により絨毛出血も認める。図4-17に示す脱落膜において，血栓の血管壁は好酸性を示し，出血も認める。

児の3歳0か月時の新版K式発達検査は，全体で1歳8か月と評価された。

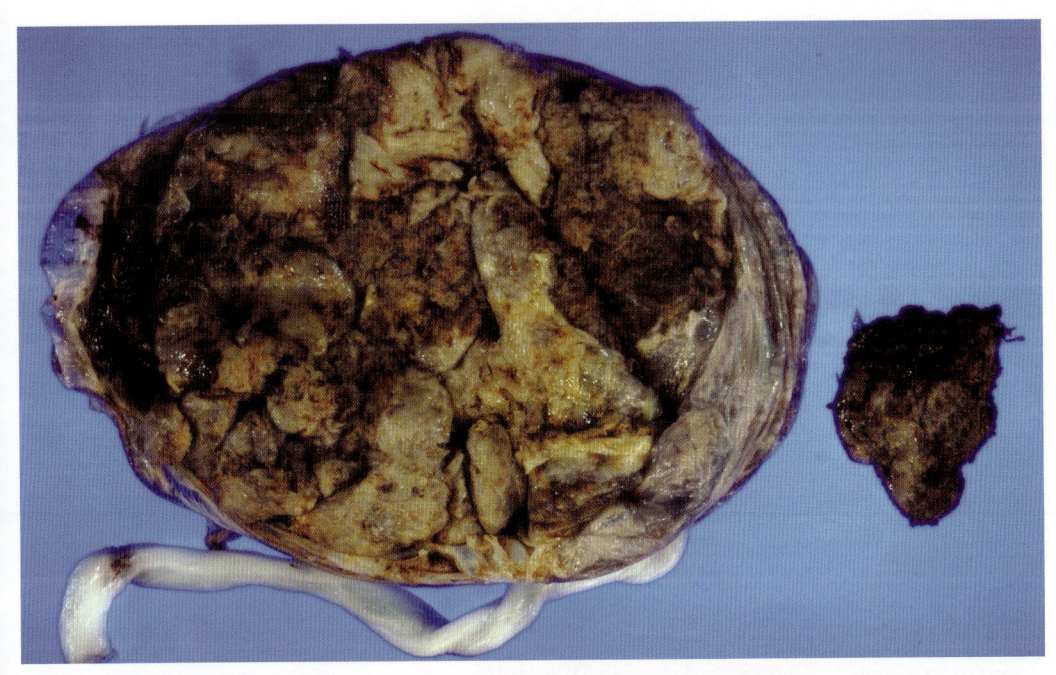

図4-16 母体面脱落膜欠損と辺縁部の出血を認める。凝血塊も同時に提出されている。肉眼的に常位胎盤早期剥離である。

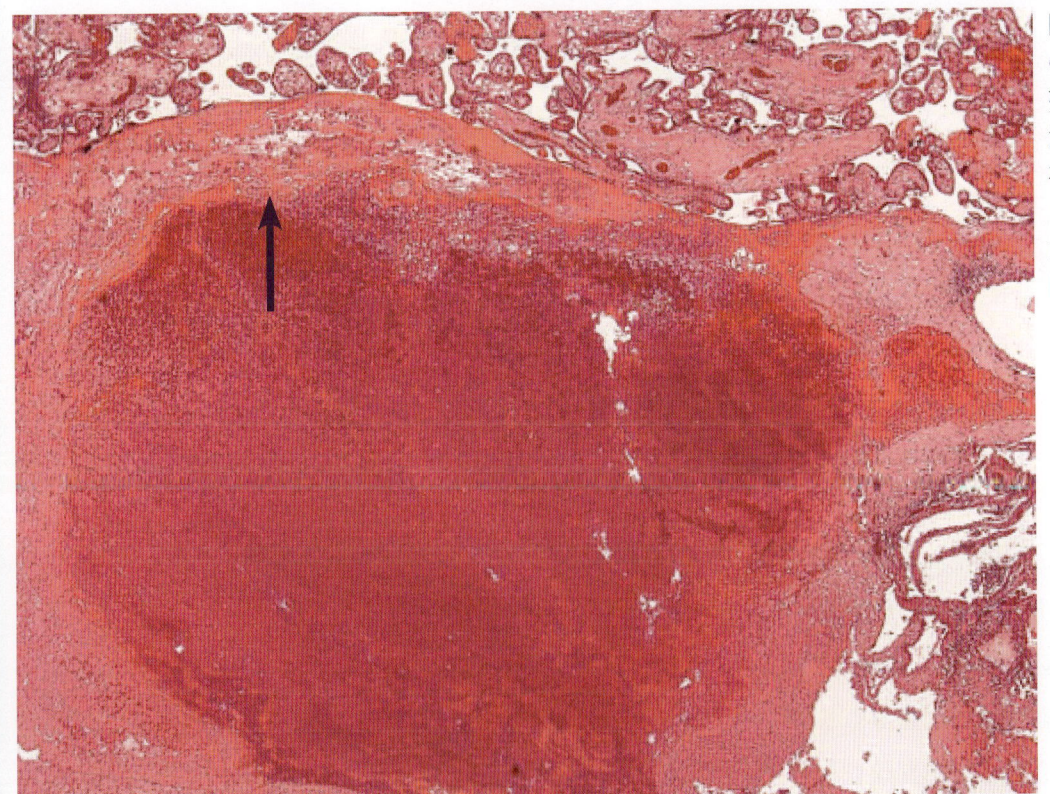

図4-17 常位胎盤早期剥離の血管
好酸性の壁はtrophoblastの浸潤を認めない(矢印)。血栓形成から脱落膜内の出血を認める。このような血管が，常位胎盤早期剥離の原因となる可能性がある。

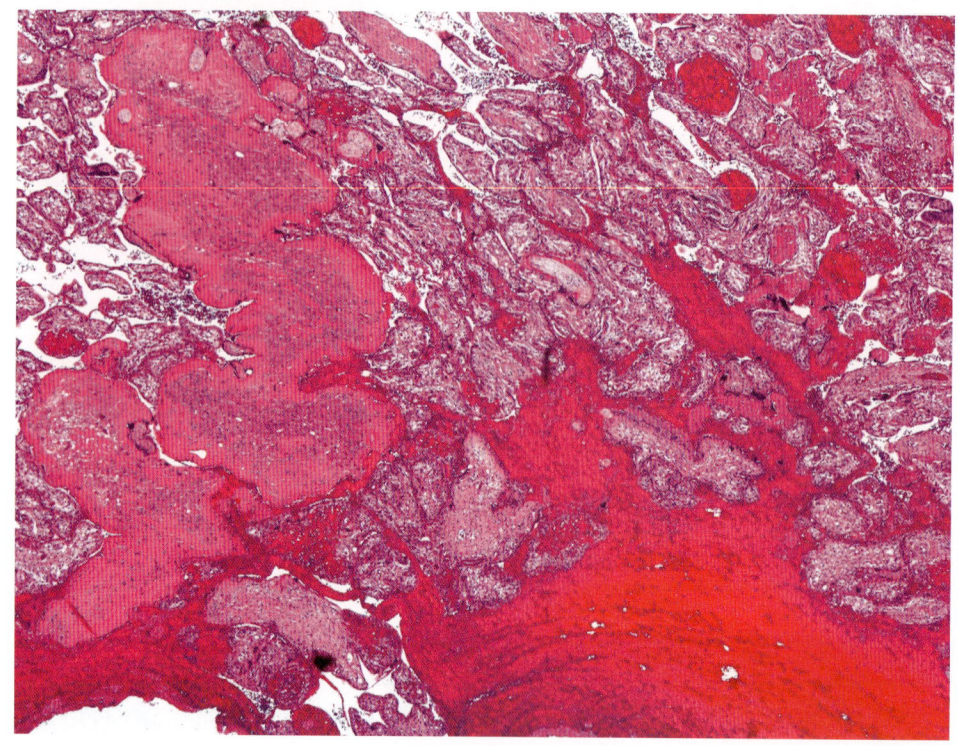

図4-18 脱落膜の欠損部分では脱落膜の出血が絨毛間腔に広がっている。

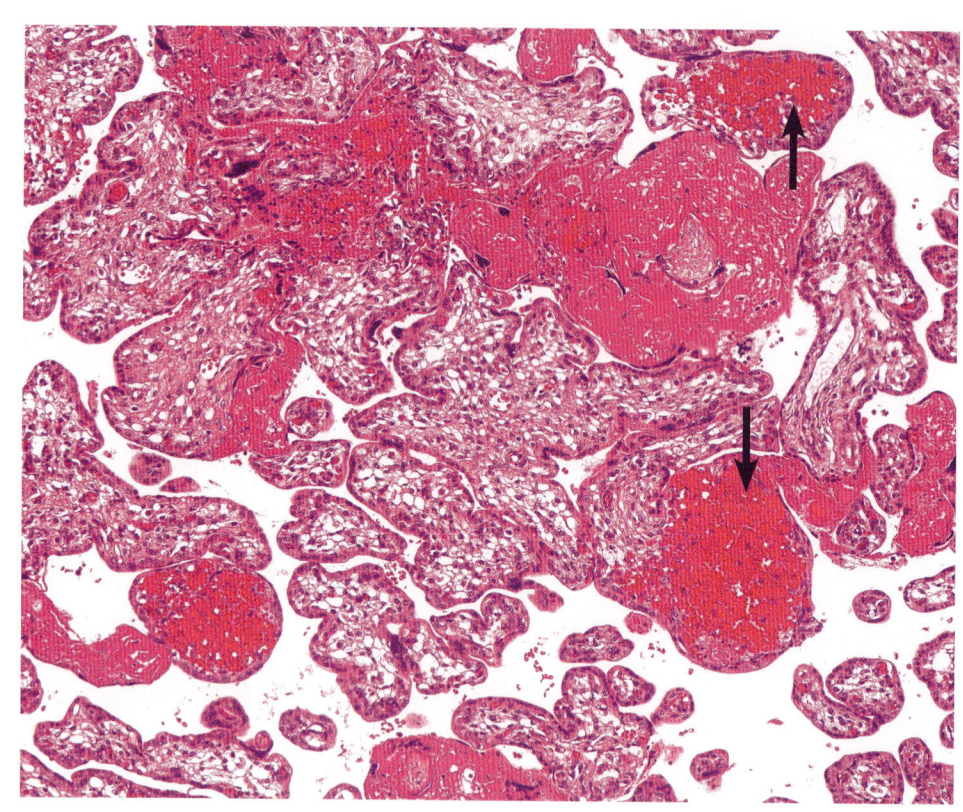

図4-19 絨毛内出血(矢印)

　図4-18は母体の出血が胎盤内に広がり，図4-19は急激な母体側および胎児側の局所の変化により，児の血液が絨毛内に出ている。この時，胎児はショック状態となっており，このことが児の長期予後に影響する可能性がある。

　常位胎盤早期剥離の背景としてPIHやCAMがあるが，原因血管を明らかにし，今後の診療に役立てる必要がある。前回妊娠時の常位胎盤早期剥離が既往にある時は，もう一度過去の胎盤病理を見直し，抗凝固療法の治療薬選択を熟慮すべきである。また，常位胎盤早期剥離を起こす時は絨毛も破損すること

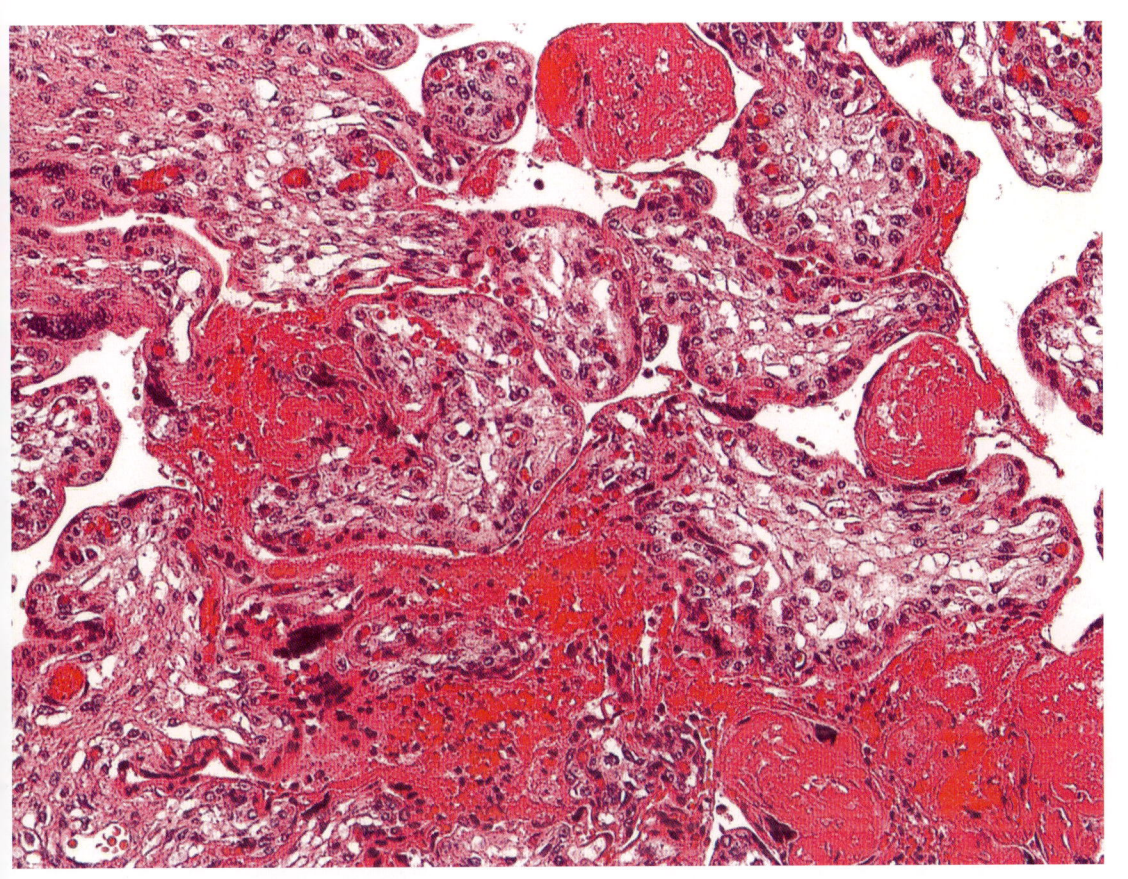

図 4-20　胎児母体間輸血症候群
絨毛外に胎児血が漏れている。

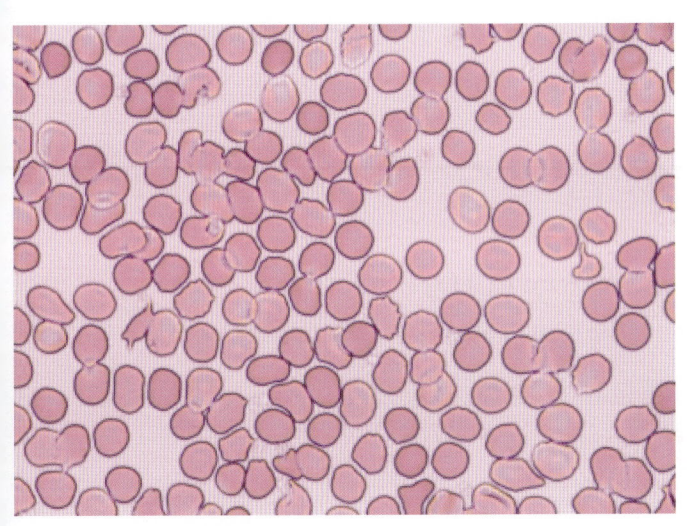

図 4-21　児の赤血球
大きく幼若である。

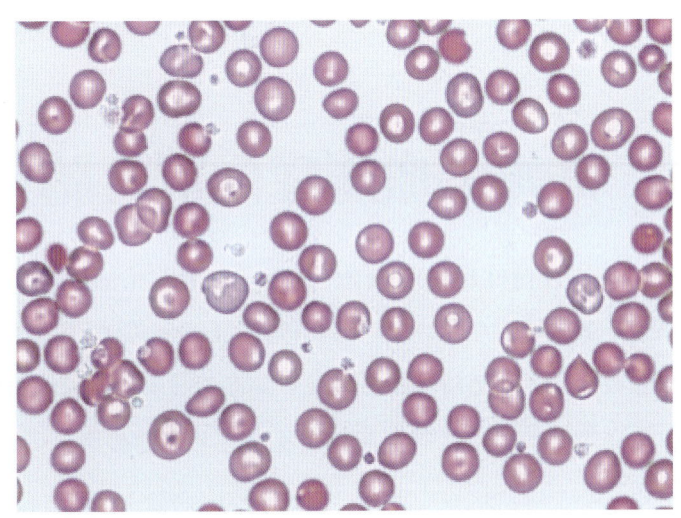

図 4-22　母の赤血球
やや貧血である。

が多いため，胎児母体間輸血症候群（FMT）を合併することがある．FMTにも注意が必要である．

　慢性早期剝離は持続する出血で胎盤機能不全を合併していることが多いので，胎児治療も含めた対策を立てていかなければならない．

　図4-20では絨毛の周囲に血液を認める．絨毛周囲のtrophoblastの層が追えない部分に胎児血の出血を認め，その中には多数の有核赤血球も認める．また，赤血球は母体より胎児のほうが大きいので，母体血と胎児血の鑑別が可能と思われる（図4-21, 4-22）．

57

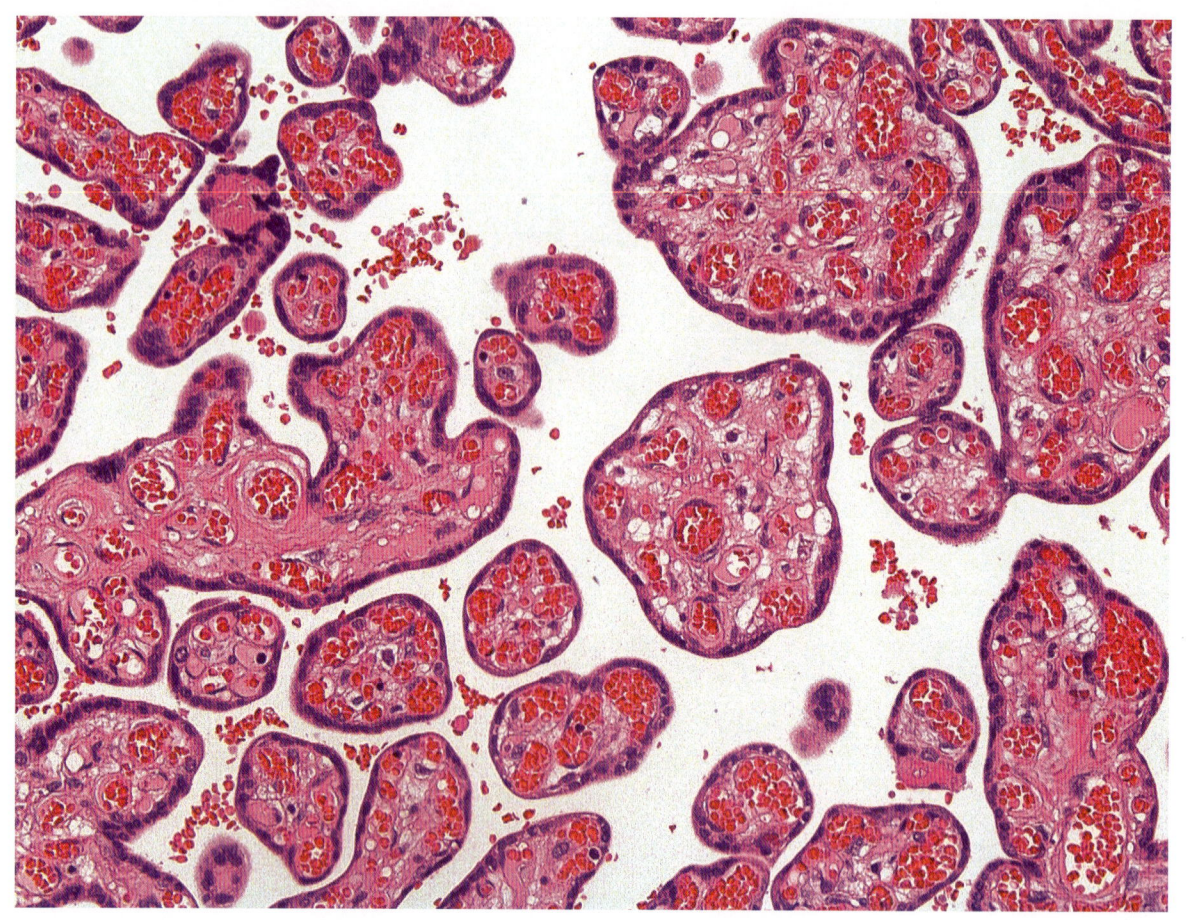

図 5-1　immature villi　妊娠 37 週
絨毛周囲にびっしりと trophoblast の層を認める。間質は好酸性で
コラーゲンの沈着を疑う。

5. 妊娠高血圧症候群と胎児発育不全

　すべての PIH 母体が FGR(fetal growth restriction)児を出産するわけではないが，その確率が高いことは知られている。児が小さいと，胎盤は少しでも児を発育させるため母体から酸素や栄養を得ようと母体の血圧を上げ，胎盤への血流を増そうと降圧物質を放出する。そのため母体に PIH が発症しやすくなる。

　FGR 症例では ischemic villi, immature villi(図 5-1)，dysmature villi(図 5-2)，VUE(図 5-3)が報告されている。いずれも胎盤機能不全である。このような絨毛を示す母体は，PIH を合併していながら FGR 児を出産しても不思議ではない。33, 34 ページに ischemic villi と胎盤機能不全が出ているので，ここではそれも含めて説明する。図 5-1 は 37 週の immature villi で，PIH と FGR の合併を認める。一方で PIH の中には，FGR 児を合併しないものもある。特に児が大きかったり，双胎の場合など児が酸素や栄養を通常以上に必要な場合は，胎盤はそれらにこたえるように降圧物質を放出し，母体はそれに反応して血圧を上げ，胎盤への血流を確保する。また，妊娠前から血圧が高い例や，糖尿病や膠原病のように血管病変のため通常の血圧より上がる例，それまで発見されていなかった母体の合併症が胎盤検査によって発見されることなどもある。

また，このような例は常位胎盤早期剥離を合併することもあるので，母児ともに生命の危険があることに注意が必要である。

もう1つ注意すべきことは，胎児血管である絨毛血管の病変である。胎児血流を増すために胎児が少しでも血圧を上げると，胎盤検査では幹絨毛血管のオニオンスキン(玉ねぎの皮様)，閉鎖，再疎通，fibrin cushion となって報告される。

これらの病理像は児の予後，すなわち新生児仮死や死産と直接関係しているので，この章だけでなく「第7章 NRFS・新生児仮死・死産」で代表的なものを説明する。FGRの原因としてPIH以外に染色体異常，奇形症候群などがある。また，chorangiosis などの絨毛血管病変も，症例をあげて解説する。

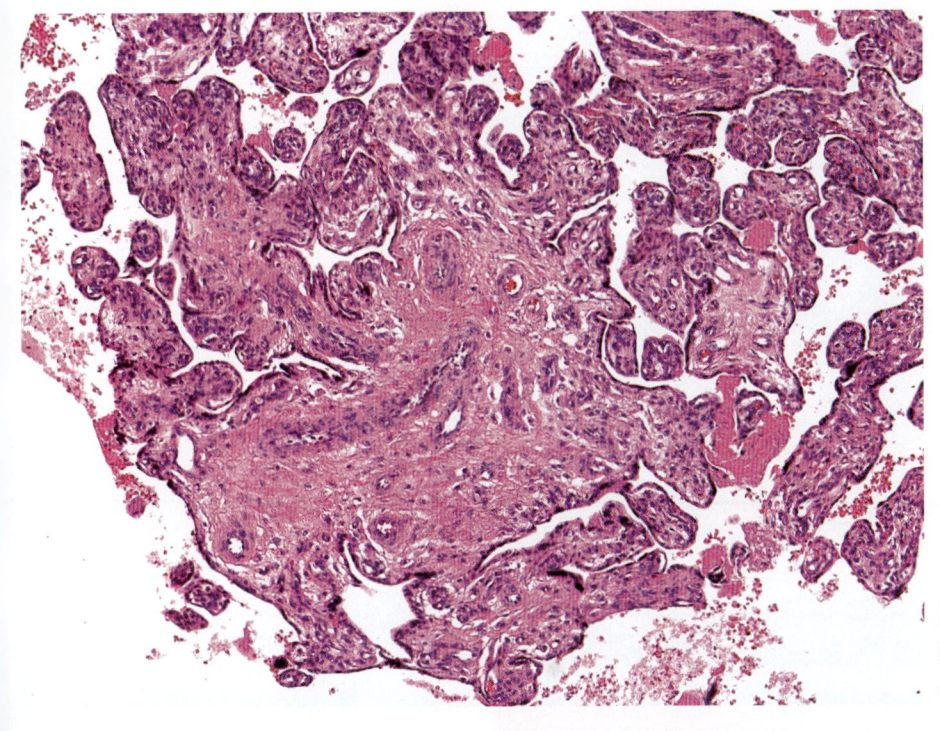

図 5-2 dysmature villi
絨毛の型の異常，絨毛内血管の異常のため胎盤機能不全となる。

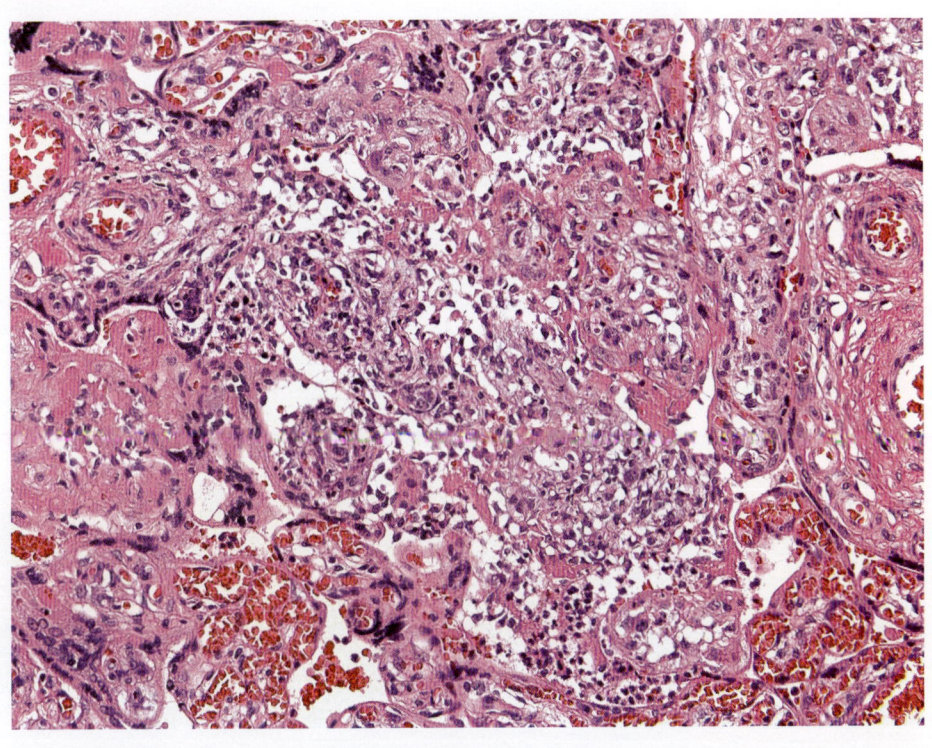

図 5-3 VUE
絨毛および絨毛内血管を母体のリンパ球が破壊するために胎盤機能不全となる。

症例 1

母体は 20 代，PIH。妊娠 25 週時に尿蛋白 4 ＋。収縮期血圧は妊娠 26 週 130 mmHg 台，妊娠 27 週 160 mmHg 台，FGR の診断がされた。妊娠 28 週 0 日，血圧 170 mmHg 台，臍帯動脈途絶を認め，PIH 増悪と FGR で母体搬送となった。来院時，胎児心拍モニターにて NRFS と診断され，緊急帝王切開術を施行した。来院時エコーで羊水はほとんど認めなかった。児は出生体重 500 g，女児，Apgar score 3/7 であった。産婦人科医からは胎盤の炎症，梗塞の有無などの精査を依頼された。胎盤床に梗塞を認め（図 5-4），割面でも梗塞を認める（図 5-5）。顕微鏡的に脱落膜から発生した梗塞を確認し，周囲の絨毛

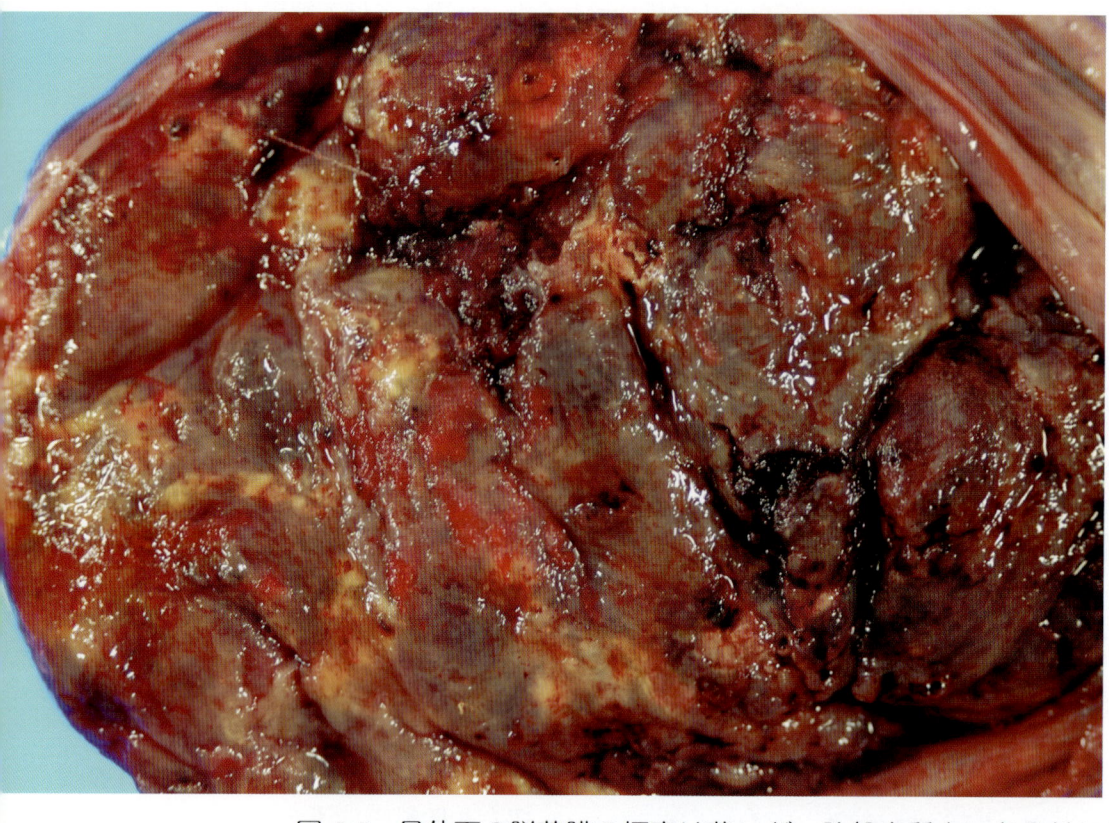

図 5-4　MFI
母体面の梗塞を認める。

図 5-5　母体面の脱落膜の梗塞は薄いが，胎盤実質内に多発性に梗塞（矢印）が認められる。

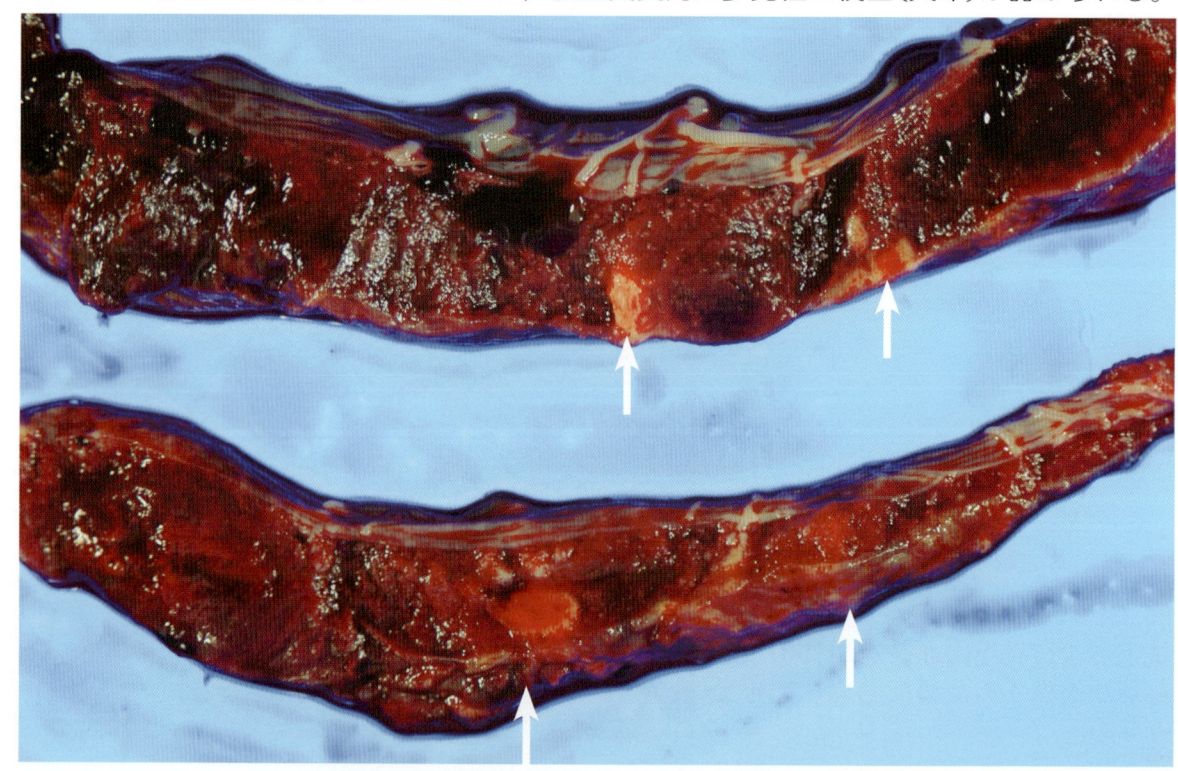

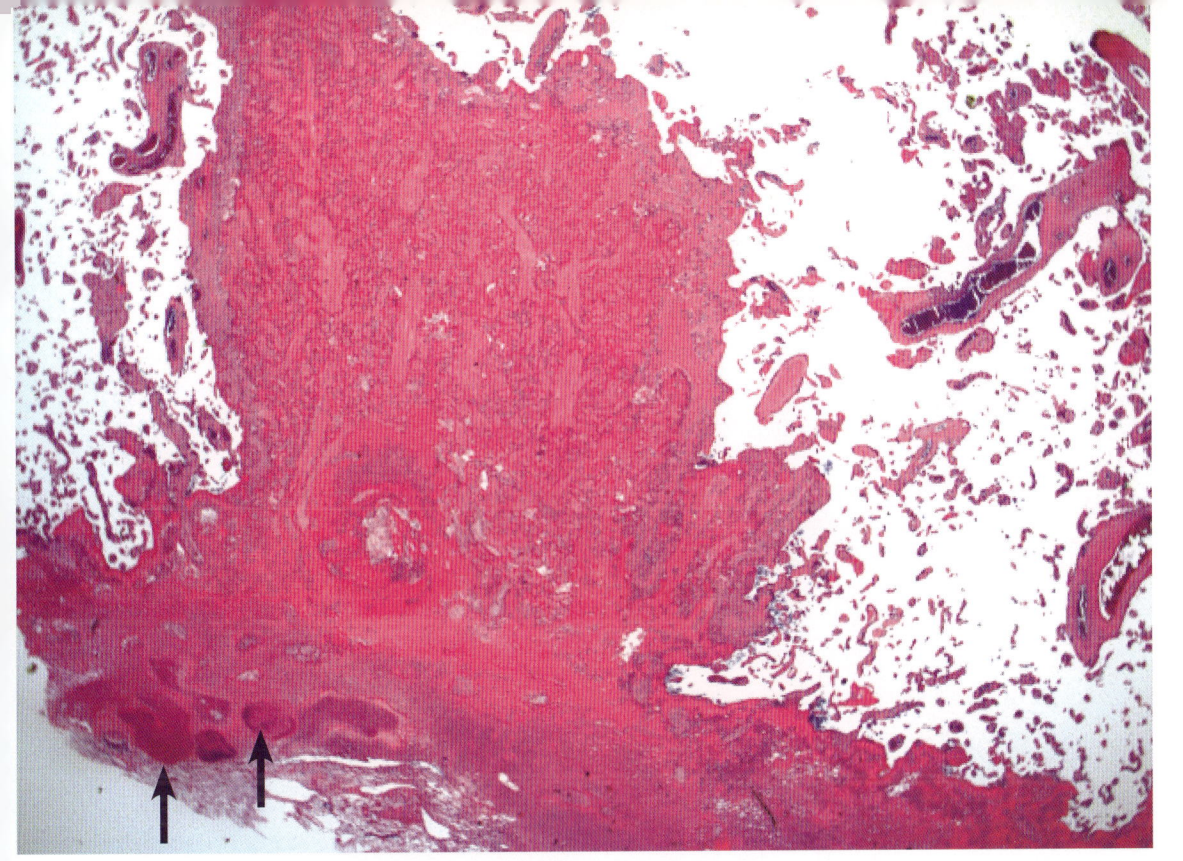

図 5-6　母体面の血栓(矢印)から広がる梗塞
肉眼(図 5-5)での矢印部分の梗塞像である。

図 5-7　顆粒状の実質は絨毛虚血，絨毛への fibrin 沈着，顕微鏡的梗塞を推測させる。また母体面の白色梗塞(矢印)は母体面の血管病変，および脱落膜の fibrin 沈着と考えられる。

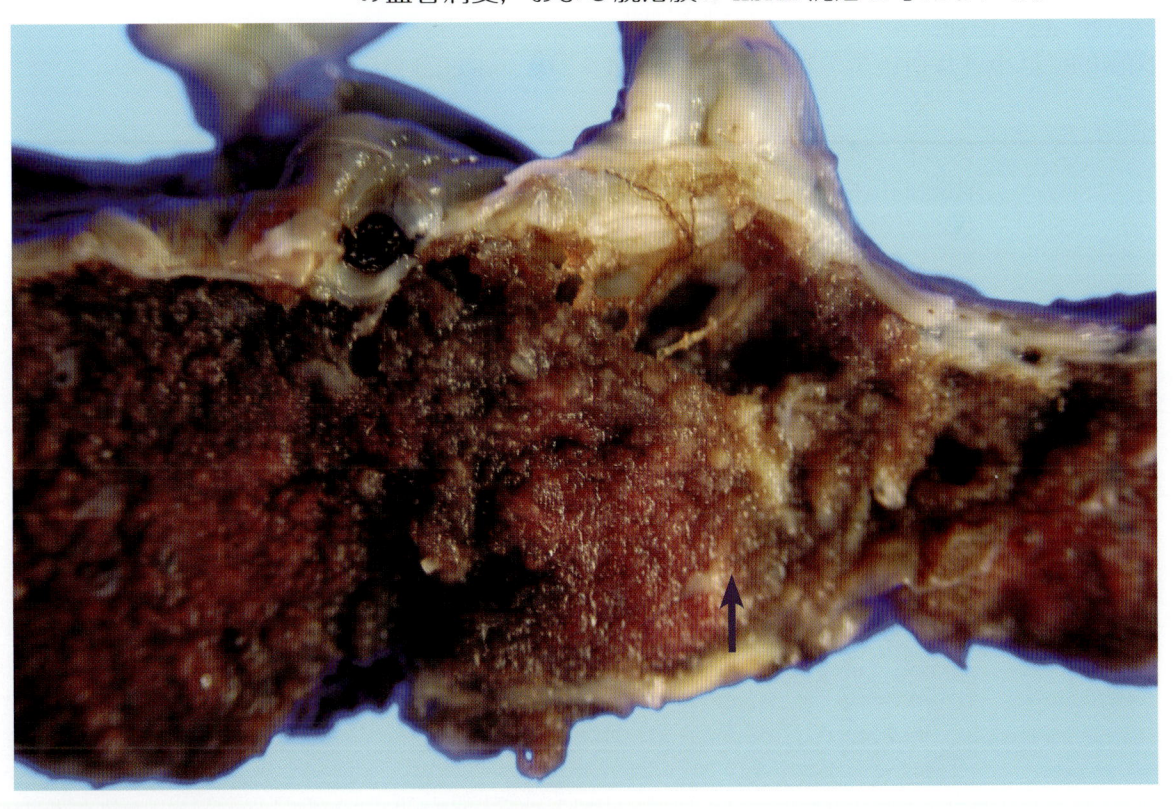

に虚血性病変を認める(図 5-6)。

　肉眼で胎盤床にみられる梗塞の顆粒状にみえる部分(図 5-7, 5-8, 5-9)には，一部絨毛周囲に fibrin が沈着(PVFC：perivillous fibrinoid change)している。本例は胎盤床からはじまる ischemic, infarction が PAS で，その中に fibrin が沈着した絨毛を認める。

　胎盤床の血管に atherosclerosis を合併しており，血栓も認められる(図 5-10,

61

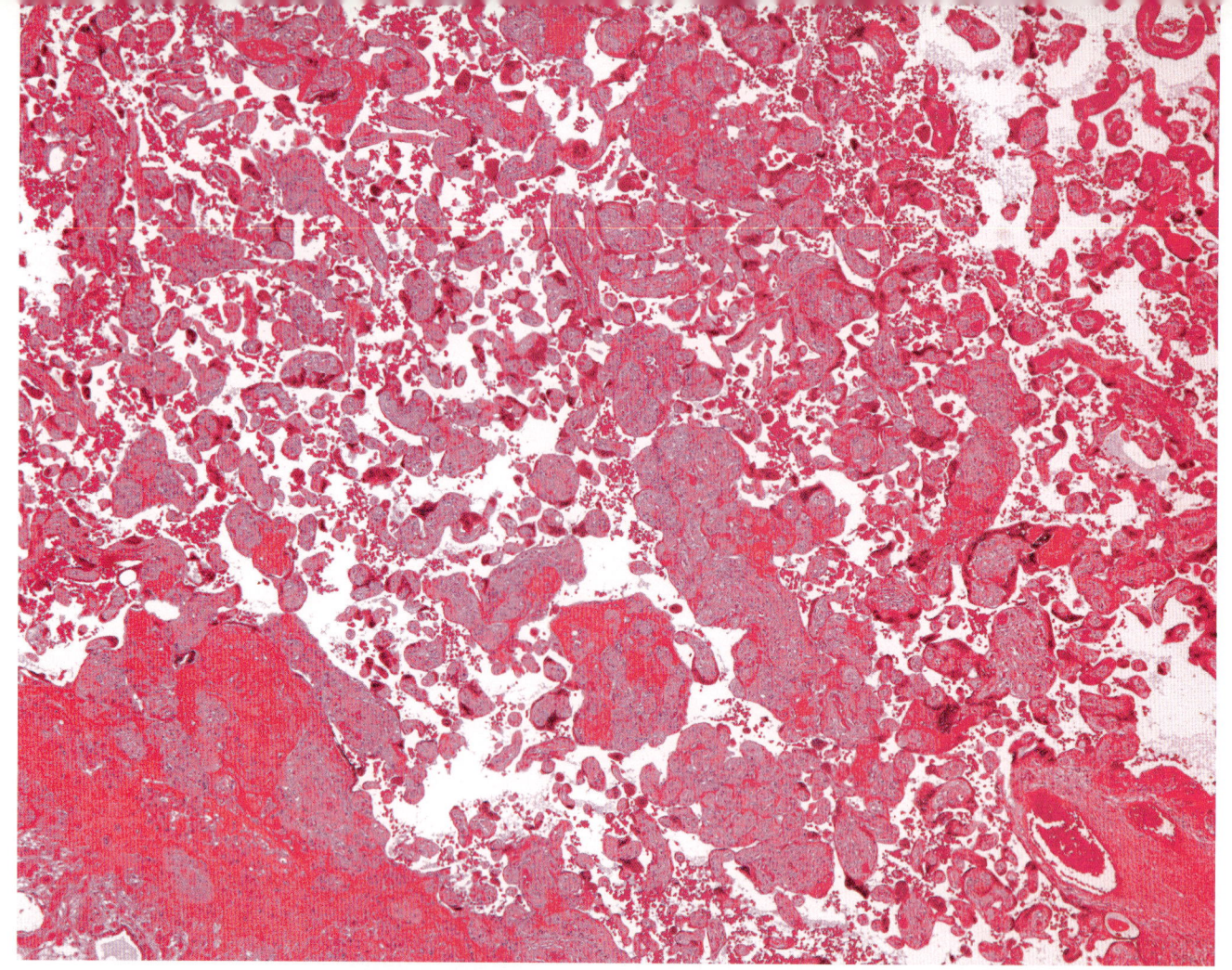

図 5-8 絨毛虚血
肉眼的には小さな白色調の顆粒にみえる(図 5-7)。syncytial knots も目立つ。

図 5-9 絨毛への fibrin 沈着
肉眼的には大きな白色調のざらざらした顆粒にみえる部分(図 5-7)を示す。

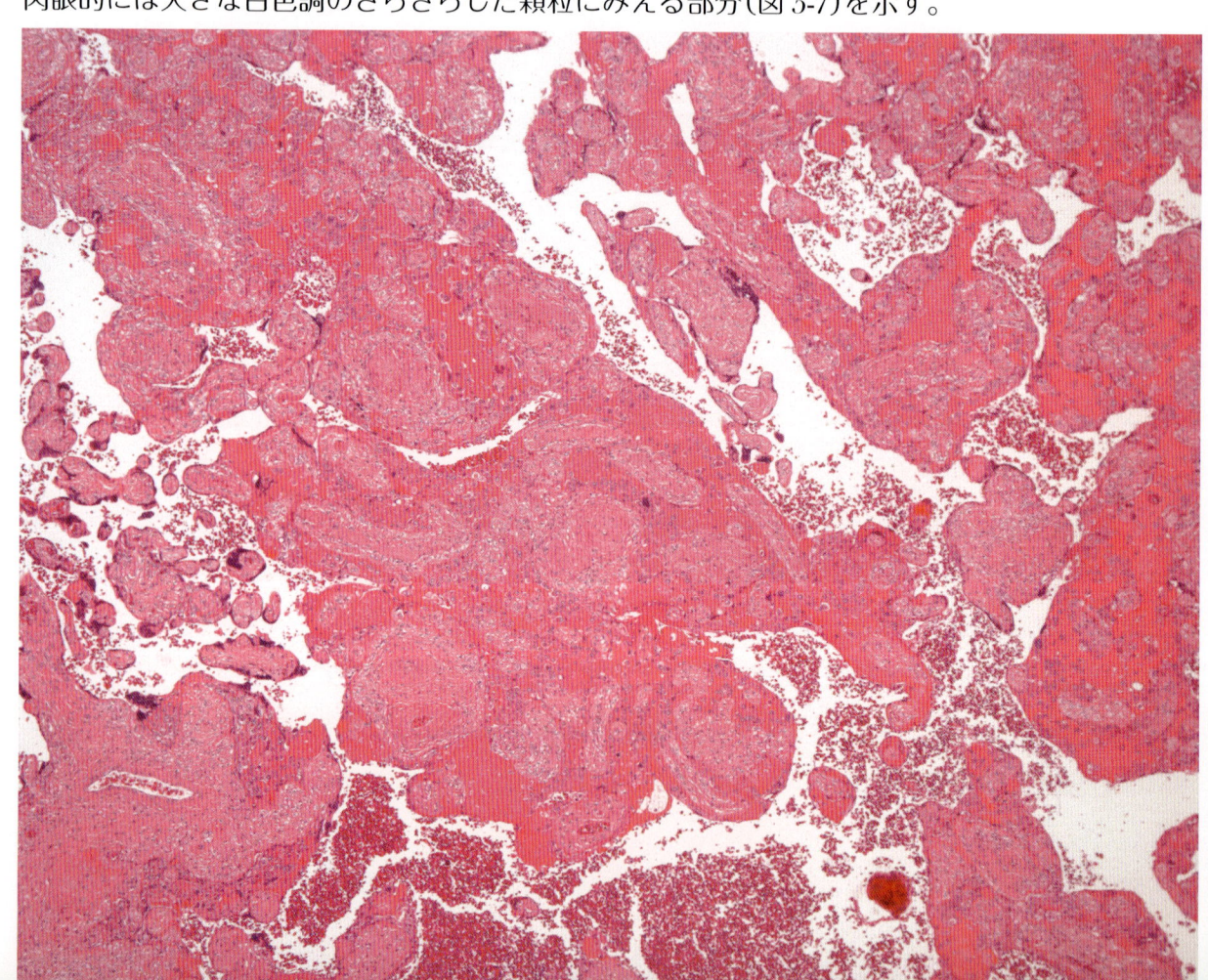

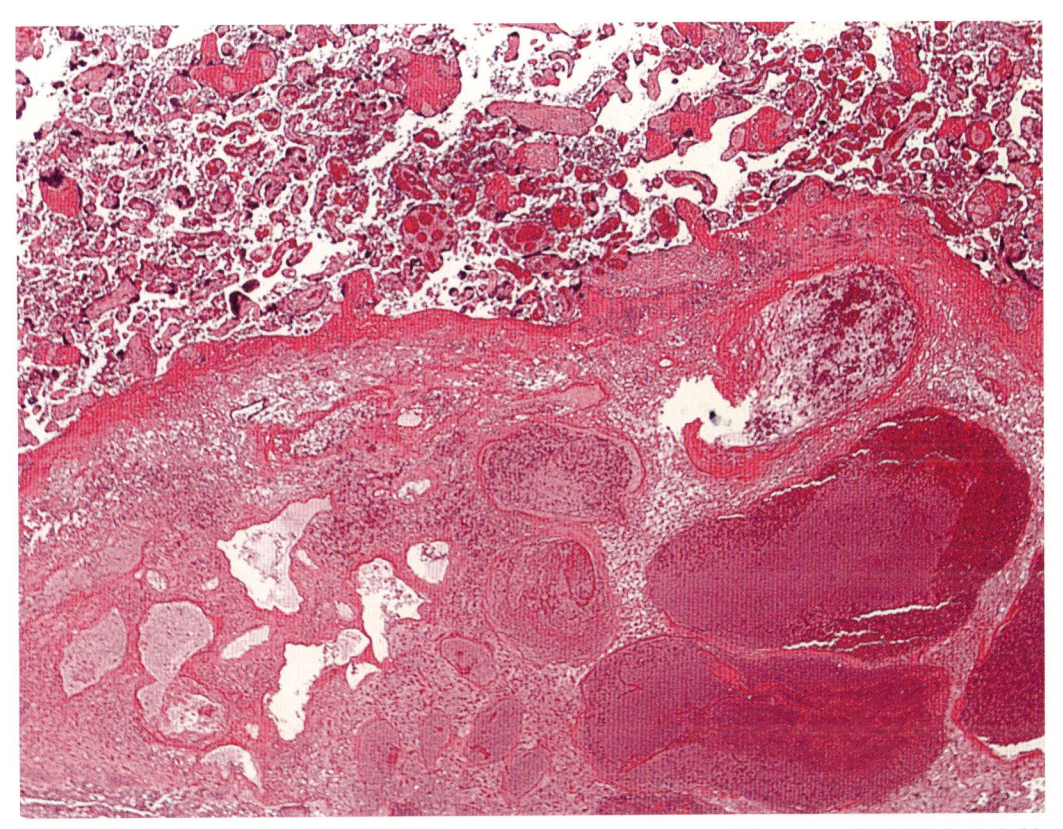

図 5-10　脱落膜内の血栓

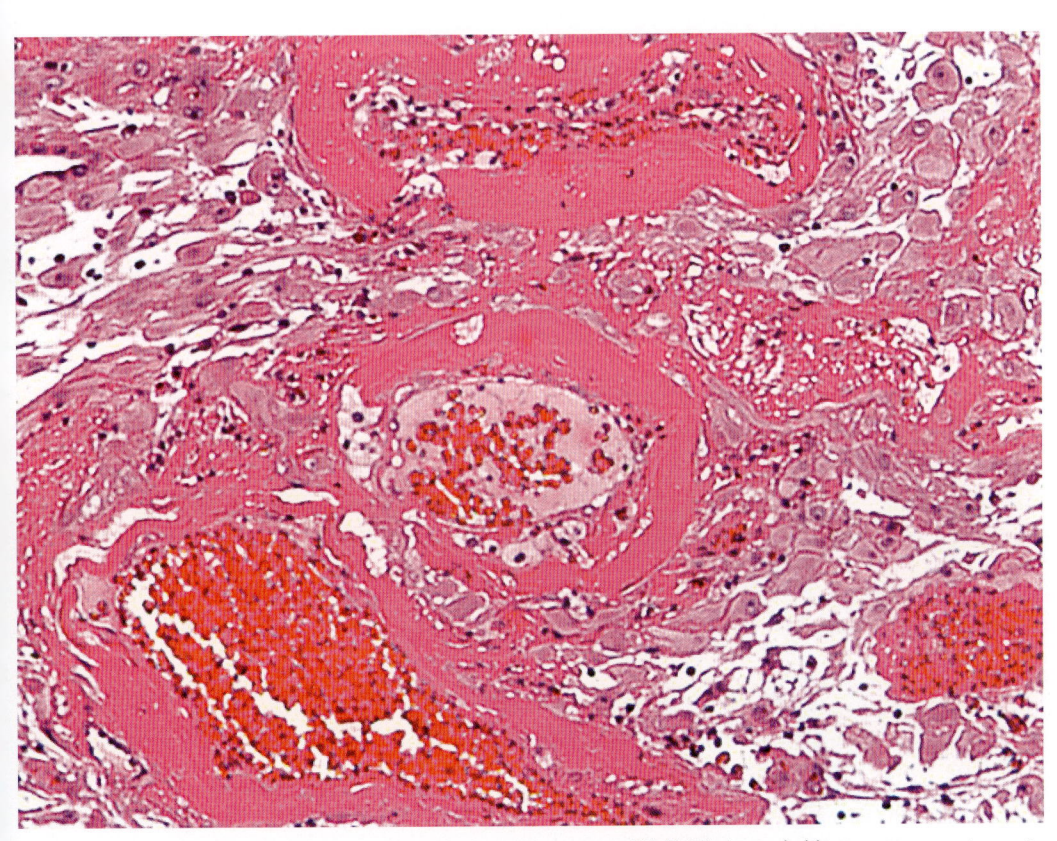

図 5-11　脱落膜内の血管の atherosclerosis

5-11)。胎盤床から発生した胎盤機能不全で，図 5-12 のような中枢の中間絨毛の血管病変や実質内の胎盤梗塞を認めた。胎盤床から発生した胎盤機能不全のため，より中枢の血管病変が発症し，実質内に浮いたような梗塞ができた可能性がある(図 5-13)。母体面血管の異常，血栓から，絨毛の虚血性病変が発生した。肉眼で絨毛が顆粒状を示していたのは，フィブリンの沈着と小さな梗塞であった。胎盤機能不全から発症した FGR，NRFS である。

児は超低出生体重児，早産，呼吸障害で NICU に入院となった。酸素は 29

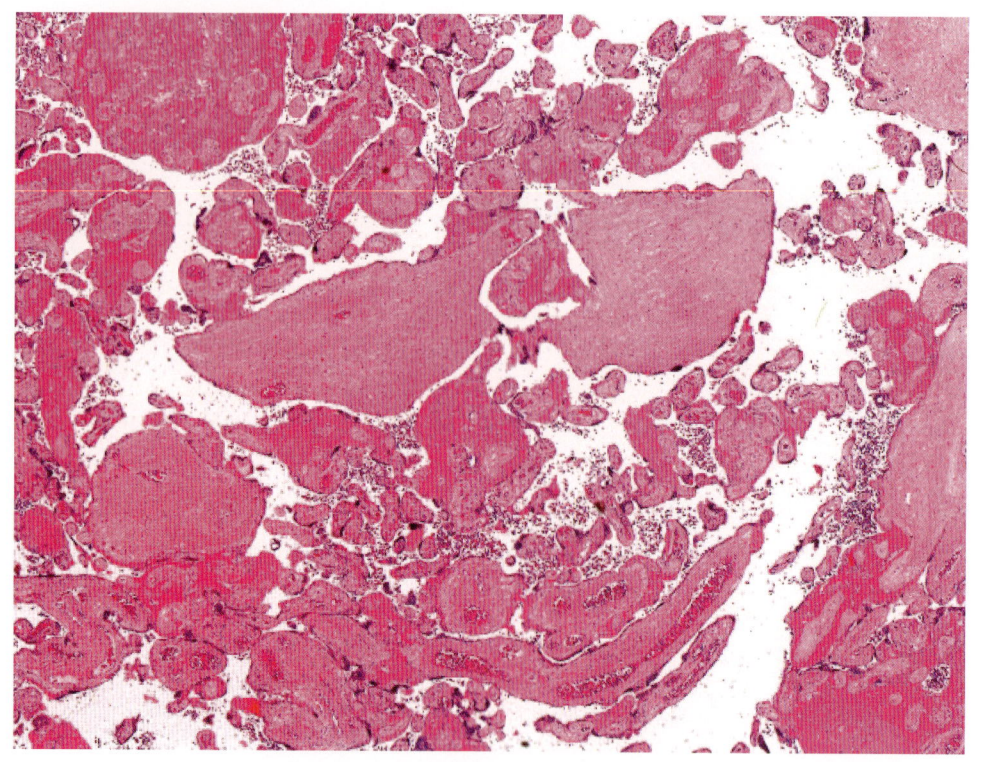

図 5-12　中枢である中間絨毛の血管の閉鎖および fibromuscular sclerosis

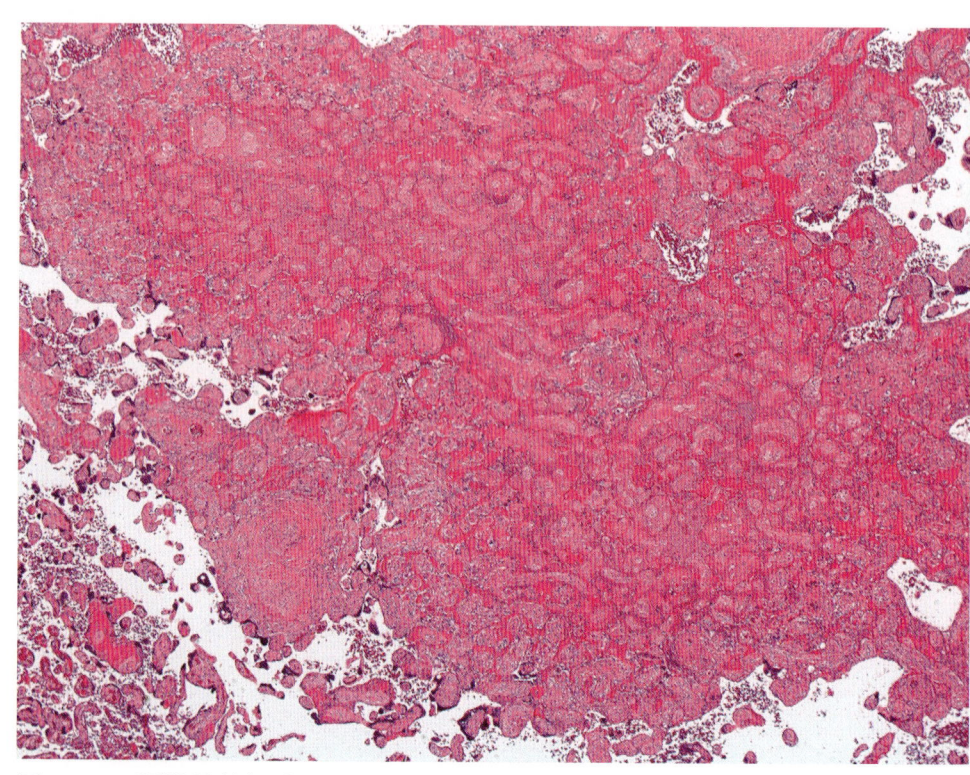

図 5-13　顕微鏡的梗塞
母体面から連続する梗塞ではなく胎盤実質内に浮かぶように発生するものもある。

日で使用されなくなった。MRI で右上衣下出血を認めた。炎症所見は認めなかったが出生時血糖は 10 mg/dL であった。

　27 週での FGR はハイリスクであり，この児は他院で通院によって管理されることになった。いずれ若い先生方が，「atherosclerosis と児の長期予後」を研究，発表してくれることを期待している。

症例 2

妊娠 21 週 6 日, CAM の疑い, 切迫流産にて母体搬送で入院となった. 分娩前日は WBC 21,500/μL, CRP 7.49 mg/dL と強い炎症反応があった. PIH と FGR の合併もあった. 妊娠 22 週 1 日に分娩, 児は出生体重 300 g, 女児, Apgar score 0/0, 蘇生に反応せず, そのまま死亡した. 外表奇形はなく解剖されていない. 産婦人科医からは胎盤病理検査での感染所見, 異常所見の検索を依頼された. 出生前に単一臍帯動脈(SUA)は指摘されていた.

この症例の CAM は Grade1 で非常に軽く, CRP で示された炎症から予想される状態とは乖離がある. 実際は絨毛出血(VH)を伴う常位胎盤早期剥離(図5-14)で, 弱拡大で責任血管をみると脱落膜のらせん動脈(図5-15)は通常より

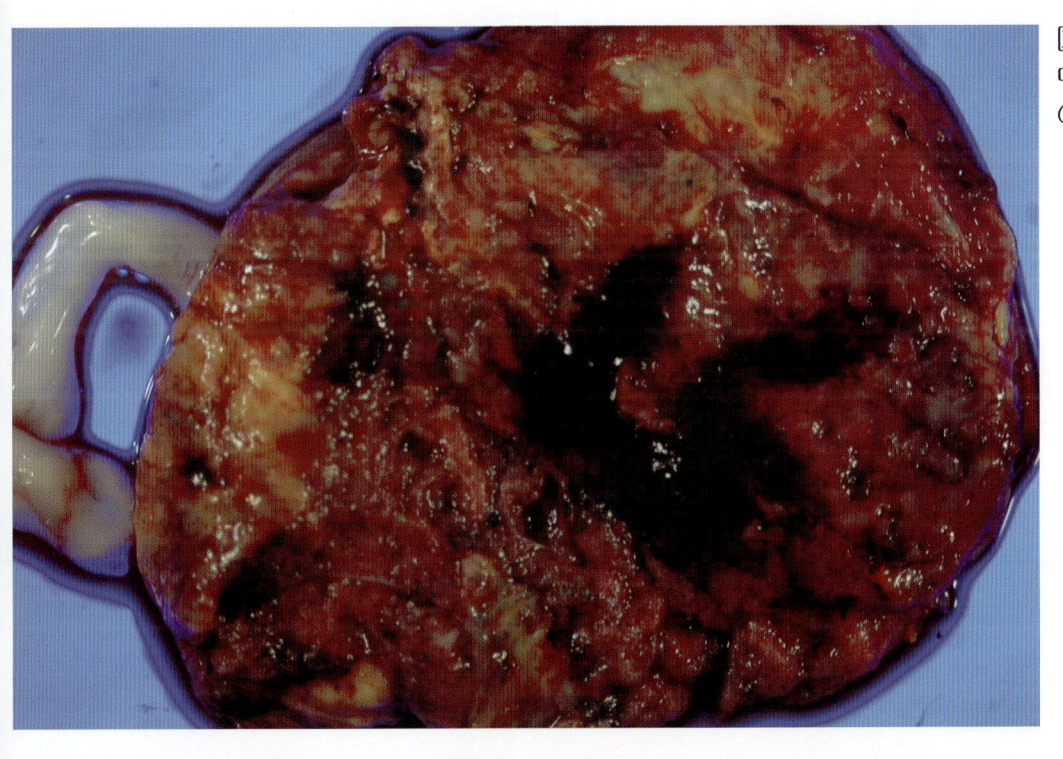

図 5-14 白色調の母体面
中央部に出血および脱落膜の欠損を認める.

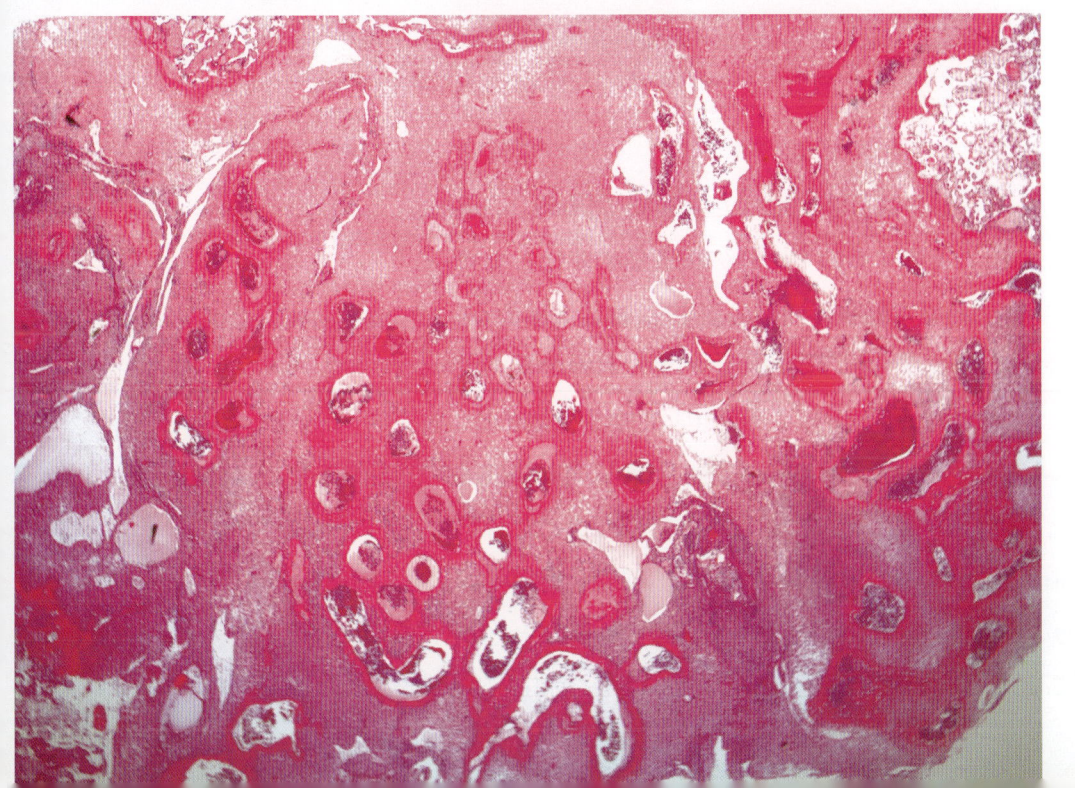

図 5-15 弱拡大で観察したらせん動脈
胎盤下の脱落膜血管の arthritis と血管の延長と coiling

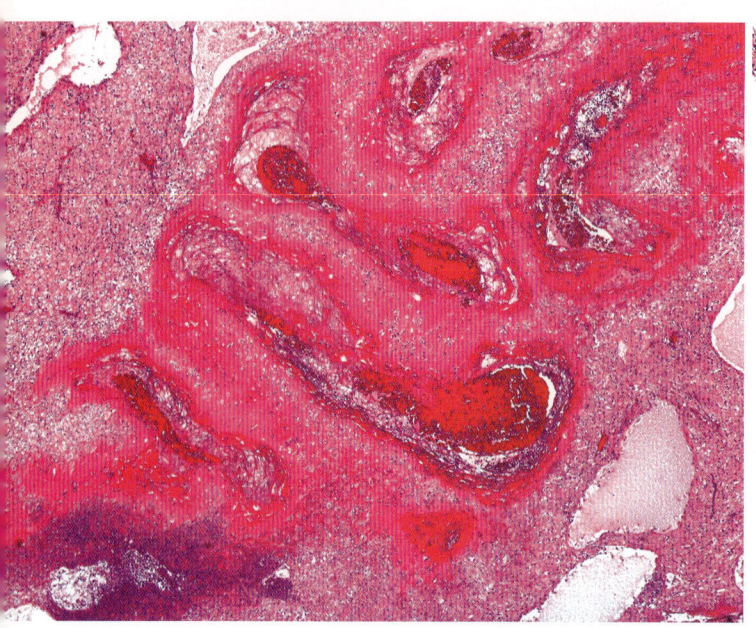

図 5-16 強拡大で観察した, らせん動脈の内膜の肥厚と狭窄および血栓

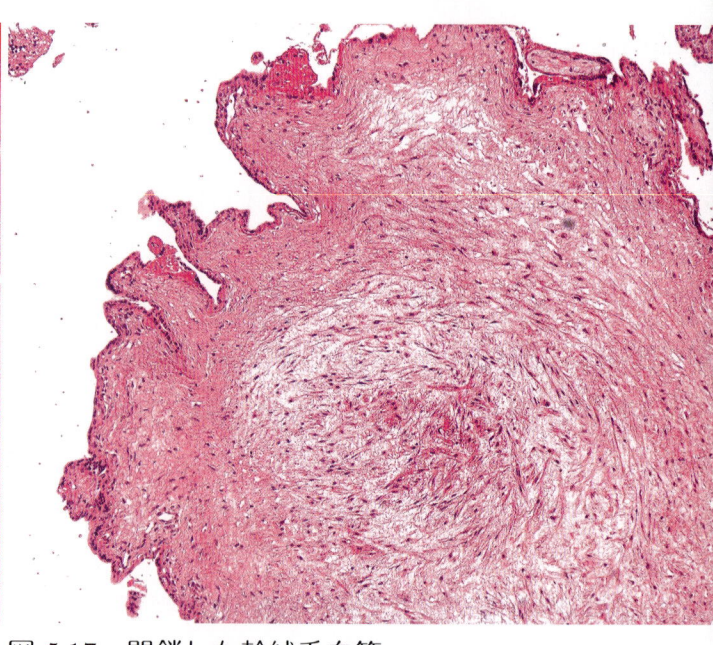

図 5-17 閉鎖した幹絨毛血管

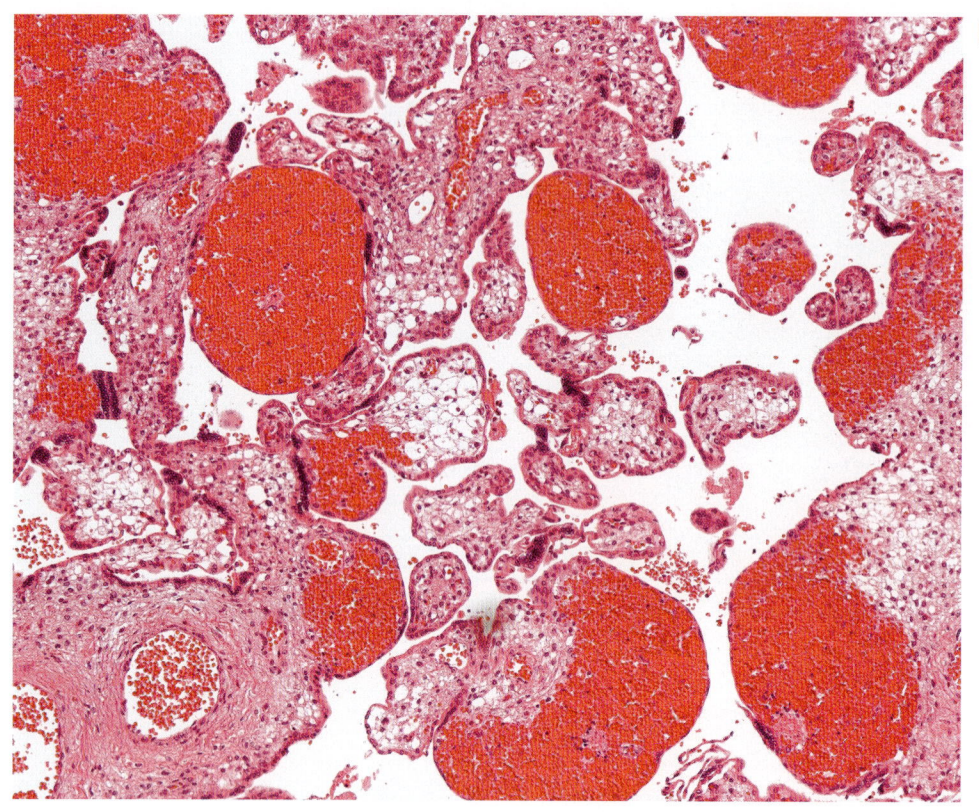

図 5-18 絨毛の浮腫と出血

密になっている。常位胎盤早期剥離ではしばしば CRP の高値例を認める。心筋梗塞などでも CRP が 2〜3 mg/dL と上昇するので同様の検査値の変化とも考えられる。図 5-16 の強拡大でみるとらせん動脈の内腔の狭小化, 血栓を認める。さらに脱落膜を分け入り出血がある。したがって結果は, らせん動脈の異常による常位胎盤早期剥離である。図 5-17 をみると幹絨毛の閉鎖した血管を認める。

　常位胎盤早期剥離の面積は非常に小さかった。現在, 常位胎盤早期剥離の評価は面積で行われるが, 今後, 顕微鏡所見, すなわち絨毛の評価を含めた分類が必要である。単に出血の面積だけでなく, 早期剥離を起こす前から組織学的に病変のある胎盤の組織学的な評価は, 早期剥離を評価することが必要と考える。たとえば胎盤実質では絨毛の浮腫（胎児胎盤循環不全を表す）, 絨毛出血（胎

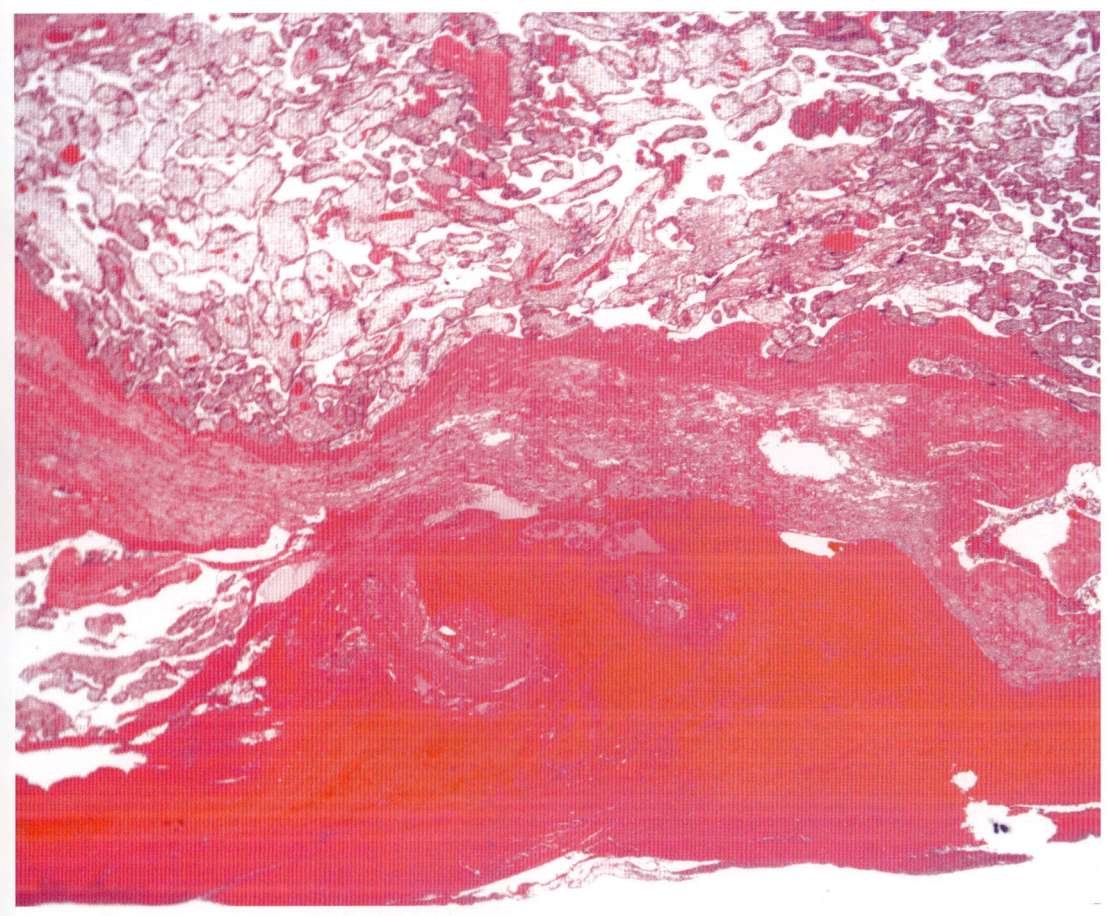

図 5-19　胎盤母体面　常位胎盤早期剥離

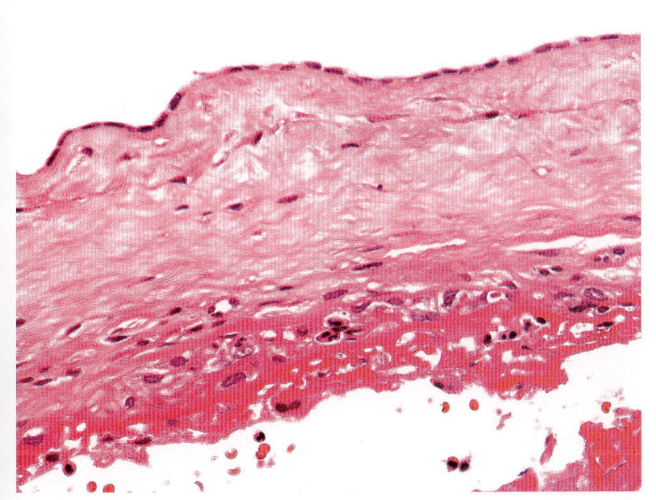

図 5-20　胎盤胎児面　CAM の Grade1

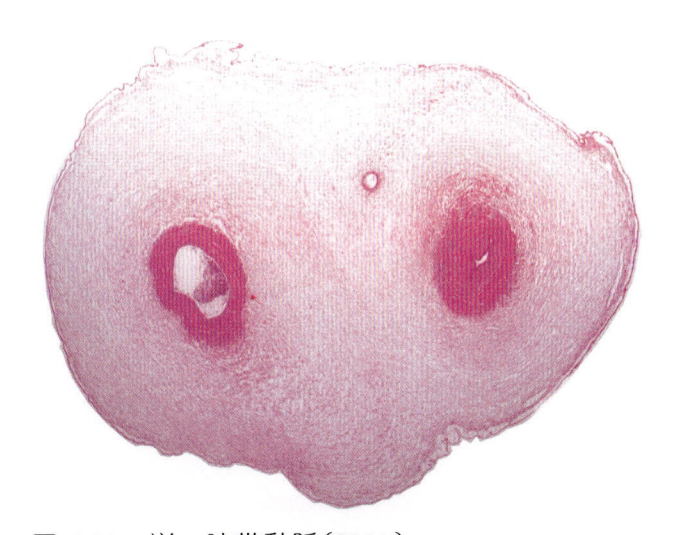

図 5-21　単一臍帯動脈(SUA)

　児血の胎児胎盤循環外への出血を表す)が重要である(図 5-18)。単に常位胎盤早期剥離(図 5-19)であれば，CAM は Grade1(図 5-20)で非常に軽く，これほど悪くなりにくいが，胎児の失血を伴ったということが問題である。

　SUA(図 5-21)を合併していたことから，ほかに問題がある可能性もある。この症例は子宮内炎症のための早産・死産というのが臨床診断であるが，胎盤病理では脱落膜血管の異常による常位胎盤早期剥離による早産・死産であったと診断した。解剖をしていないので詳細が不明な部分もあるが，母体血管，絨毛血管の異常および常位胎盤早期剥離が認められる。このような診断が難しい症例は残念ながら現在はそれほどまれではない。胎盤がみてほしいといっていることを写真から感じとってほしい。

症例3

軽症 PIH, および NRFS のため, 妊娠 36 週 5 日誘発後分娩となった。児は出生体重 2,100 g(FGR), 男児, Apgar score 8/9 点。産婦人科医の胎盤の肉眼所見は周辺の梗塞で, その他の所見を依頼された。

図 5-22 は, 胎盤床の血管が強い炎症を起こしている様子を示している。通常の PIH ではなく, 基礎疾患が理由の可能性がある。このような血管は胎盤への母体血の血流抵抗となり, 図 5-23, 5-24 のような syncytial knots, さらに

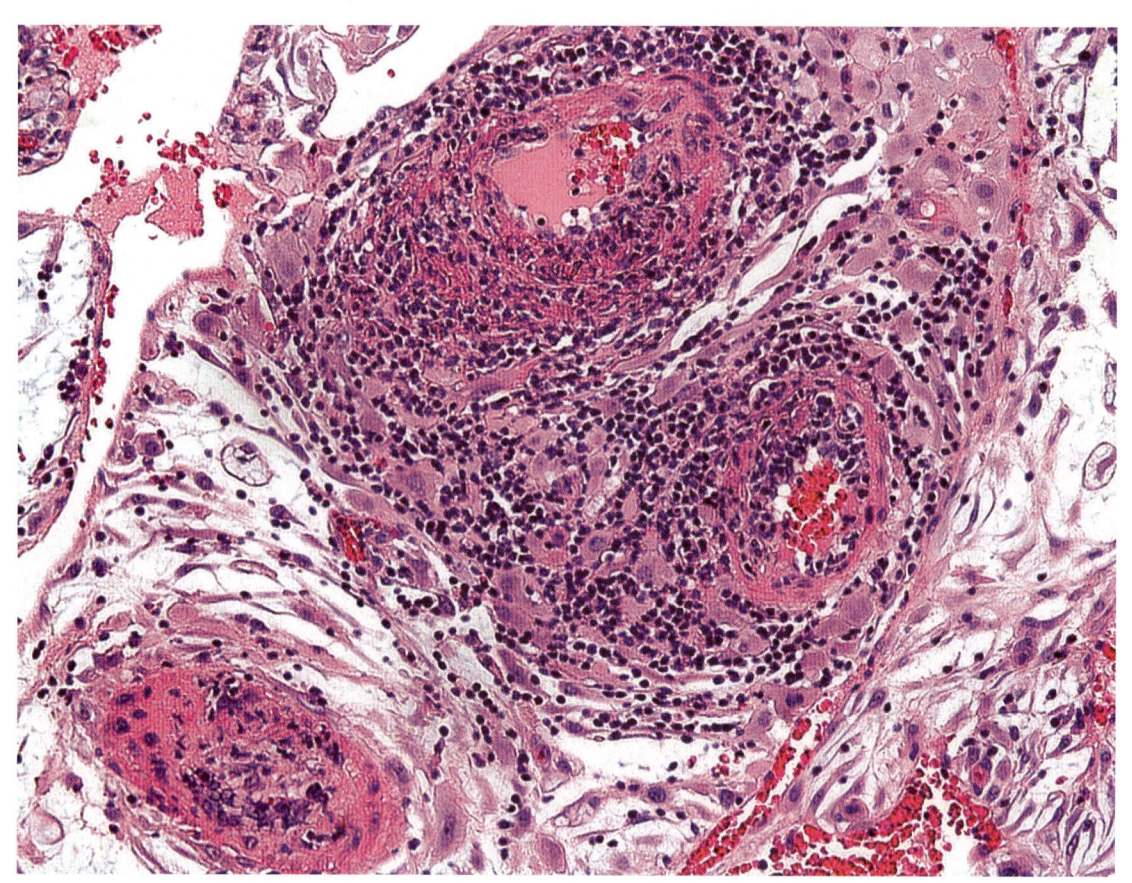

図 5-22 脱落膜血管に多数のリンパ球浸潤を認める。

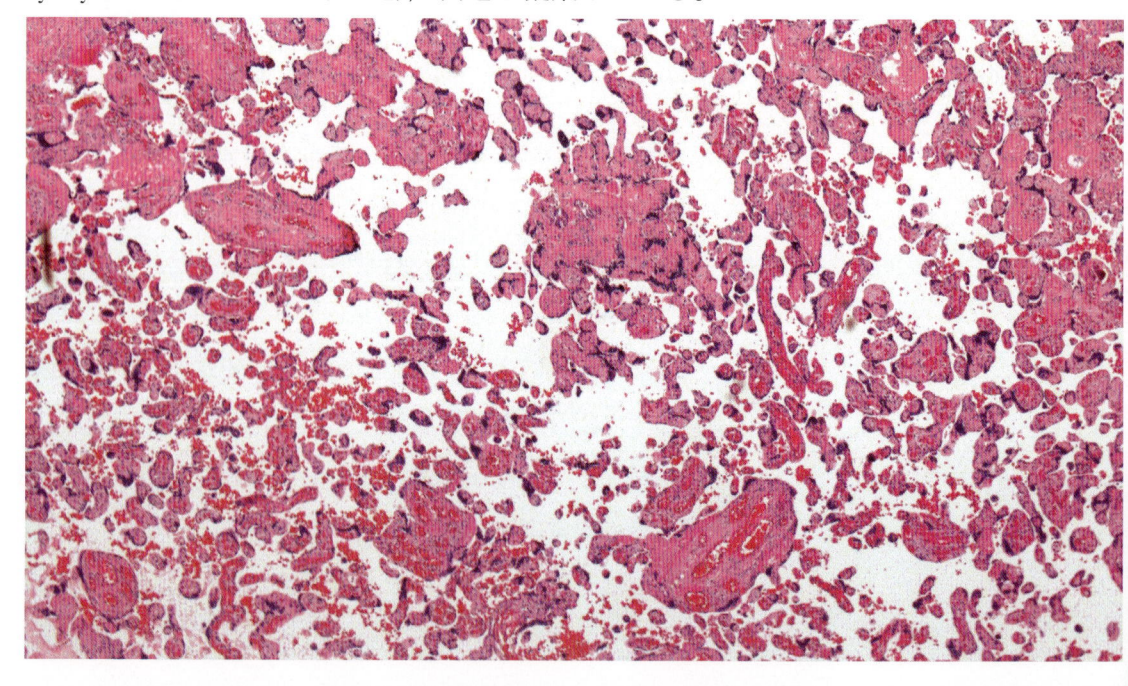

図 5-23 絨毛虚血
syncytial knots が目立つ。一部, 絨毛が凝集している。

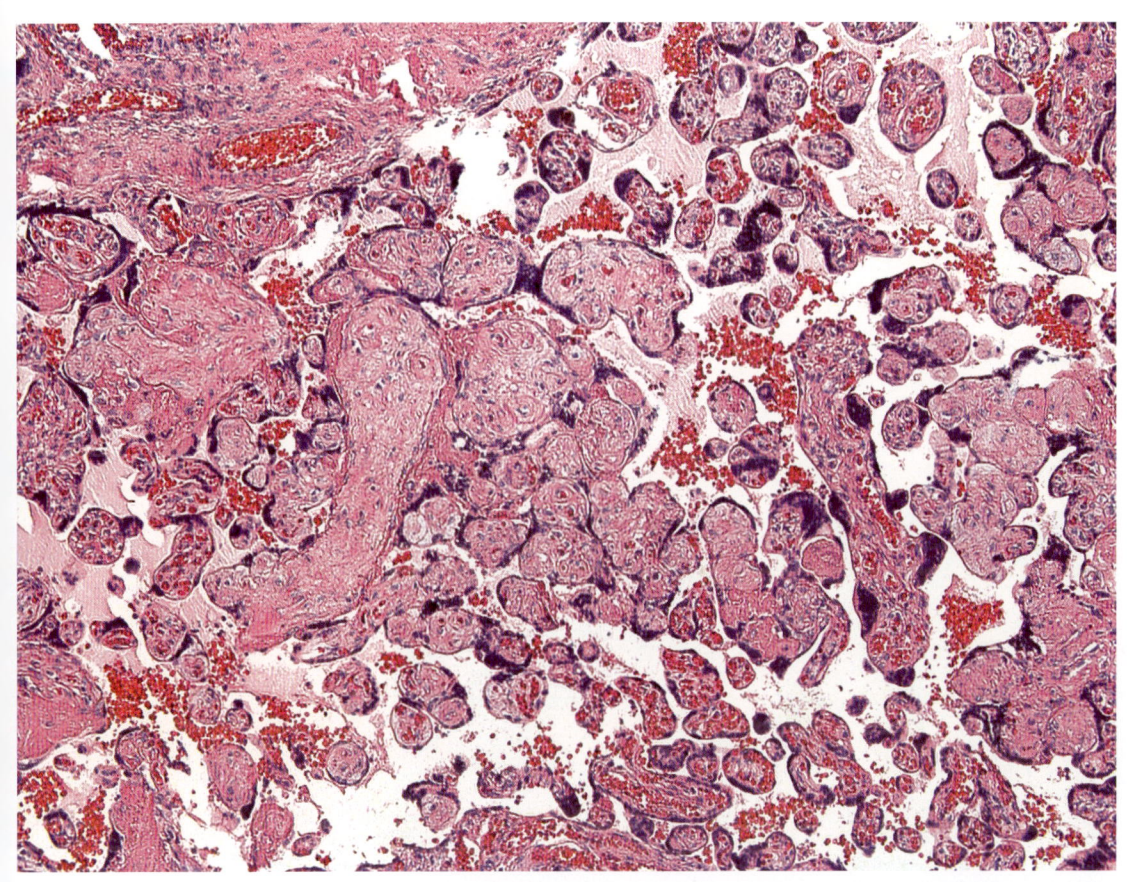

図 5-24　無血管絨毛と syncytial knots と絨毛が凝集している。

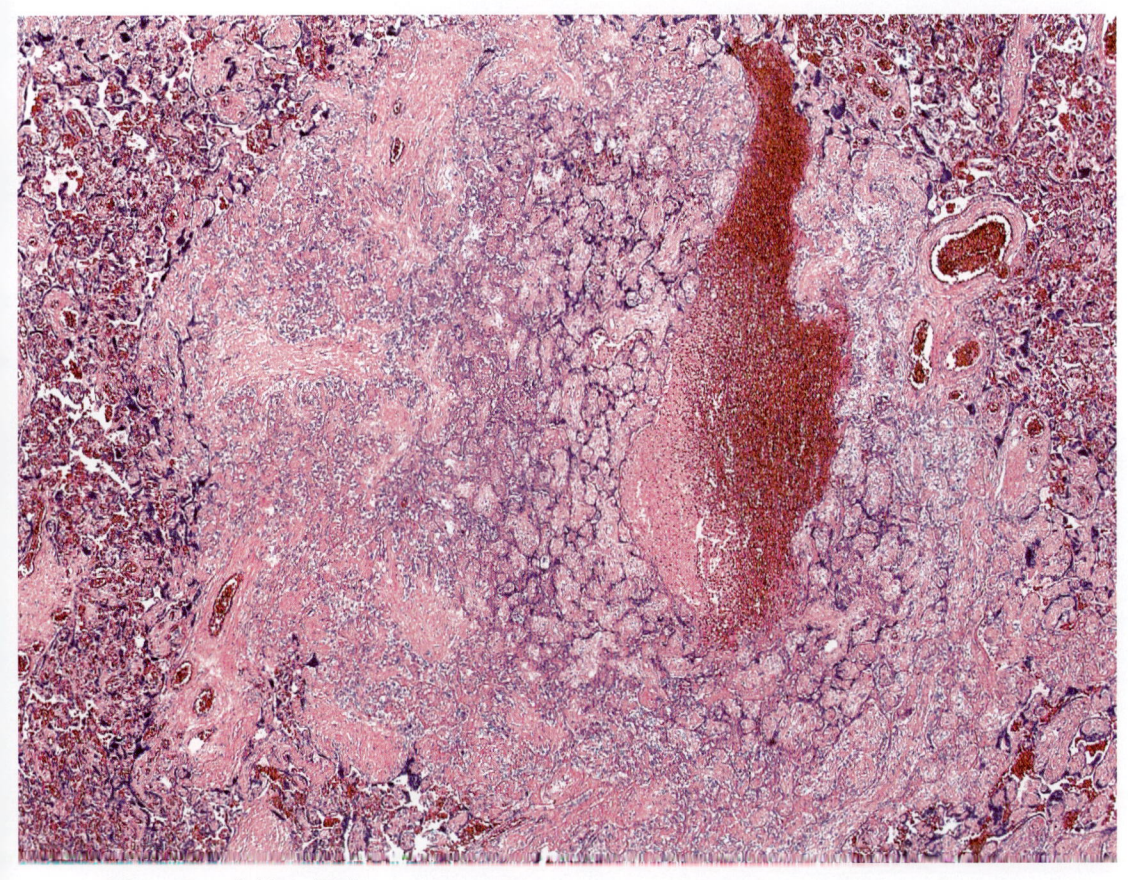

図 5-25　広範な梗塞
脱落膜の血管病変から発症する絨毛虚血。無血管絨毛，梗塞は胎盤機能不全を示す。胎盤機能不全を補うための PIH およびそれを原因とする FGR である。

は絨毛が集まり，図 5-25 のような胎盤血管内の梗塞をつくることもある。

　幸い，児は低血糖も起こさず，日齢 5 日で退院となり，1 か月健診の結果も正常であった。

症例 4

妊娠 29 週 3 日，切迫早産で母体搬送となった。超音波では胃泡が描出されなかった。分娩進行し，翌日頭位経腟分娩となった。児は出生体重 900 g，Apgar score 1/3，FGR であった。羊水過多があり，妊娠初期より 2 週間程度の発育不全を認めていた。産婦人科からは FGR に対する胎盤所見を依頼された。

図 5-26 は FGR を高率に合併する一部画縁胎盤である。関連所見として図 5-27 に CAM の浮腫状，貧血様の胎盤を示す。図 5-28，5-29 は大型の異型絨毛で，児の奇形とも関係する。胎盤機能不全による FGR を合併する，児の予後が悪いと予想される胎盤である。

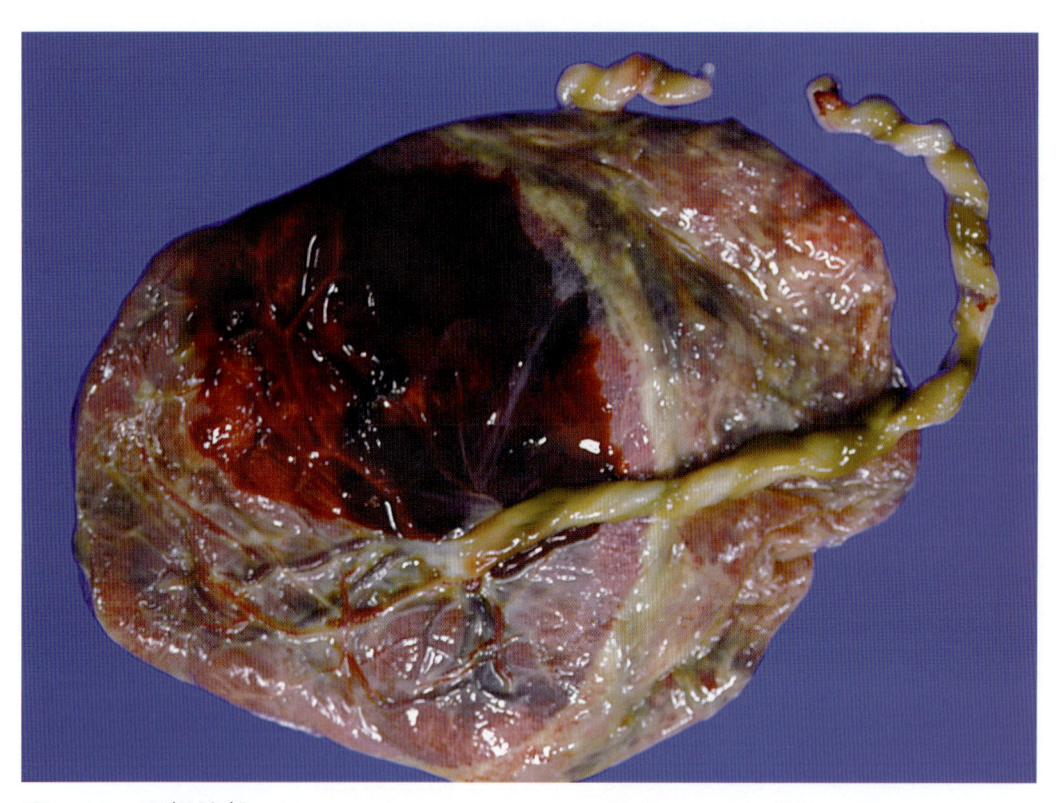

図 5-26　画縁胎盤 1/2

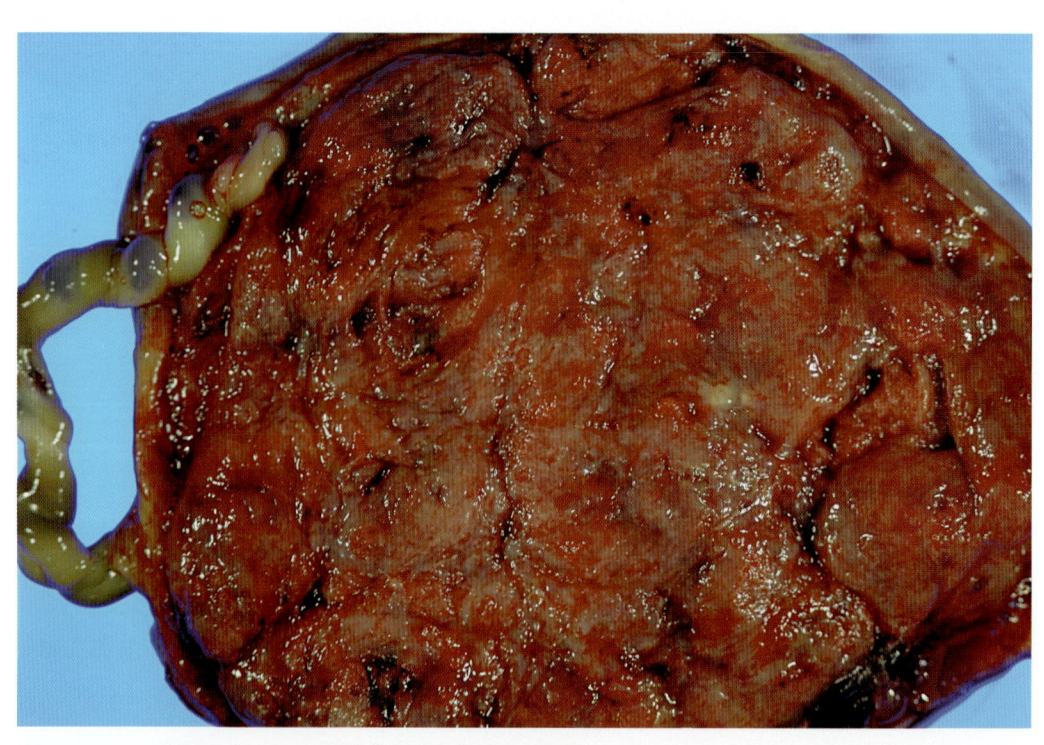

図 5-27　29 週としては貧血様の胎盤母体面

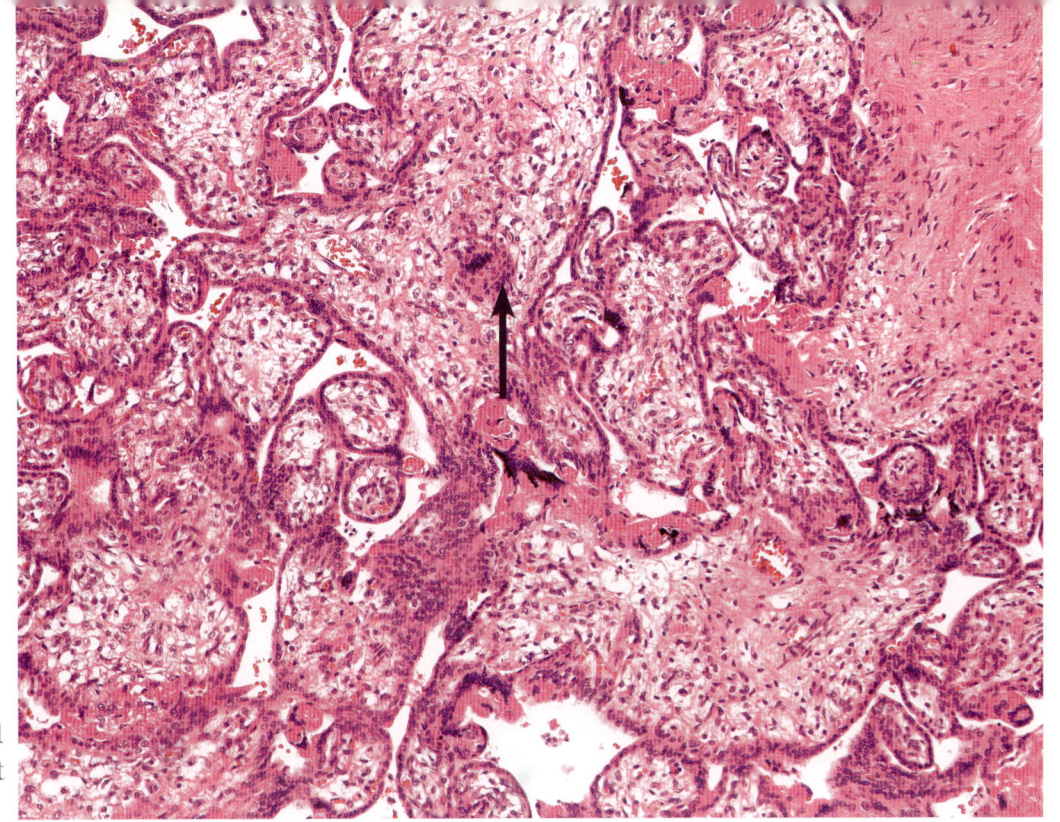

図5-28 異型絨毛で絨毛血流が乏しい。trophoblast island（矢印）を認める。

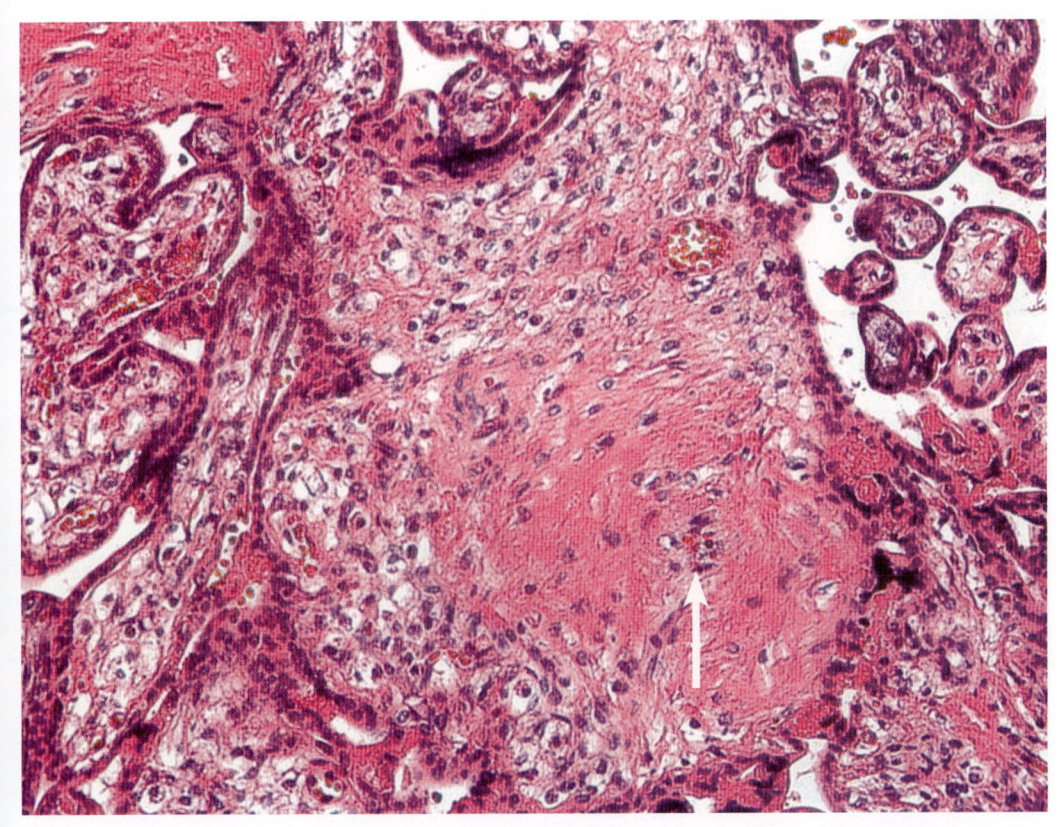

図5-29 絨毛内血管の閉鎖（矢印）

　正常の発育，正常の胎盤には，どの週であってもこのような異型は認められない。絨毛の血管異常による発育不全であると考える。新生児科の評価では消化管に異常はみられなかった。

　児のRDSはBomsel分類Ⅲ度，両側のPVLを認めた。164日たっても酸素が必要で，日齢231日で死亡した。

　この症例の胎盤病理検査による結論は，異型絨毛および胎盤機能不全である。このような血流の悪い胎盤では臍帯血流はどうであったのか，子宮動脈はどうであったのか，などの臨床情報が知りたいと思った。

症例 5

母体は 30 代，PIH，切迫早産で入院し，胎児成長の停滞を認めた。妊娠 36 週 0 日に 170/110 mmHg 程度まで血圧上昇を認めたため，緊急帝王切開術を施行された。児は出生体重 1,600 g(FGR)，女児，Apgar score 8/9 であった。

この症例は多発性の chorangiomatosis による胎盤機能不全により，FGR，PIH を発症したと考える。

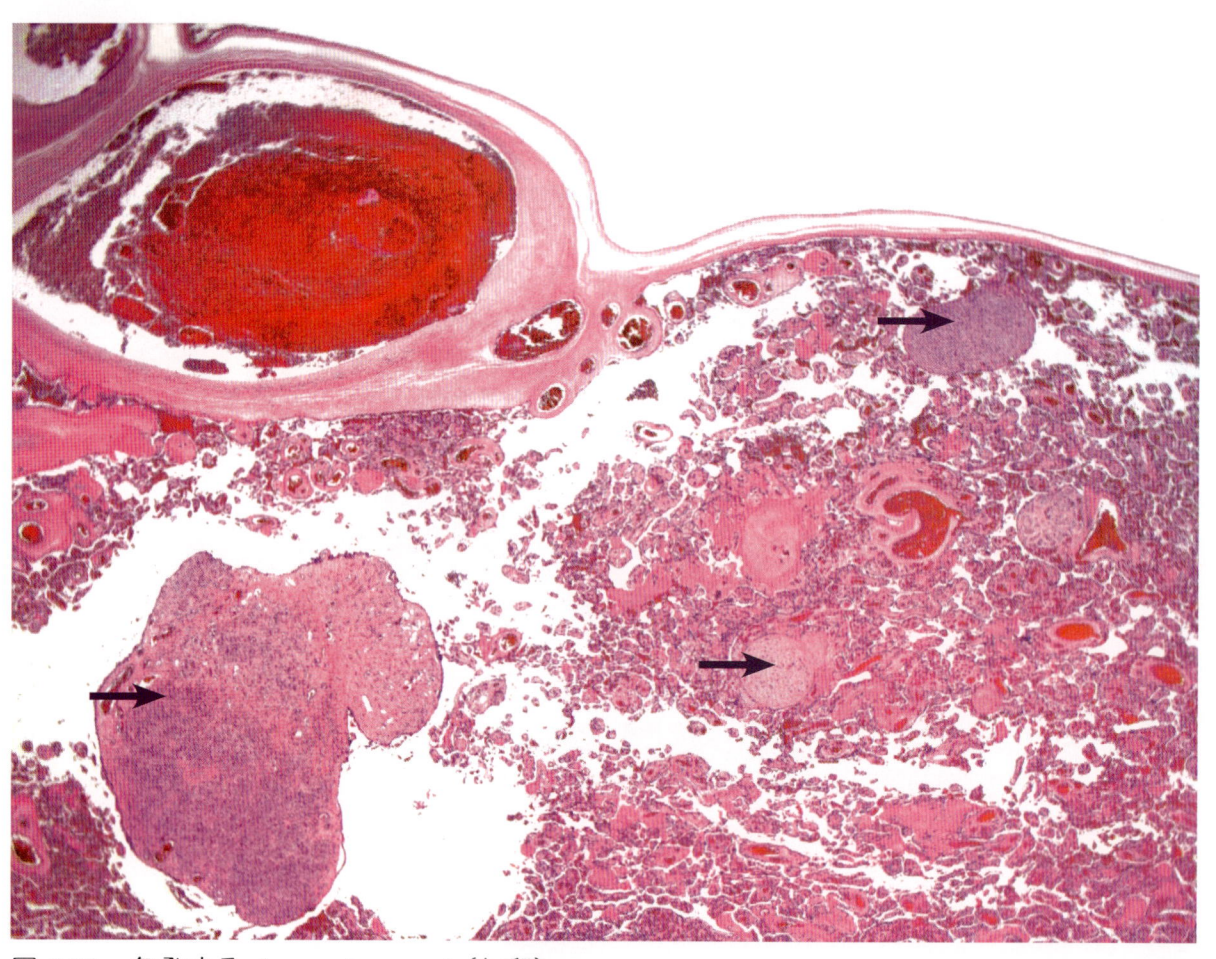

図 5-30　多発する chorangiomatosis(矢印)

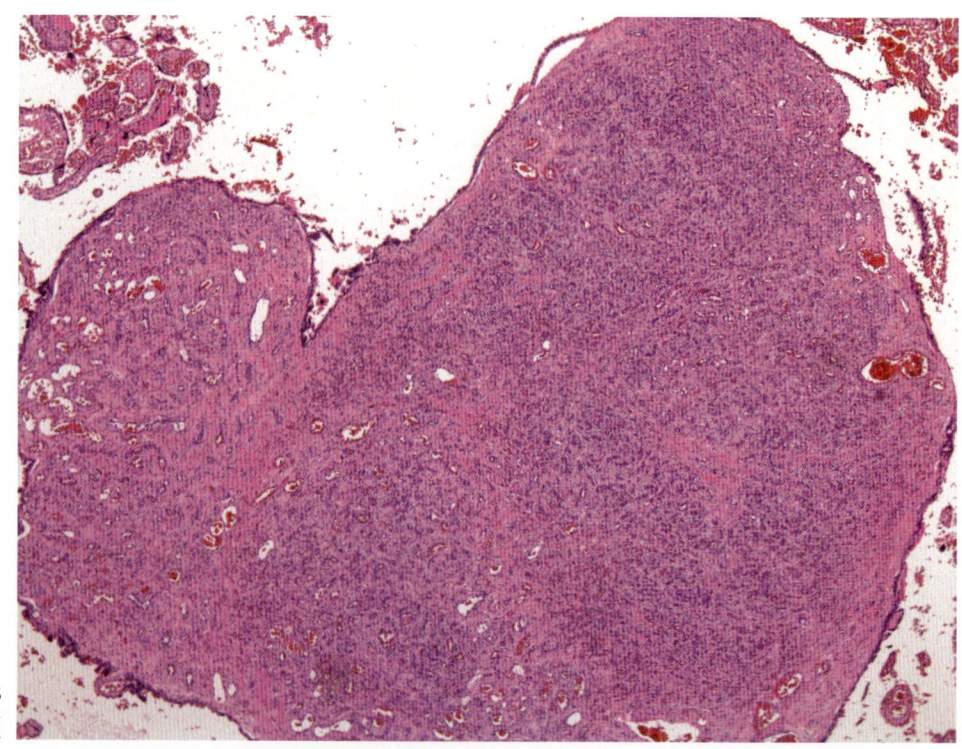

図 5-31　chorangiomatosis 中間絨毛から発生した血管腫

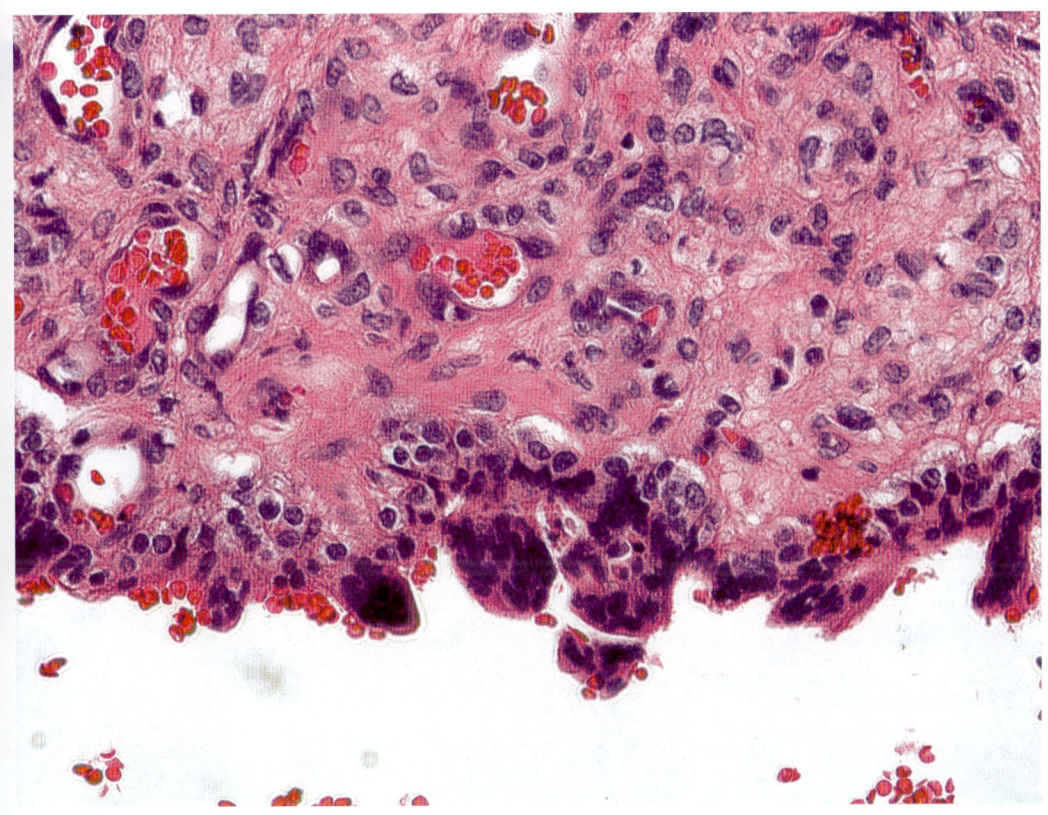

図 5-32　trophoblast は軽度の増殖を認める。これは chorangioma，あるいは chorangiomatosis ではよくみられる所見である。

　　胎盤に広範囲に広がる chorangiomatosis を図 5-30，5-31，5-32 に示す。
　　胎盤機能不全により児への血流は少なくなり，さらに胎盤により多くの血液を送るために，母体の血圧が上がっている。
　　1 か月 18 日健診で児は体重 3,000 g（退院時より増加量 45 g/日），身長 49.6 cm であった。最終的に「発達は順調，修正月齢相当」と記されている。

　　症例 1，2，3 は脱落膜の血管病変から発生した胎盤機能不全，症例 4，5 は絨毛の異常から発生した胎盤機能不全で，PIH と FGR を合併した。

症例 6

妊娠 39 週 6 日で分娩となった。児は 2,500 g, Apgar score 8/9, FGR であった。無呼吸のため GCU に入院したが、啼泣時無呼吸と診断され、その後退院となった。産婦人科からは SFD の原因について精査を依頼された。

児が少しだけ小さい原因は VUE(図 5-33)である。出血性血管内皮炎(HEV)(図 5-34)は死後の変化だと書かれている教科書もあるが、そうではないことが Apgar score でわかる。胎盤は児の follow が必要と語っていた。

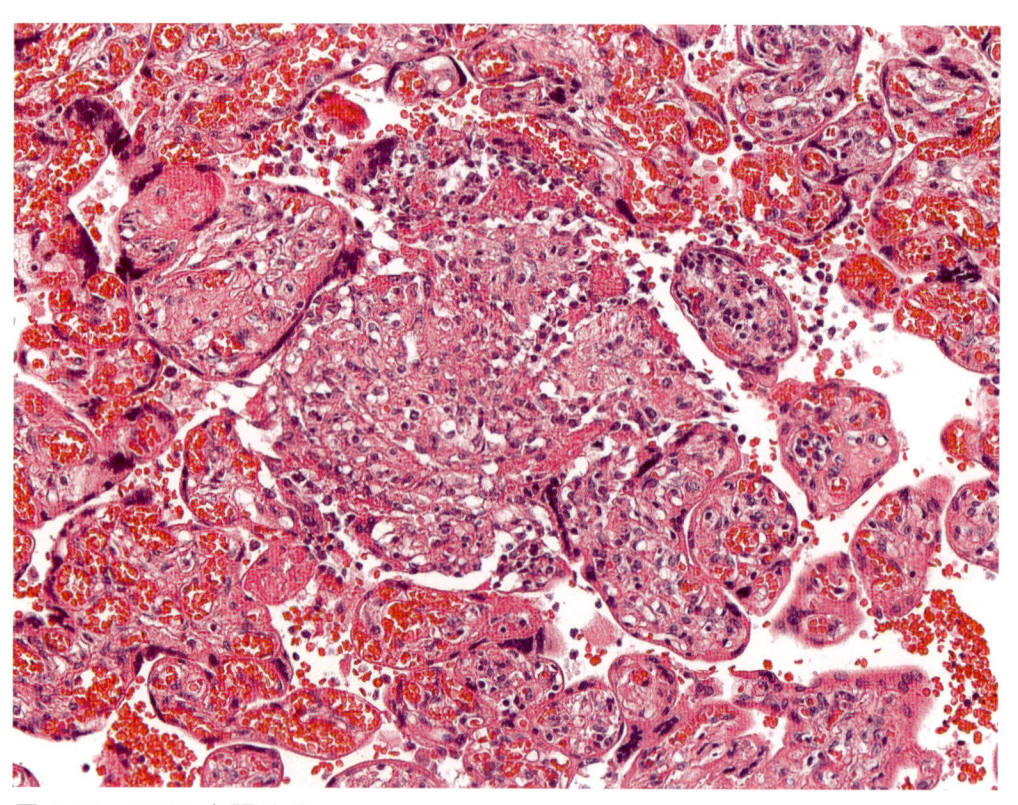

図 5-33　VUE を認める。

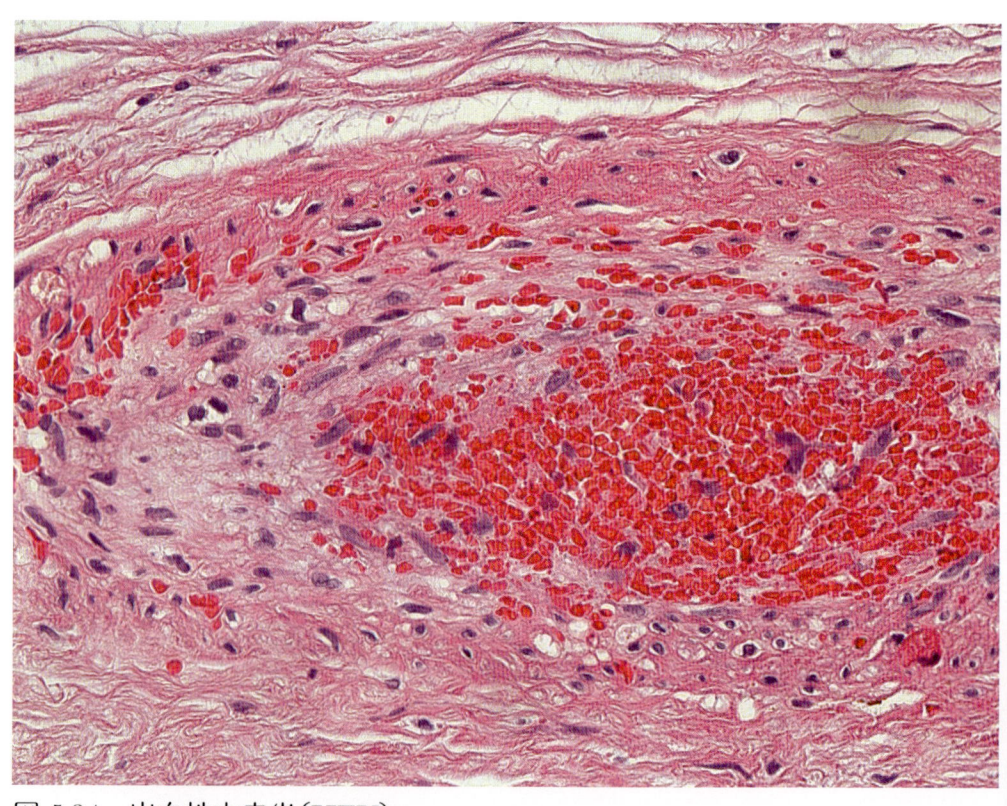

図 5-34　出血性内皮炎(HEV)

この章ではPIHとFGRの関係を解説した。児が小さい理由を胎盤に求めれば，絨毛そのものの問題として異型絨毛や未熟絨毛がある。絨毛を破壊するVUEも胎盤機能不全を引き起こし，FGRやNRFSの原因となる。これらの病態は児にとっては胎盤機能不全なので，より多くの胎盤への母体血流を期待し母体血圧を上げる。これがPIHである。

　症例1, 2で示される胎盤床の血管病変は，高血圧時の腎血管病変に類似する。硝子様動脈硬化症あるいはatherosclerosisと呼ばれる病理像で，胎盤への血流が減少し，それを何とか補おうと母体の血圧を上げ代償している。これもPIHである。

　FGRは奇形症候群や双胎を除くと低酸素，低栄養などの胎盤機能不全から発症すると考えて矛盾しない。

6. 妊娠糖尿病

　GDM に関しての周産期管理上の注意点は 3 つある。
・GDM の基準値を 1 点でも超えた(陽性の)場合はハイリスクであり，臨床的に治療されるべきである。
・GDM の胎盤は異常が多く，胎盤病理における VUE や，chorangiosis の合併が多い。
・GDM 症例は死産率が高い。

　約 25 年前，GDM 診断基準が 75 g OGTT 検査で「0 分，60 分，120 分値，100-180-150 mg/dL のうち，2 点の基準値を超えるもの」とされていたが，1 点でも陽性あるいは正常でない耐糖能異常にも，HFD，分娩時出血が多い，と報告した。また，GDM は妊娠後の検査で発見されてから治療するので，奇形率が高いとの報告もある。

　最近では 75 g OGTT 検査の 0 分，60 分，120 分値で 92-180-153 mg/dL の 1 点でも超えれば GDM と診断されるようになり，以前より診断基準，周産期管理が厳格になっている。たとえ 1 点でも基準値を超えて陽性であれば，胎盤病理でも ischemic villi，immature villi や chorangiosis，VUE の合併率が高い。

　GDM はコントロールしているにもかかわらず，臨床，胎盤病理ともに異常がみられ，ischemic villi，immature villi，chorangiosis，VUE の合併率，および HFD 児の出生率が高い。図 6-1 に GDM の糖尿病性増殖型網膜症(PDR)蛍光眼底写真を示す。

VUE と chorangiosis

A. VUE

　VUE の発症にはウイルス感染，あるいは免疫異常が関与している。また，

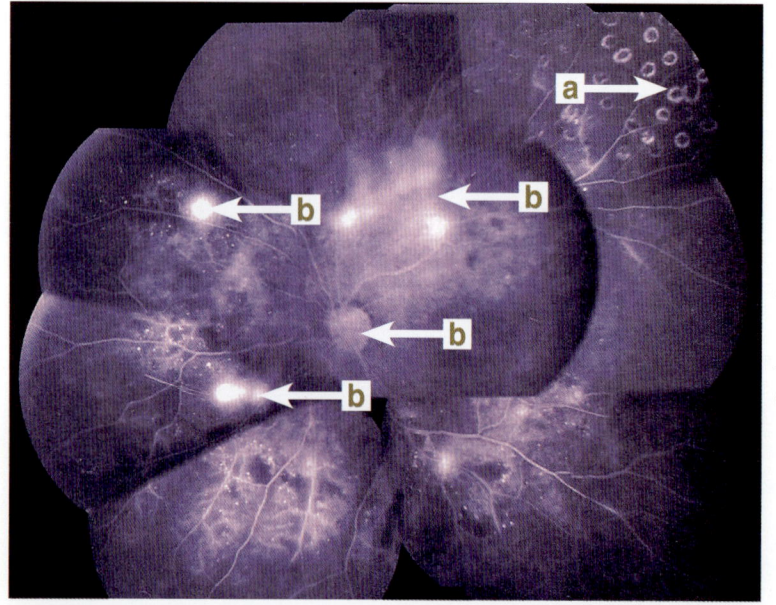

図 6-1　糖尿病性増殖型網膜症　蛍光眼底の写真
すでに 3 年前に 1/4 レーザー照射されている(矢印 a)。糖尿病性増殖型網膜症は周辺の低酸素のため網膜血管が増殖する。増殖した新生血管は幼若であるため出血しやすい。この症例でもフルオレセンがしみ出している(矢印 b)。
さらに症状が悪化すると黄斑浮腫や網膜剝離が起こる。その時，出血だけでなく血管所見としては血管瘤形成などのような異常も伴っている。胎盤にも同様に低酸素状態で血管が増殖する chorangiosis と幹絨毛血管の異常がある。

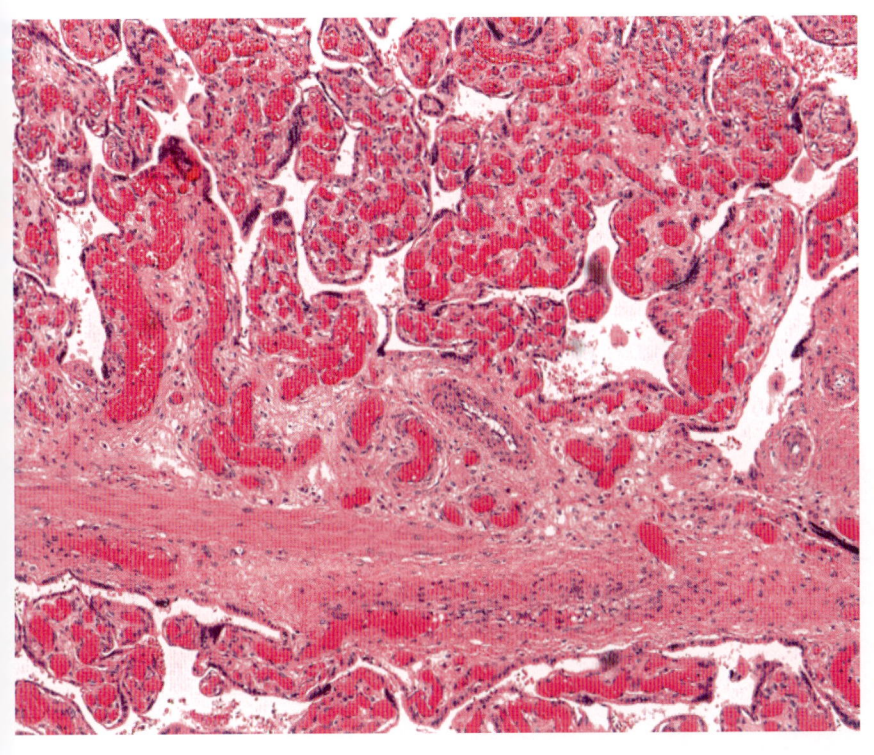

図 6-2　chorangiosis
低酸素に反応して末梢絨毛血管の増殖が認められる。絨毛血管の増殖が認められる病態として，chorangioma, chorangiomatosis, chorangiosis があるが，前2者は腫瘍性の病変である。

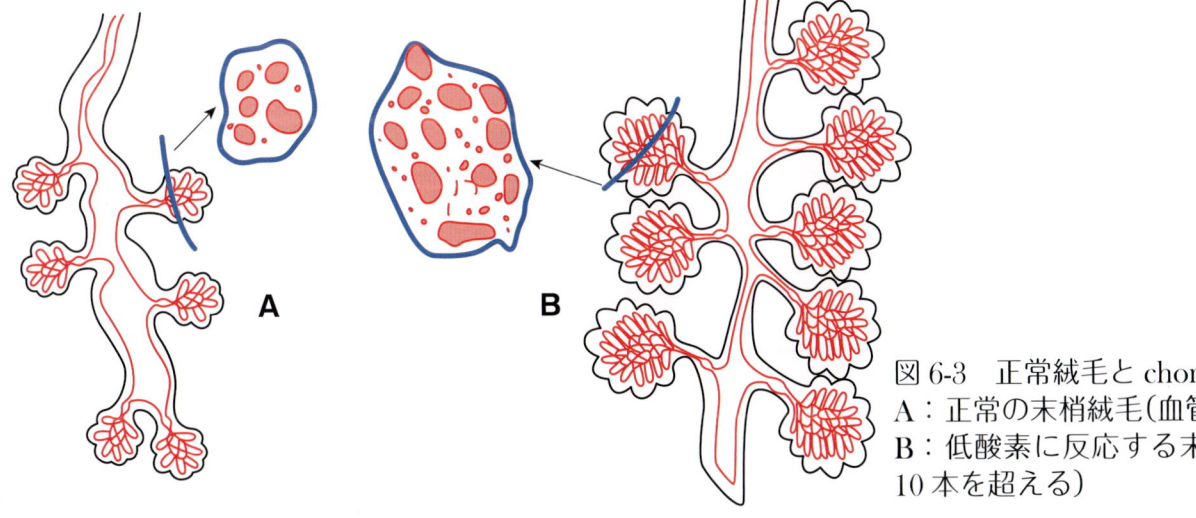

図 6-3　正常絨毛と chorangiosis
A：正常の末梢絨毛（血管は5本ぐらい）
B：低酸素に反応する末梢絨毛（血管は10本を超える）

通常提出される胎盤は VUE 合併率 5％であるにもかかわらず GDM では約 10％と，2倍の合併率がある。よって GDM の発症には，何らかのウイルス感染や免疫異常が関与しているものと考えられる。

　B．chorangiosis（図 6-2）

低酸素に反応してできる。絨毛の断面による診断には 10 ルールズセオリーがある。10 倍の対物レンズで観察し，1つの絨毛に 10 本以上の血管が認められ，1視野に 10 以上の絨毛が異なる 10 か所以上に認められることが，chorangiosis 診断の基準である（図 6-3）。発症は，胎盤床の血管異常による胎盤機能不全や，低酸素に対する末梢絨毛血管の増加を原因とする。

妊娠糖尿病（GDM）と死産

糖尿病と死産については十分に検討が行われ，血糖コントロールにより劇的に死産率が低下することが知られている。

しかし，基準値1点のみ陽性の GDM 患者から，3例の死産がみつかった。2012 年にこの事実を発表したのち他府県で大規模調査が行われ，2014 年に GDM の死産率は非合併群と比べ，1.7 から 4 倍認められるという報告があった。

症例 1

　妊娠 26 週の HbA1c は 5.6％，29 週の 75 g OGTT 検査は 93-160-129 mg/dL であった。GDM，PIH，FGR で入院となった。胎盤機能不全を疑い，34 週に帝王切開術を施行された。児は出生体重 1,400g(FGR)，Apgar score 8/9 であった。産婦人科からは炎症の程度，病原体の検索を依頼された。

　胎盤の病理像は広範囲な VUE を示していた(図 6-4, 6-5, 6-6)。それによる胎盤機能不全で，PIH，FGR を発症していたが，CAM の合併は認められなかった。

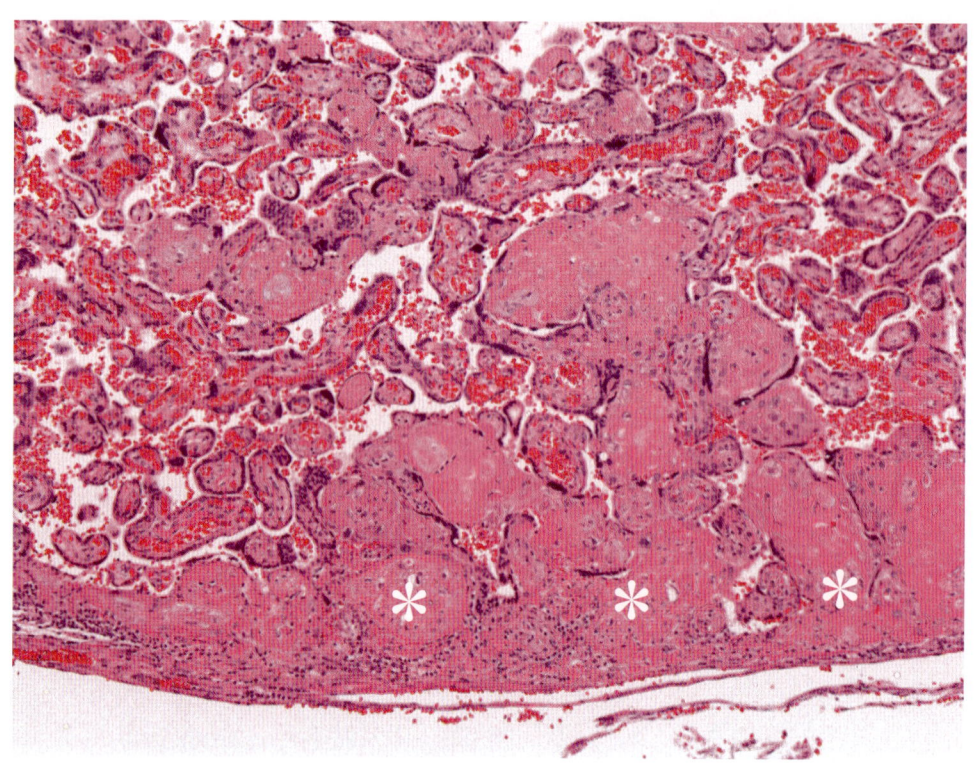

図 6-4　脱落膜から母体のリンパ球(*)が anchoring villi(船の錨のように絨毛が脱落膜に固定する)に広がっている。

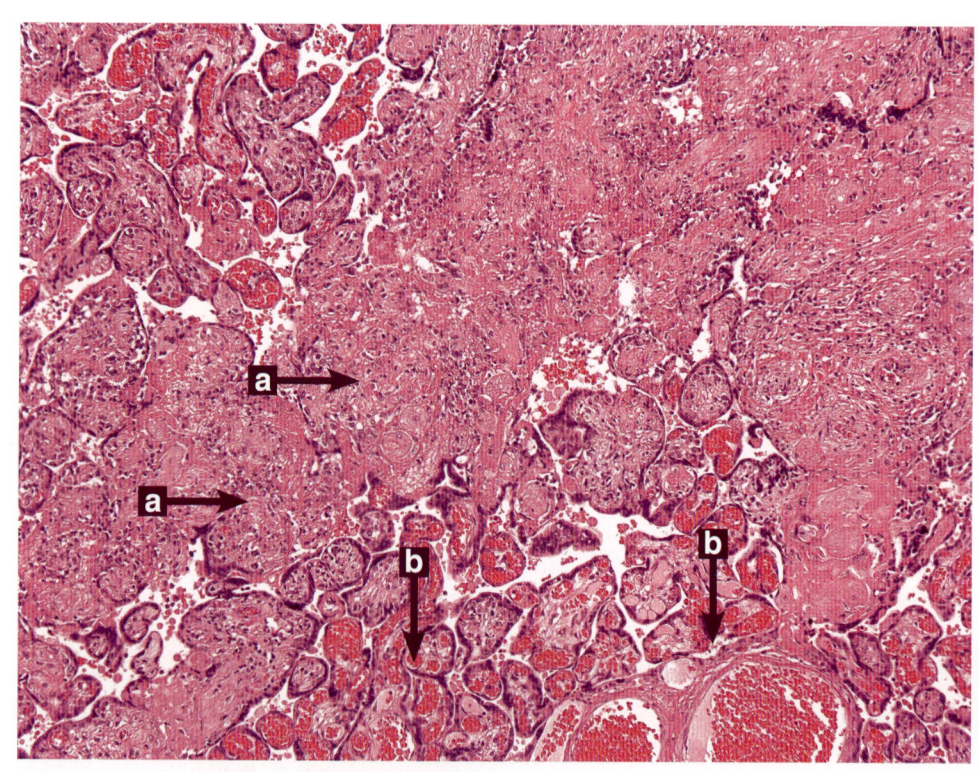

図 6-5　VUE(矢印 a)と血管の閉塞
周囲は代償性に血流が増加している(矢印 b)。

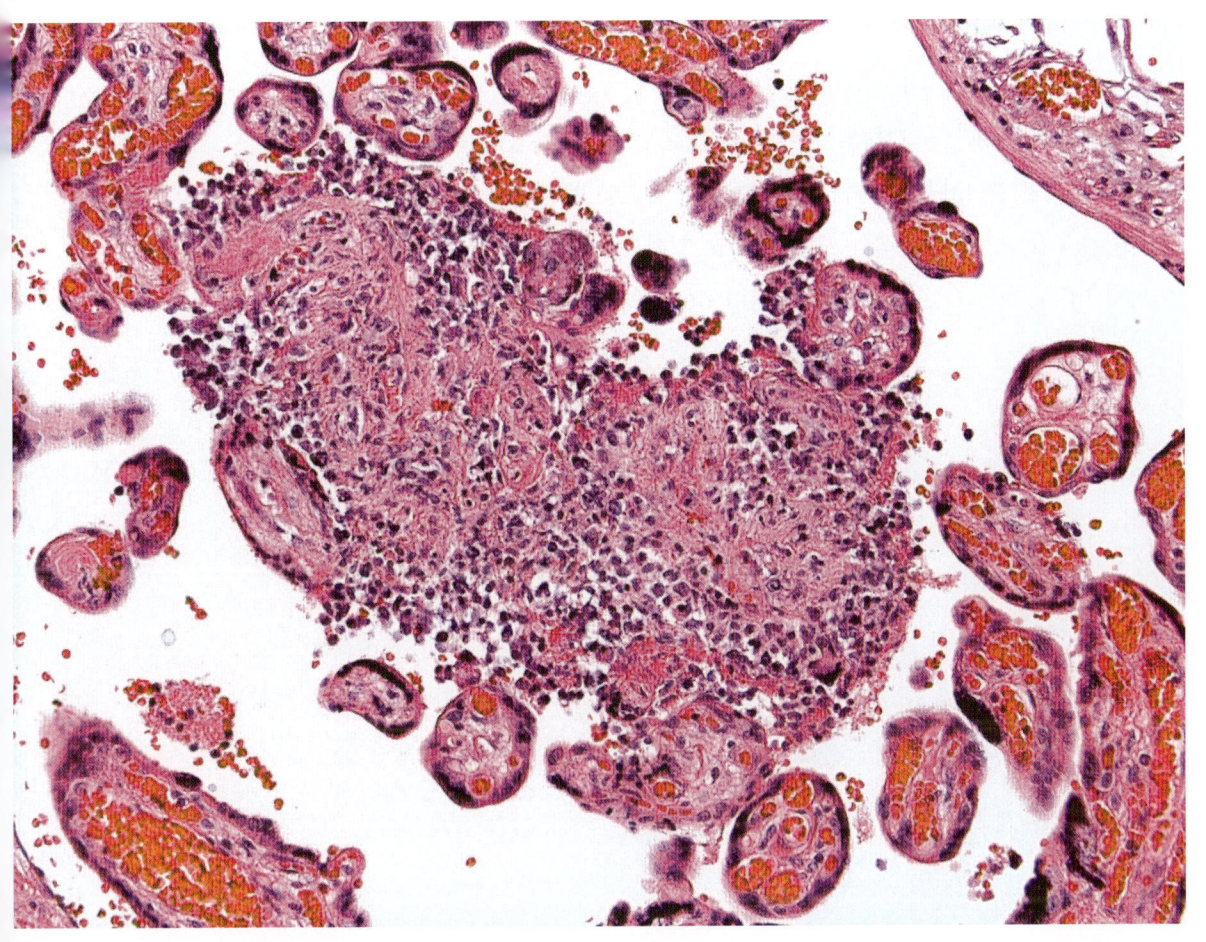

図 6-6　VUE
強拡大。VUE の周囲は代償性に血流が増加している。

　　　　　　　　　日齢 32(38 週 6 日)で退院となった。1 歳 7 か月時, 新版 K 式発達指数では全体で 1 歳 2 か月の発達となっている。おおむね順調な発達との評価であった。

　　　　　　　GDM に VUE の合併率が高いことは, すでに説明した。VUE の原因は未知のウイルス, あるいは免疫異常といわれている。この症例では不明だが, 妊娠中にウイルス感染があり VUE やラ氏島炎を発症する例, あるいは何らかの抗体が絨毛血管だけでなくラ氏島を攻撃することも考えられる。
　　　この症例は VUE による胎盤機能不全を合併していた GDM 症例であった。
　　　内科医や病理医の先生方には, VUE 像を参考にパターン分類し,
・ウイルス感染によるもの(麻疹など。免疫染色しなければ特定が難しい)
・母体の児に対する拒絶反応(GVHD)
・母体の自己免疫疾患
などを検討していただきたい。

症例 2

妊娠27週，前期破水で入院した。31週のHbA1cは6.7%，28週の75g OGTT検査では89-219-138 mg/dLで，GDMとして管理されていた。35週のHbA1cは6.9%となった。38週6日，正常経腟分娩となった。児は出生体重3,100 g，女児，Apgar score 8/9であった。コントロール不良のGDMから出生した児で，新生児科入院となった。入院時の血糖は61 mg/dLで5日で退

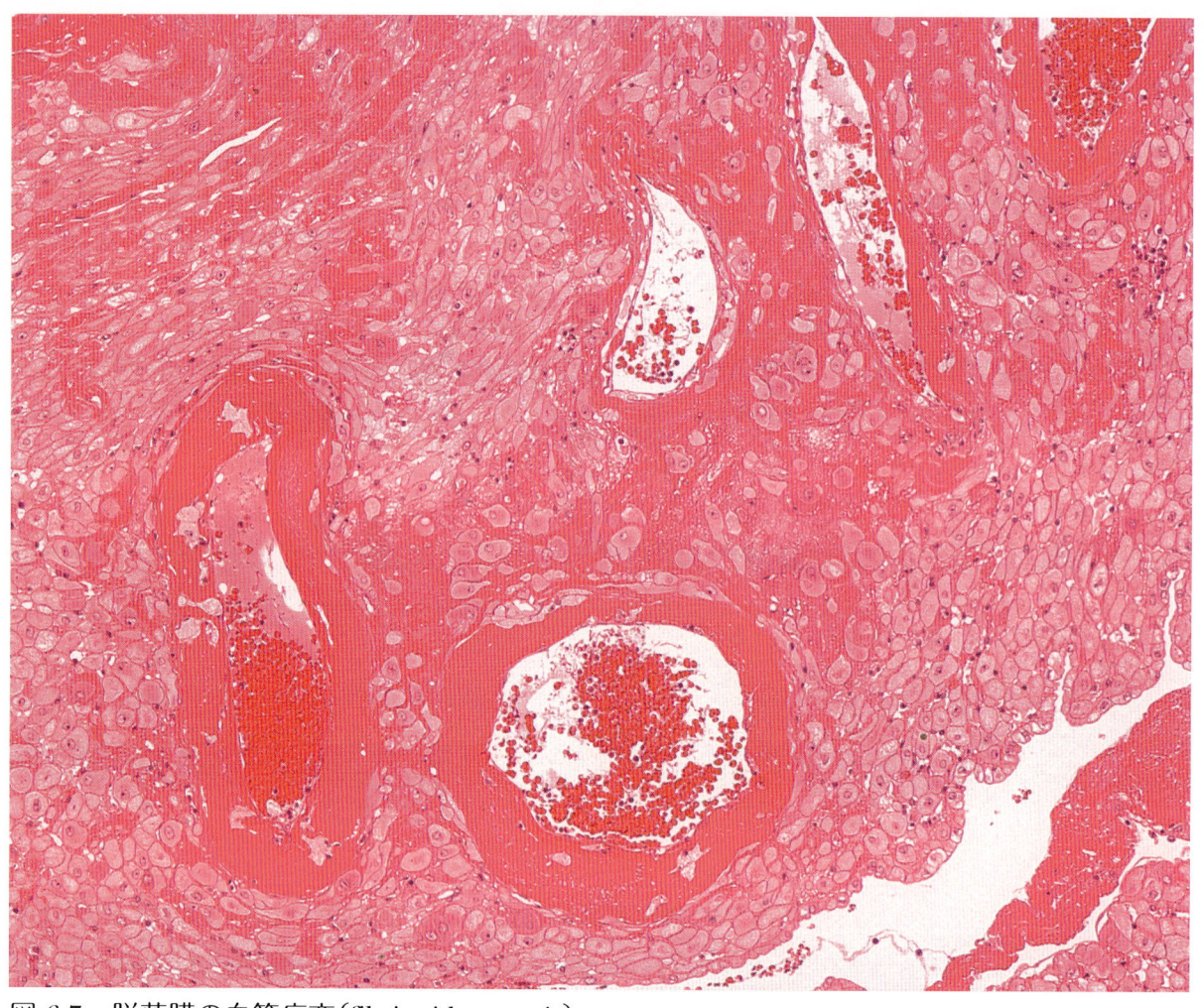

図6-7 脱落膜の血管病変（fibrinoid necrosis）

図6-8 chorangiosis
10 ルールズセオリーを参照。

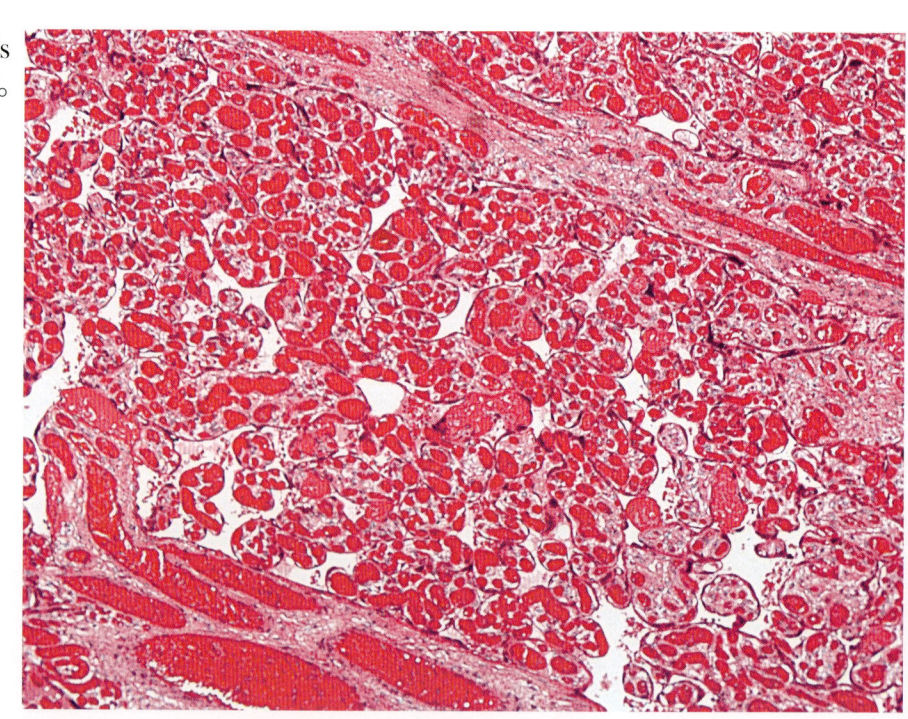

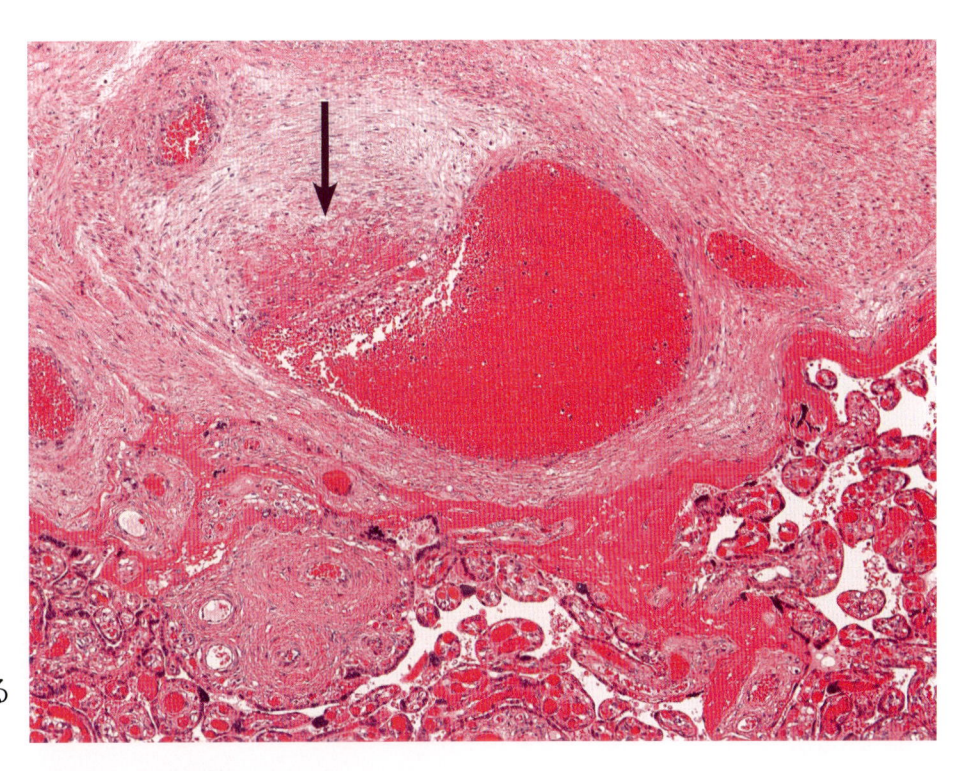

図 6-9　fibrin cushion
血管壁に層状の好酸性物質を認める（矢印）。

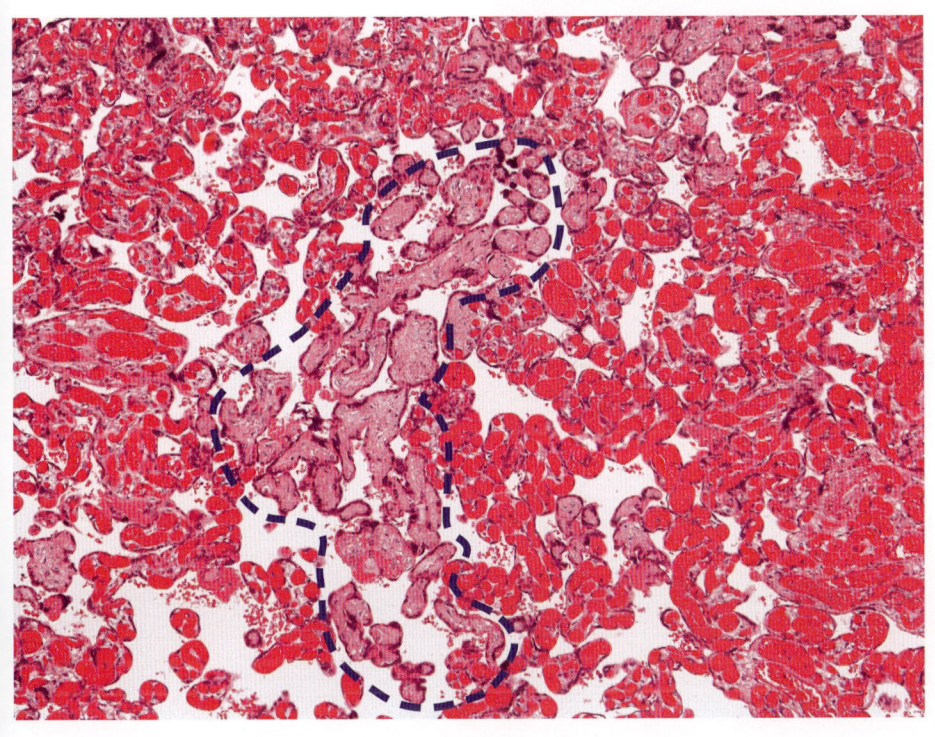

図 6-10　無血管絨毛（点線で囲んだ部分）と代償性に血流が増えた周囲の絨毛（うっ血）
うっ血と図 6-8 の chorangiosis を鑑別する。

院となった。1 か月健診では正常と記されている。

　この例には，GDM の背景がある。1 か月に 1 度剥がれる脱落膜ではあるが，血管に atherosclerosis を合併している（図 6-7）。母体からの胎盤循環が悪くなり，低酸素となって PDR のように chorangiosis を合併した（図 6-8）。胎児・胎盤循環がさらに悪くなり，幹絨毛血管に閉塞の機転が生じた（図 6-9）。その後末梢絨毛にさらなる虚血状態である無血管絨毛を生じた（図 6-10）。管理された GDM であったが，胎盤には多数の異常所見があった。

　この症例は，単に胎盤床の血管から始まる胎盤機能不全だけでなく，児の今後の疾患，母体の現在あるいは将来の血管病変などの臨床的な問題があることを教えてくれた。

　このような病理像は決して珍しいものではない。

症例 3

GDM, リウマチ合併の妊婦（プレドニン 10 mg/ 日），切迫早産・骨盤位で入院していた。FGR, 子宮収縮が止まらず，妊娠 27 週 1 日緊急帝王切開を施行された。児は出生体重 800 g, Apgar score 3/7 であった。75 g OGTT 検査では 113-261-277 mg/dL で GDM と診断されている。分娩前の HbA1c は 6.8% であった。

この症例は胎盤血管床に血管炎を伴った。大型の絨毛は GDM の変化で梗塞は脱落膜血管の異常から合併したものと考えられる。この例は母体の血糖

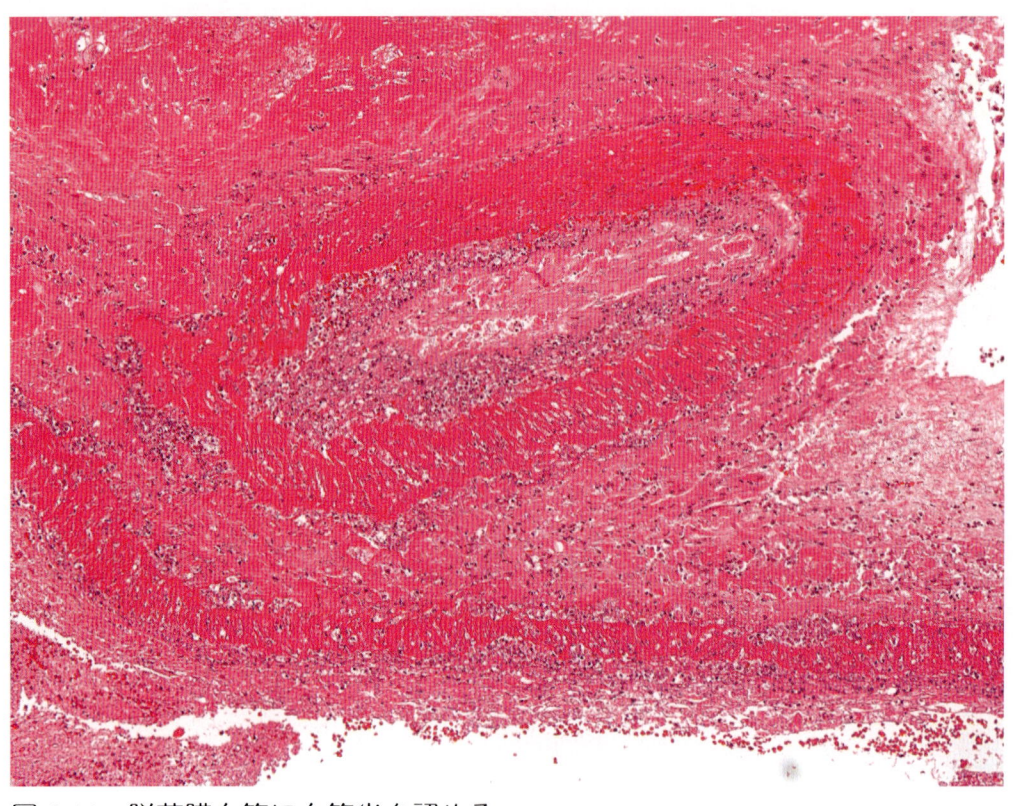

図 6-11 脱落膜血管に血管炎を認める。

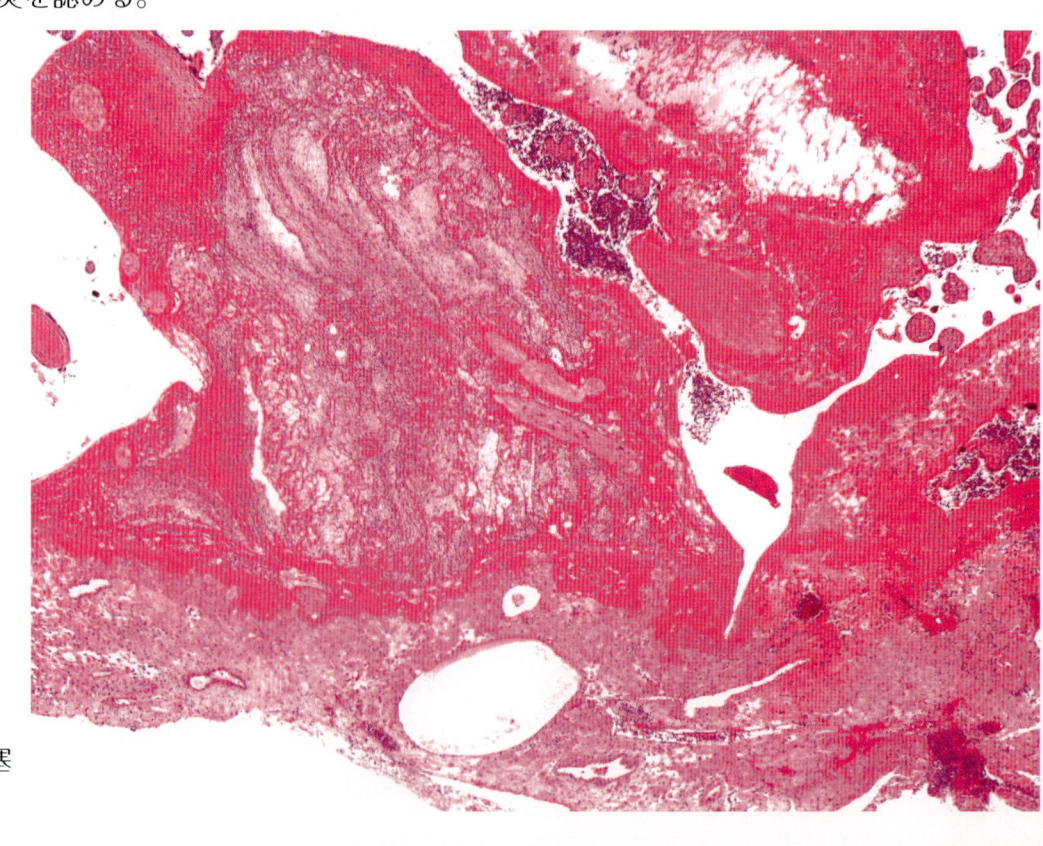

図 6-12 脱落膜の上に梗塞を認める。

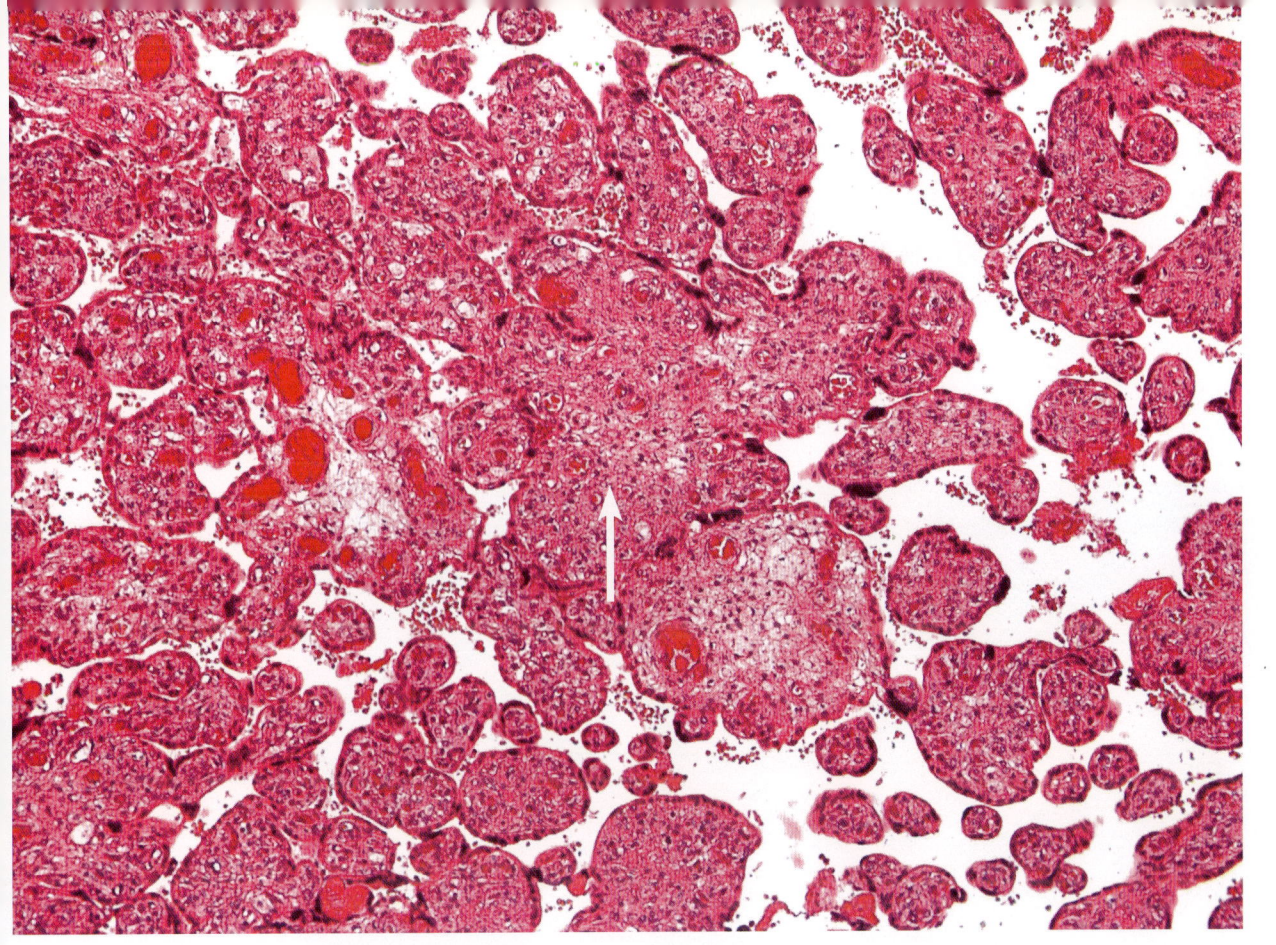

図 6-13　絨毛は大型で血流が悪い(矢印)。

コントロールが不良であったが，糖尿病性網膜症はなかった。分娩後，糖尿病に移行した。児は1歳8か月で低身長(− 3.23 SD)と診断されている。異型絨毛によく合併する低身長であるが，その後は3歳で− 1.36 SDと身長はキャッチアップしている。

　胎盤病理検査からは，子宮収縮を止められなかった原因は胎盤床の母体血管の血管炎およびCAMであり，FGRの原因は血流の悪い絨毛や梗塞であると考えた。入院管理していたために死産を免れた可能性がある。

　図6-11の血管をみると，フィブリノイド壊死に加え，著明な炎症細胞浸潤を認める。血管のフィブリノイド壊死と血管炎は，リウマチでも耐糖能異常のマイクロアンギオパチーでも合併し得る。

　血管炎がみられるからといって自己免疫疾患あるいは免疫複合体を原因疾患とするかは，これだけでは判断が難しい。しかし臨床的にみると，この症例の早産には血管炎が関与しているものと考えられる。

　図6-12では胎盤床に明らかな病変は認めないが，少しずれたところにある可能性もある。いずれにしても胎盤床から始まる梗塞であり，胎盤機能不全を引き起こしたと考えられる。

　図6-13は血流の悪い絨毛が示されている。GDMが原因と考えられるが，確定はできない。血流が少ないので胎盤機能不全であることは間違いなく，臨床的にはFGRであった。

　この症例は，GDMだけでなくリウマチおよびその治療も考慮する必要があるので，解釈が難しい。同様の症例は多数みられるので，GDMだけでなく血管炎の病態解明および治療にも迫ってもらいたい。

症例 4

本例の児は出生体重 3,100 g, 女児, Apgar score 0/0 であった。39 週の分娩時に胎児心拍の低下があり、分娩中に死亡した。出生後蘇生したが、心拍は回復しなかった。妊娠28週の75 g OGTT検査では 107-176-131 mg/dL であった。当時は 100-180-150 mg/dL の基準値 2 点以上を満たすことが診断基準であったので、この症例は GDM としては管理されていなかった。産婦人科からは死産の原因について、胎盤病理による検索を依頼された。

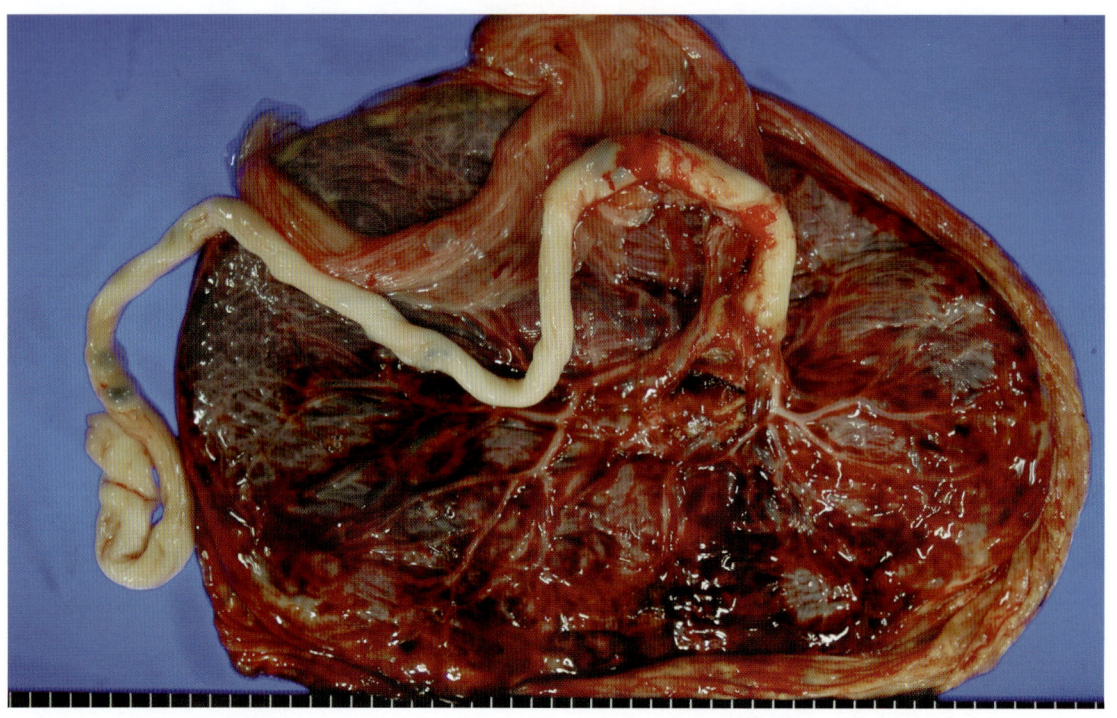

図 6-14 臍帯の付着部はフォーク状になっている。肉眼的に血栓や血管の断裂はない。血栓検索のため連続切片を作成しても、血栓や血管の断裂は認められなかった。

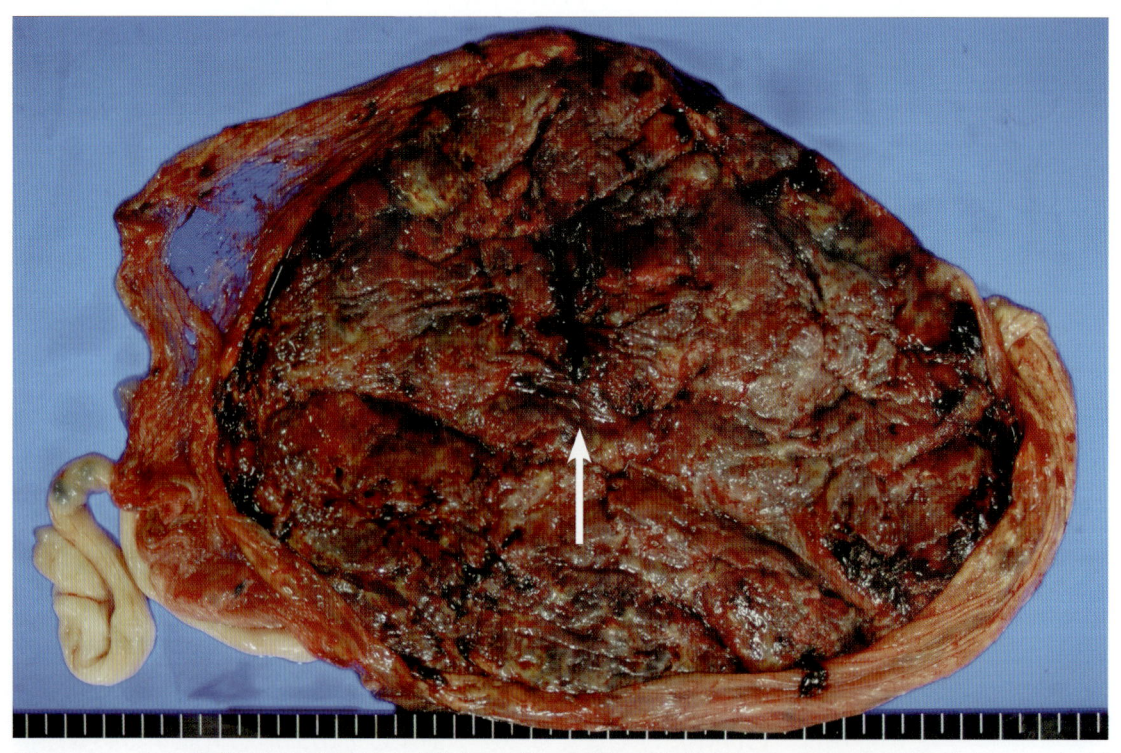

図 6-15 この症例は心拍低下を認めたが、肉眼では明らかな血塊の付着はない。ただし胎盤床の一部が粗雑になっている(矢印)。

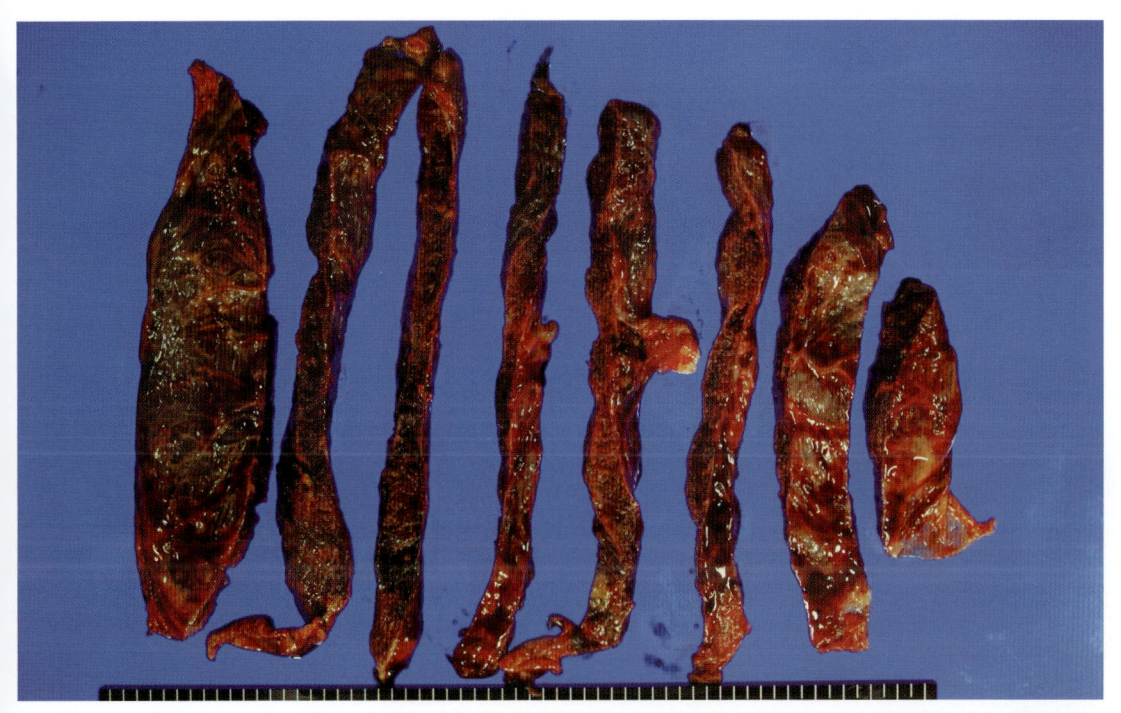

図6-16 胎盤割面
胎盤は大変薄い。

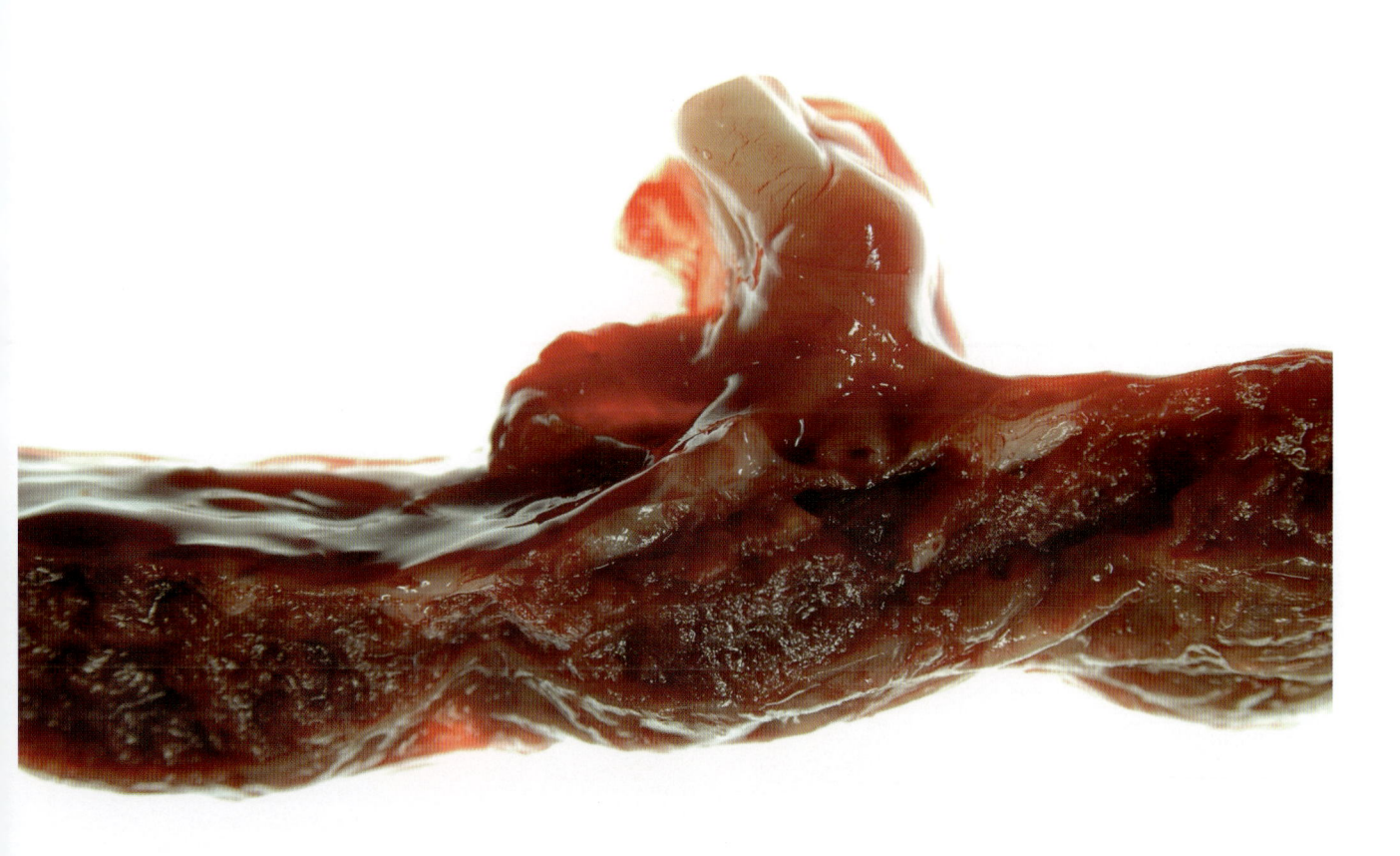

図6-17 臍帯付着部
肉眼，顕微鏡ともに，連続切片に明らかな血栓や血管の断裂は認められなかった。

　　　　この症例は35週の時点で75gOGTT検査1点のみ陽性のGDMであるが，当時はGDMとされておらず，ハイリスクであるとも考えられていなかった。過去の例を見直すと，このようにGDMと診断されず，コントロールされていない例に合併症があった。つまり，1点のみ陽性でも何もしないでおくと何らかの異常，究極的には死産を招くおそれがある。

85

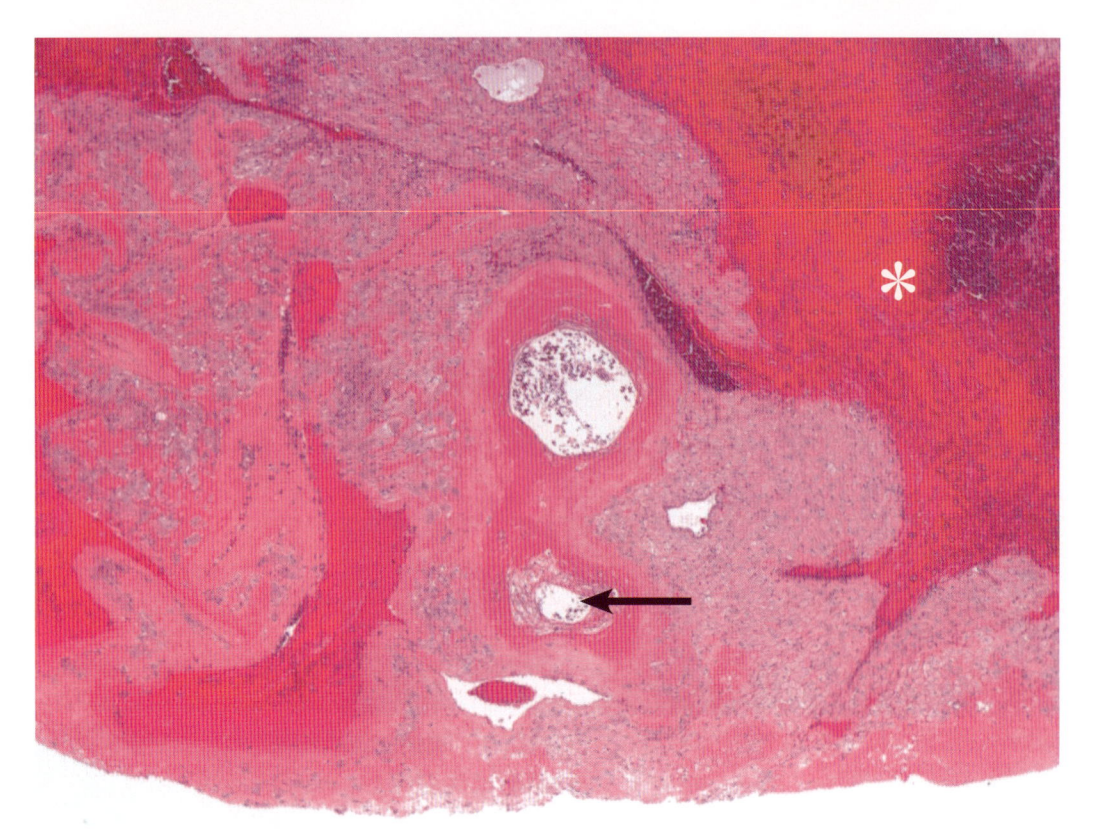

図 6-18　硝子化動脈硬化症と血管内皮の肥厚
脱落膜内に，壁が好酸性で厚い血管を認める。血管内腔は狭小化している(矢印)。周囲に出血を認める(*)。

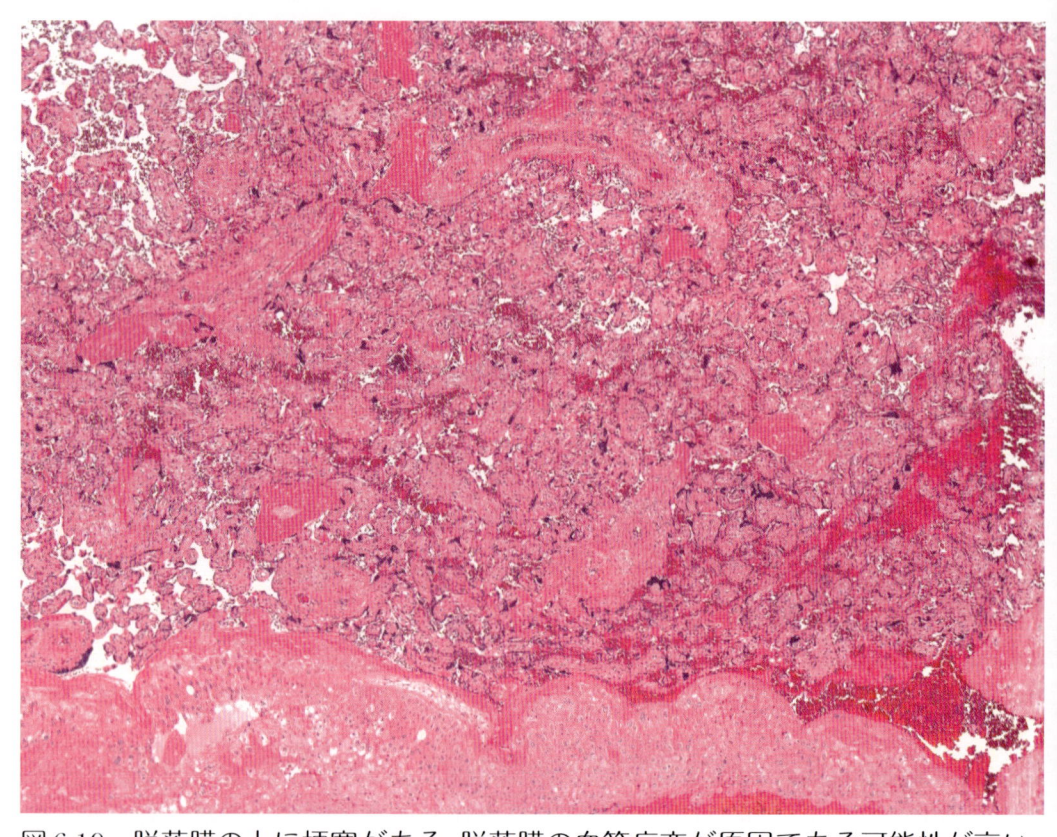

図6-19　脱落膜の上に梗塞がある。脱落膜の血管病変が原因である可能性が高い。

　肉眼所見としては大変薄い胎盤で，臍帯の付着部異常が認められる(図6-14，6-15, 6-16)。
　臍帯付着部位がフォーク状の場合，出血や血栓などが死亡原因となることが知られている。この症例では，連続切片で付着部位を検討したが出血や血栓などは認めず，血管の病理検査で断裂も認めなかった(図6-17)。

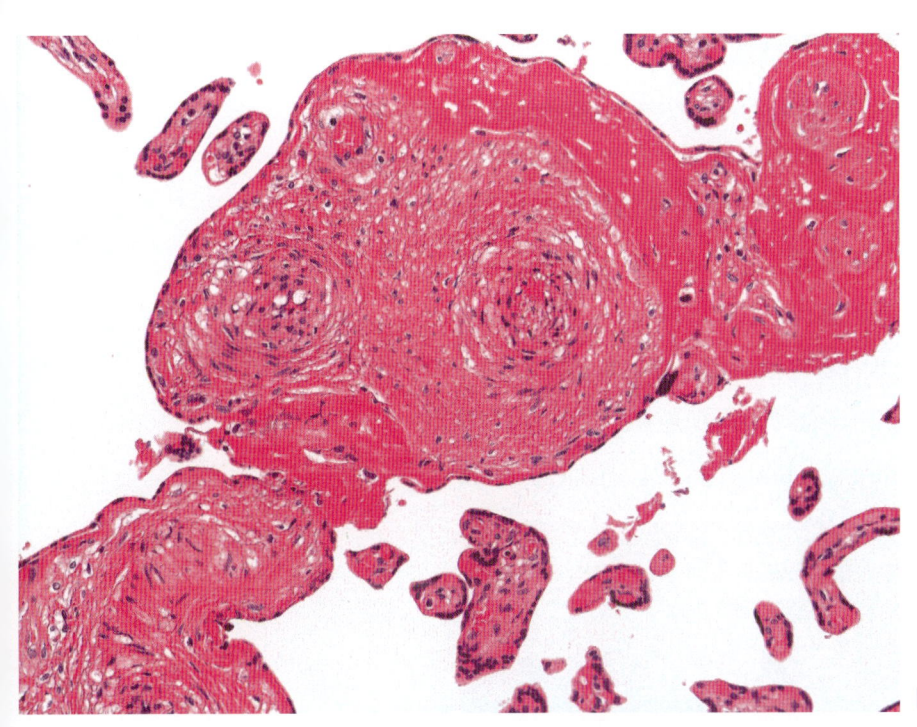

図6-20　中間絨毛の血管の閉鎖

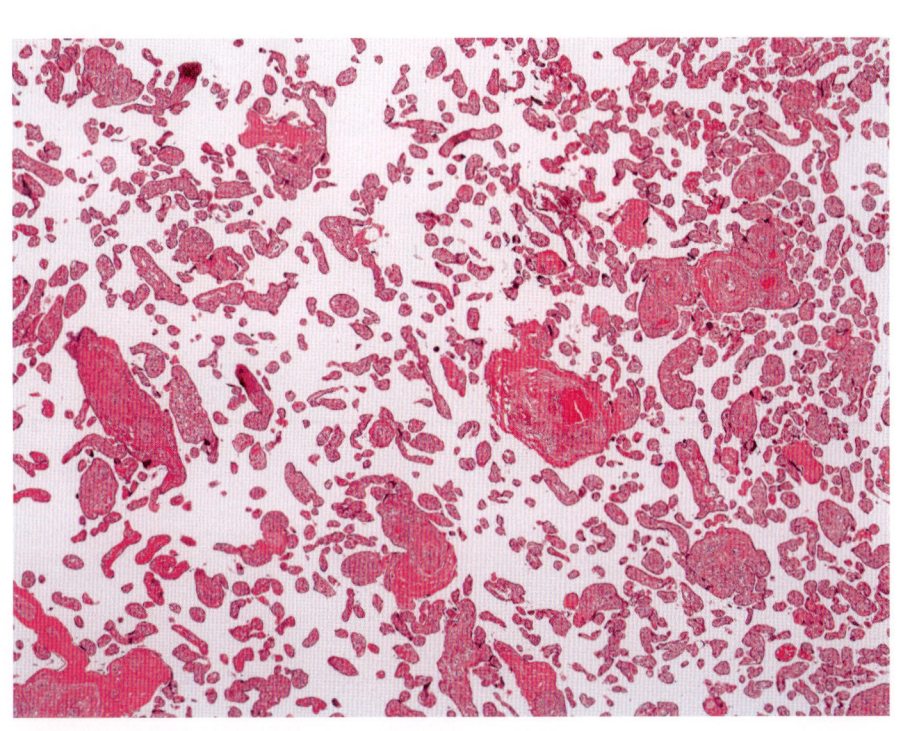

図6-21　末梢絨毛の虚血性変化

　顕微鏡像では，胎盤床の血管にatherosclerosisと血管内皮の肥厚，内腔の狭窄を認め（図6-18），脱落膜の上に梗塞を認める（図6-19）。絨毛は虚血性変化を示していた（図6-20，6-21）ので，母体からの血流不良から胎盤機能不全が起こり，子宮収縮によるさらなる循環不全が胎児の低酸素を招き，心拍の低下を引き起こしたと考えられる。

　心拍低下の原因としては常位胎盤早期剥離も考えられるが，胎盤の肉眼所見では明らかでない。顕微鏡所見では，脱落膜内に出血があるが脱落膜を越えてはいない。そのため診断しにくいが，常位胎盤早期剥離の可能性はある。

　胎盤病理では母体血管の異常，胎盤の虚血性病変などから胎盤機能不全を合併した症例と考えられる。臨床ではGDMをハイリスクと認識し，胎児心拍の低下，すなわちNRFSの合併に注意する必要がある。非GDMに比べるとGDM妊婦の胎盤絨毛は血流が悪く，予備能が少なくなっていることが多い。

症例 5

母体は 1 経産, 自然妊娠である. 妊娠 35 週健診時, 胎児心拍に問題はなかったが, 妊娠 37 週 2 日外来受診時, 胎児心拍を認めず, 死産となった. 児は出生体重 2,200 g, 女児, Apgar score 0/0, 明らかな外表奇形を認めなかった. GDM は疑われていなかったので 75 g OGTT 検査は行われなかった. 2 年後の妊娠では, 死産歴により 75 g OGTT 検査が施行された. 80-158-164 mg/dL で基準値を 1 点満たす GDM でコントロールされ, 無事に出産となった.

死産児の胎盤病理では異型絨毛(図 6-22), 幹血管の再疎通(図 6-23)が認められる. また, 胎児静脈圧の上昇を示す fibrin cushion(図 6-24)および, 動脈

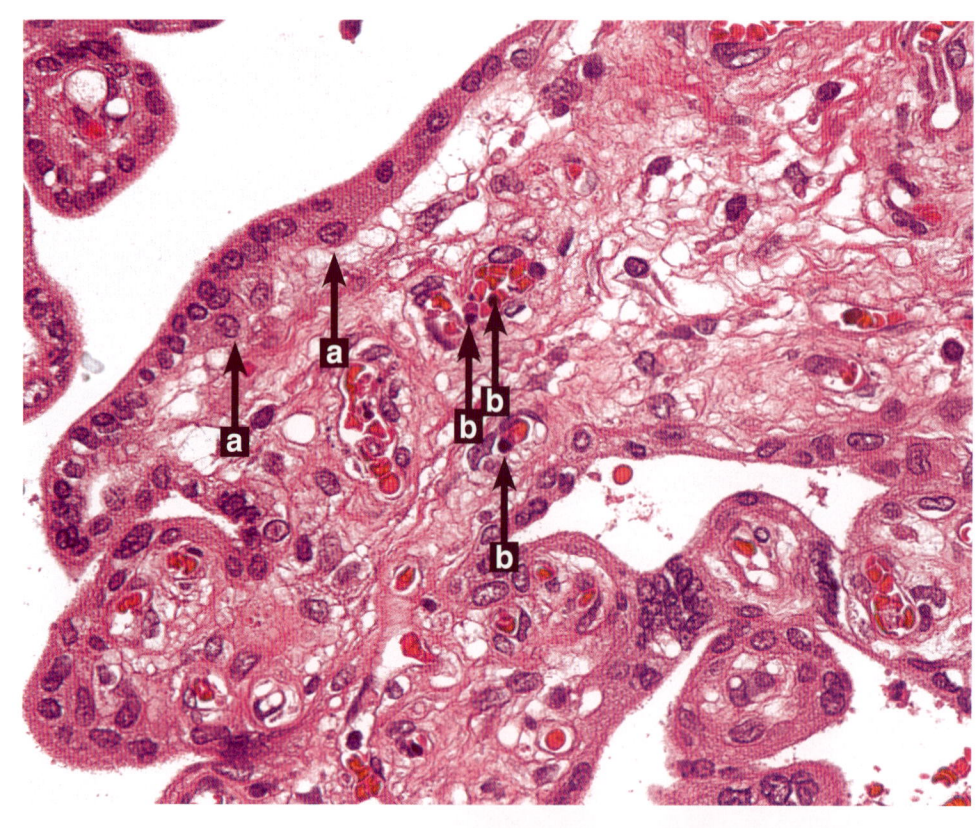

図 6-22 死産の胎盤病理
大型の異型細胞だけでなく未熟(矢印 a：細胞性栄養膜が残っている)絨毛内血管に有核赤血球を認める(矢印 b). 有核赤血球は胎児が低酸素の時, 髄外造血で増加する. 胎児低酸素状態を示している.

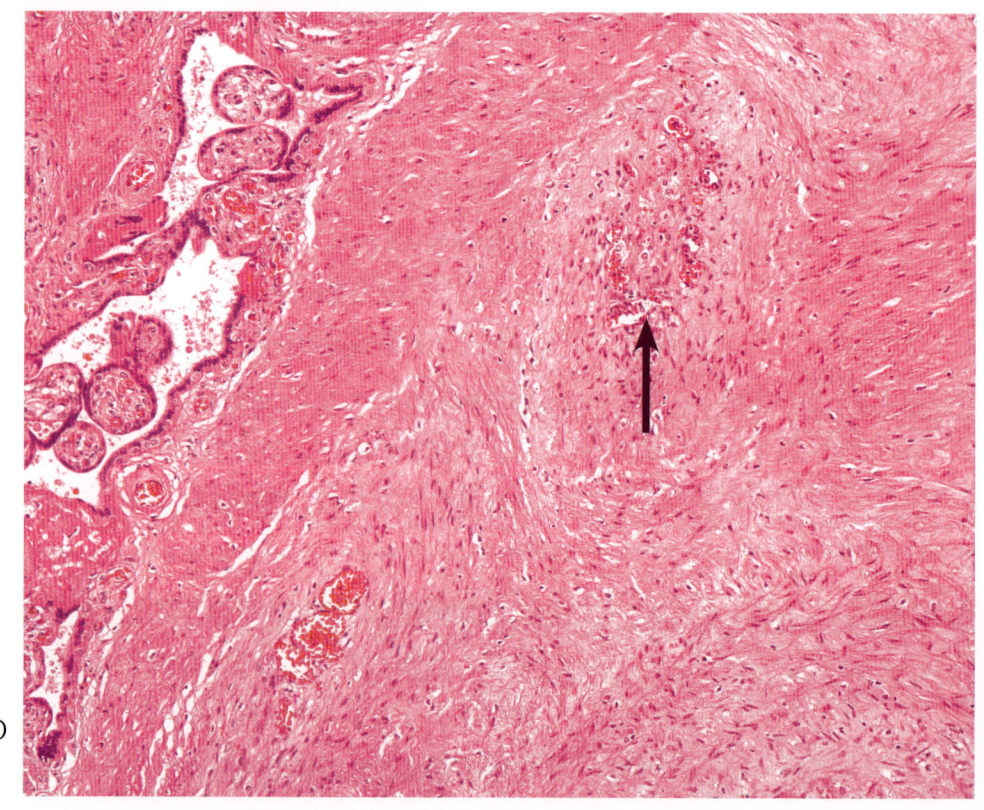

図 6-23 幹絨毛の血管の再疎通(矢印)

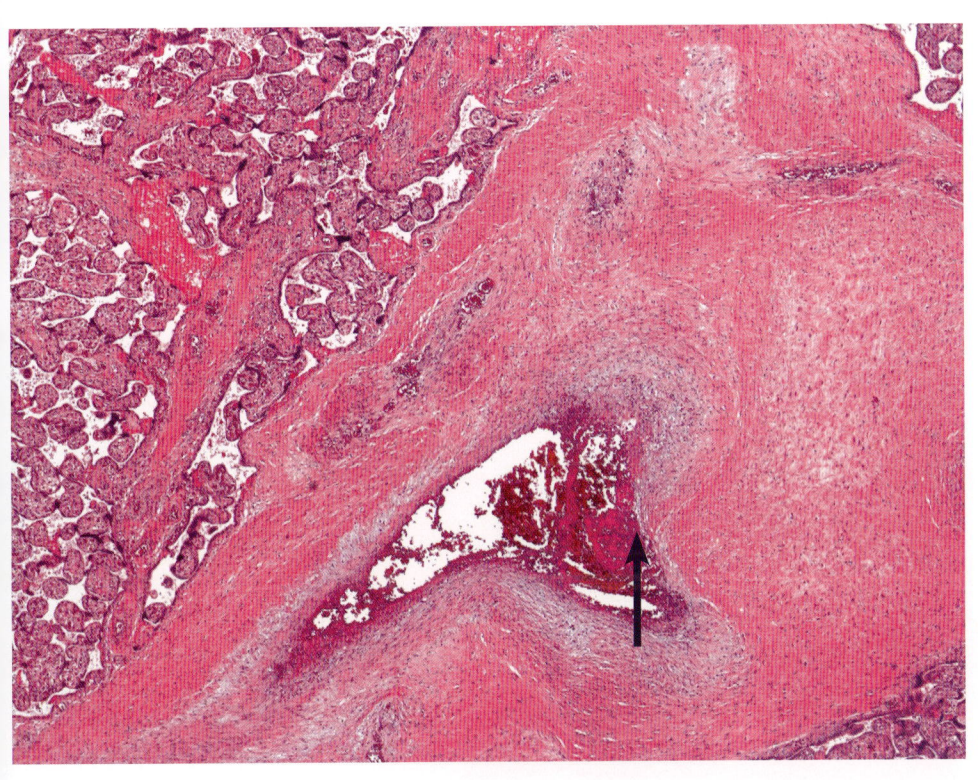

図 6-24 幹血管の fibrin cushion (矢印)
その横にみえる凝血塊はやがて胎児に流れていく。

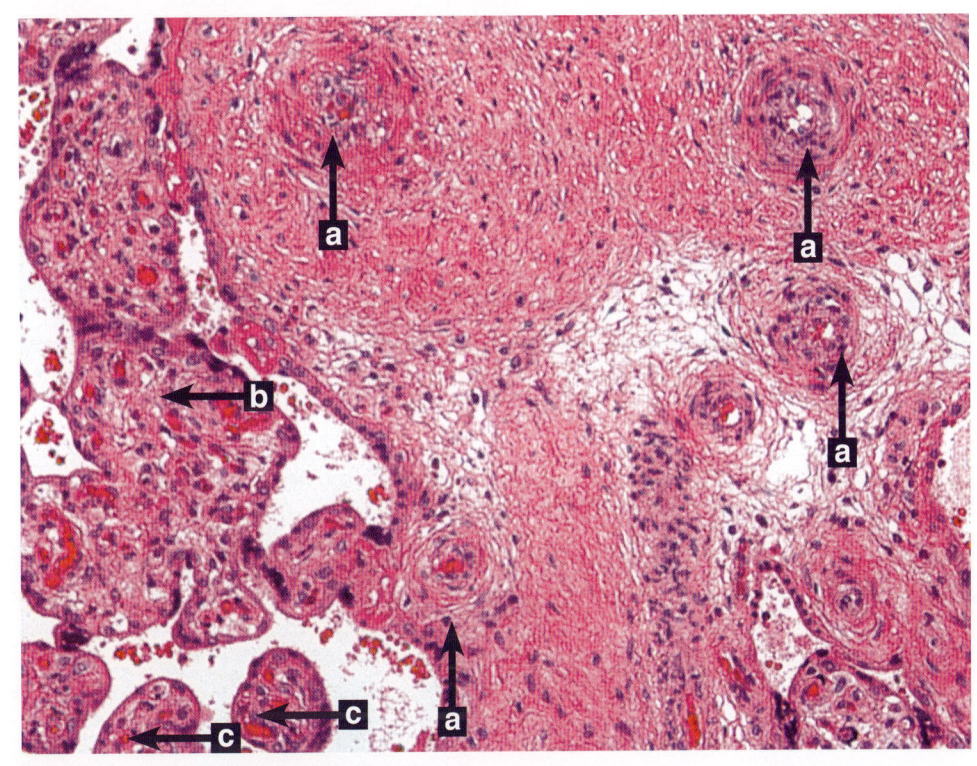

図 6-25 幹絨毛血管の血管異常
幹絨毛のすべての血管が狭窄を起こしている(矢印 a)。周囲の間質は線維化している。中間絨毛(矢印 b)，末梢絨毛(矢印 c)の血流も循環不全となっている。

の狭窄，閉塞，再疎通を認めた。

　この症例は脱落膜に異常があるわけではなく，幹絨毛から末梢絨毛にかけての血管に異常がある。血管は通常，開いているものと収縮しているものがある。図 6-25 のように幹絨毛血管のすべてが収縮しているのは異常である。絨毛そのものが大型で未熟・異型を伴っている。絨毛異常と絨毛血管異常による胎盤機能不全により，低酸素状態となり児が死亡したと考えられる。

症例 6

妊娠 24 週 4 日,破水のため救急搬送となった。来院時 IUFD であった。児は出生体重 300 g, Apgar score 0/0, 多発奇形を認めた。約 1 年後の 75 g OGTT 検査では 94-96-151 mg/dL で GDM と診断されていた。産婦人科からは CAM の有無の検索を依頼された。

胎盤病理では脱落膜血管の atherosclerosis, 異型絨毛, 絨毛内出血, fibromuscular sclerosis を診断した。

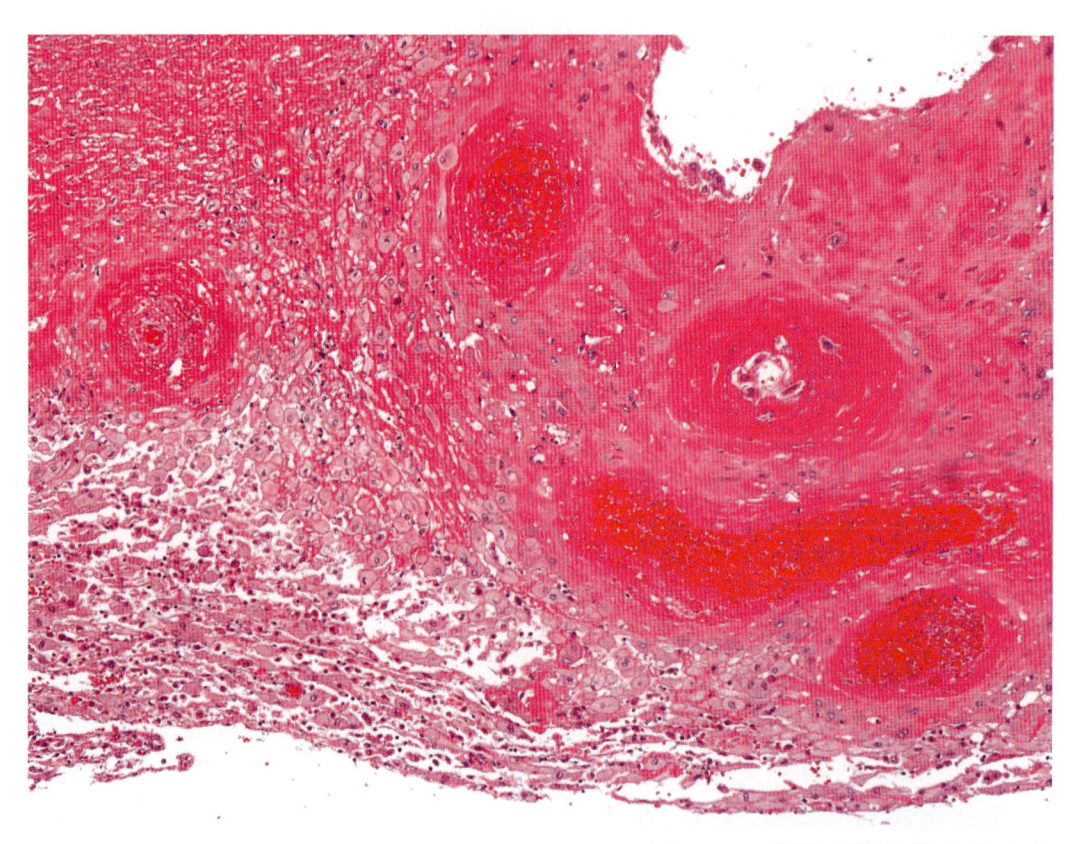

図 6-26　多数の脱落膜血管病変
好酸性で壁の肥厚した血管が認められる。

図 6-27　厚い好酸性の血管壁
内腔は狭窄している。

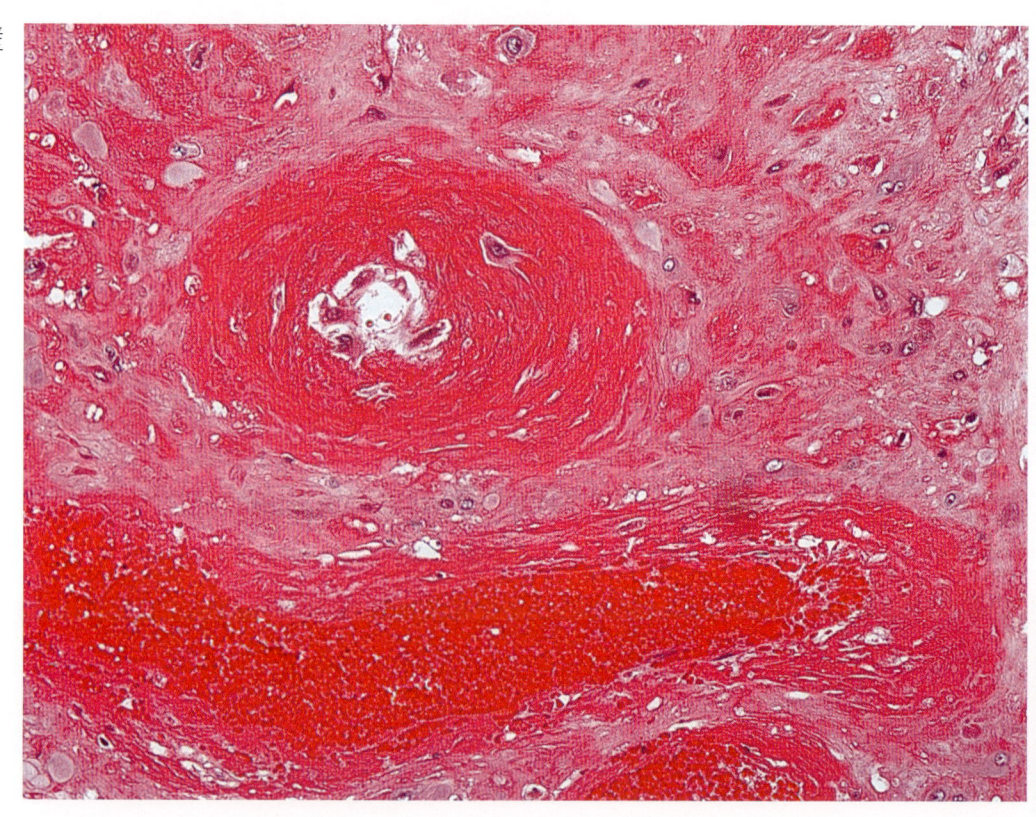

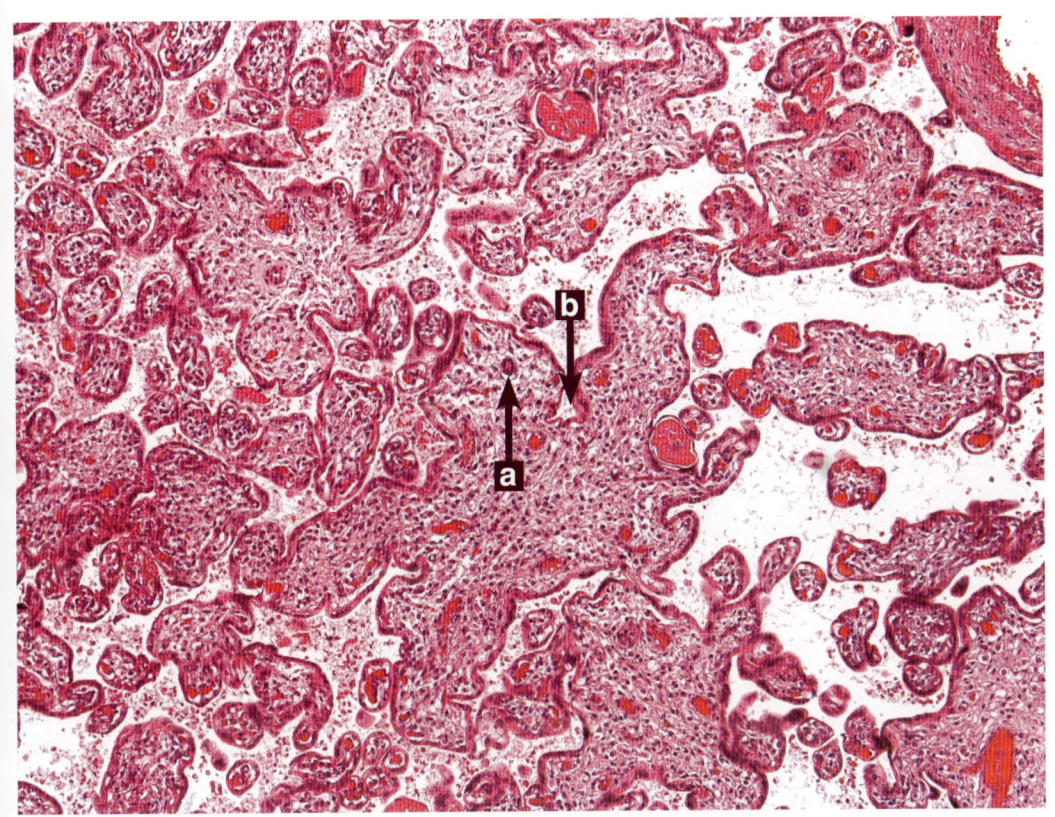

図 6-28　血管の発育不良で循環の悪い絨毛(異型絨毛)：trophoblast island(矢印 a)，絨毛の切れ込み(矢印 b)を認める。

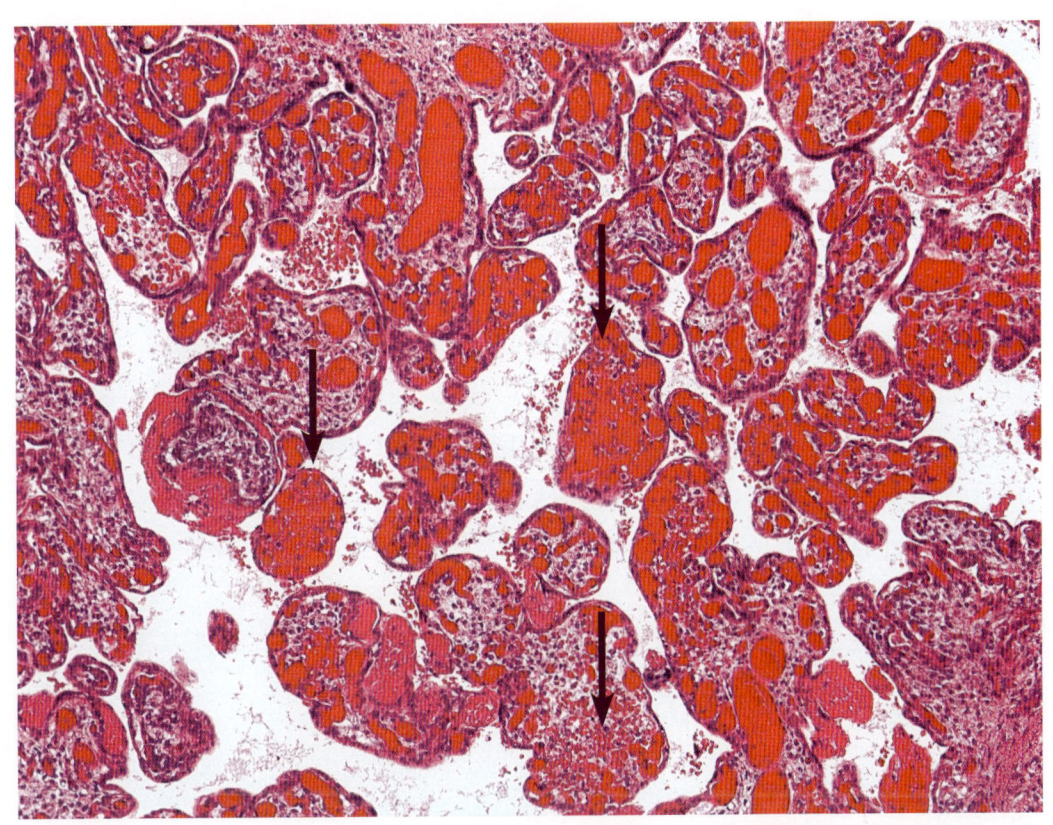

図 6-29　代償性に循環が多い部分もある。一部絨毛内出血(矢印)も認める。

　　　この症例は CAM が問題ではない。産婦人科医は，CAM による早産，あるいは死産と考えたようだが，臨床的には GDM の合併が問題であったと考える。

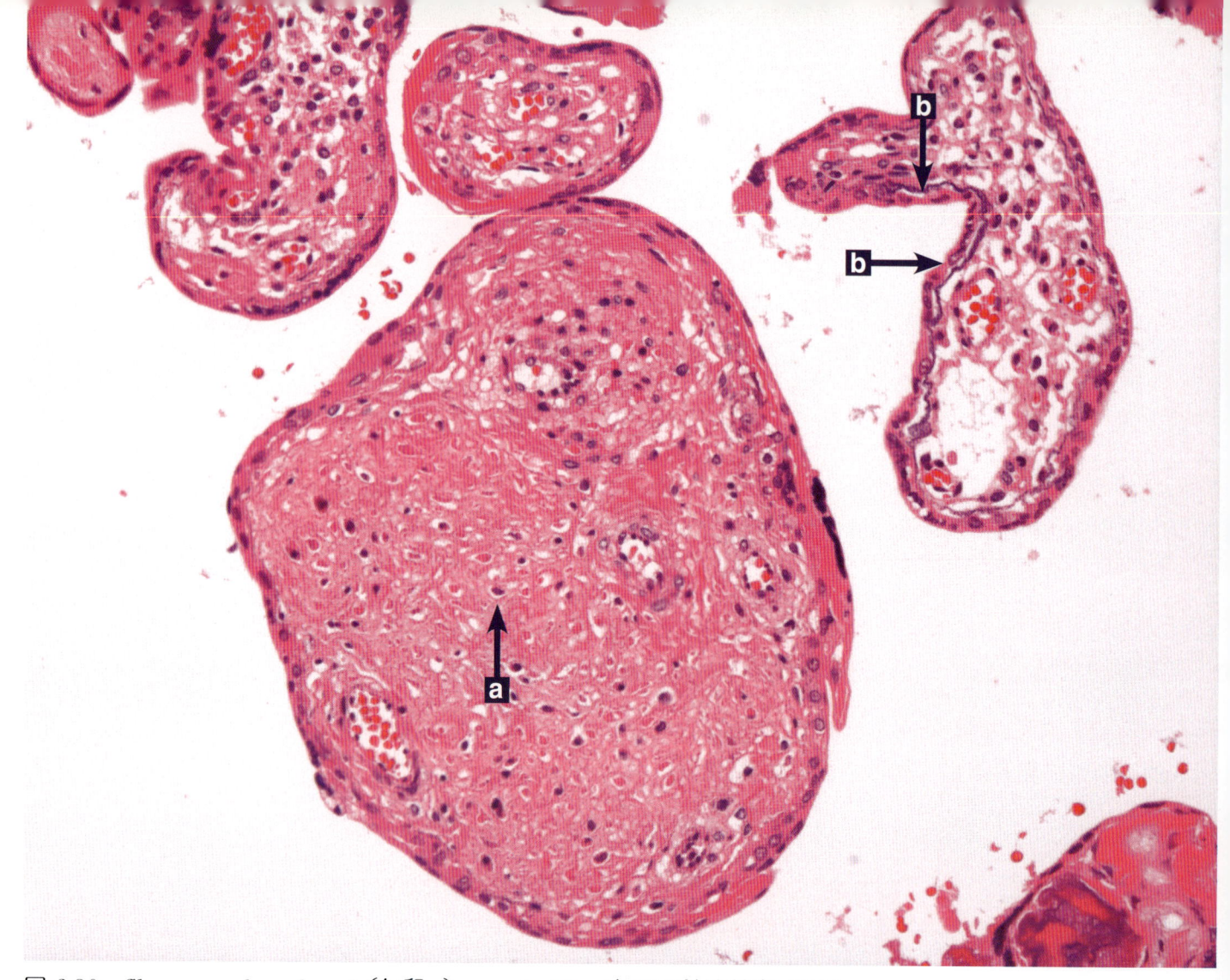

図 6-30　fibromuscular sclerosis(矢印 a)，trophoblast 直下の鉄沈着(矢印 b)

ここで胎盤がわれわれに語るのは何か―4つのポイント

　1つ目は図 6-26，6-27 で示す胎盤床の硝子化動脈硬化症である。通常は1か月に1回剥がれる脱落膜の血管が，高血圧の腎臓に 24 週で認められるような変化を示している。どのように考え，どのような治療に結びつけるかは，まだコンセンサスが得られていない。今後，本書の読者が本疾患や高血圧の治療に役立つような発表をしてくれると期待して，この症例の脱落膜血管の写真を2枚載せる。

　2つ目は図 6-28 に示す，大型で異型を持つ異型絨毛である。これも DM，GDM に共通する病理所見として知られている。

　3つ目は図 6-29 に示す絨毛内出血で，胎児の失血が児の予後を悪くした1つの要因と考えられる。

　4つ目は図 6-30 に示す fibromuscular sclerosis(FMS)で，GDM および DM に合併が多い病態である。絨毛間質の線維化の病理像で，それに伴い内部の血管が外側による，あるいは消失することもある。この写真には FMS だけでなく，絨毛膜直下に沈着する鉄も認めている。胎児が必要としないので，母体からの鉄がここに沈着している。

　胎盤が語る胎児の状態は，臨床像を的確に表しているように思う。

症例 7

妊娠 15 週から GDM として管理された。15 週の 75 g OGTT 検査が 88-141-175 mg/dL，HbA1c の最高値が 5.9% の GDM 症例で，30 週からの FGR である。39 週 2 日に胎児心拍モニターで心拍低下，NRFS を認めたので緊急帝王切開となった。児は出生体重 2,300 g，Apgar score 7/8，一過性多呼吸で GCU に入院となった。入院時の児の血糖は 26 mg/dL で，呼吸管理を要した。1 か月目は体重 2,600 g のため 2 か月目で再評価，2 か月目は 3,400 g となり，必要があれば再受診となった。

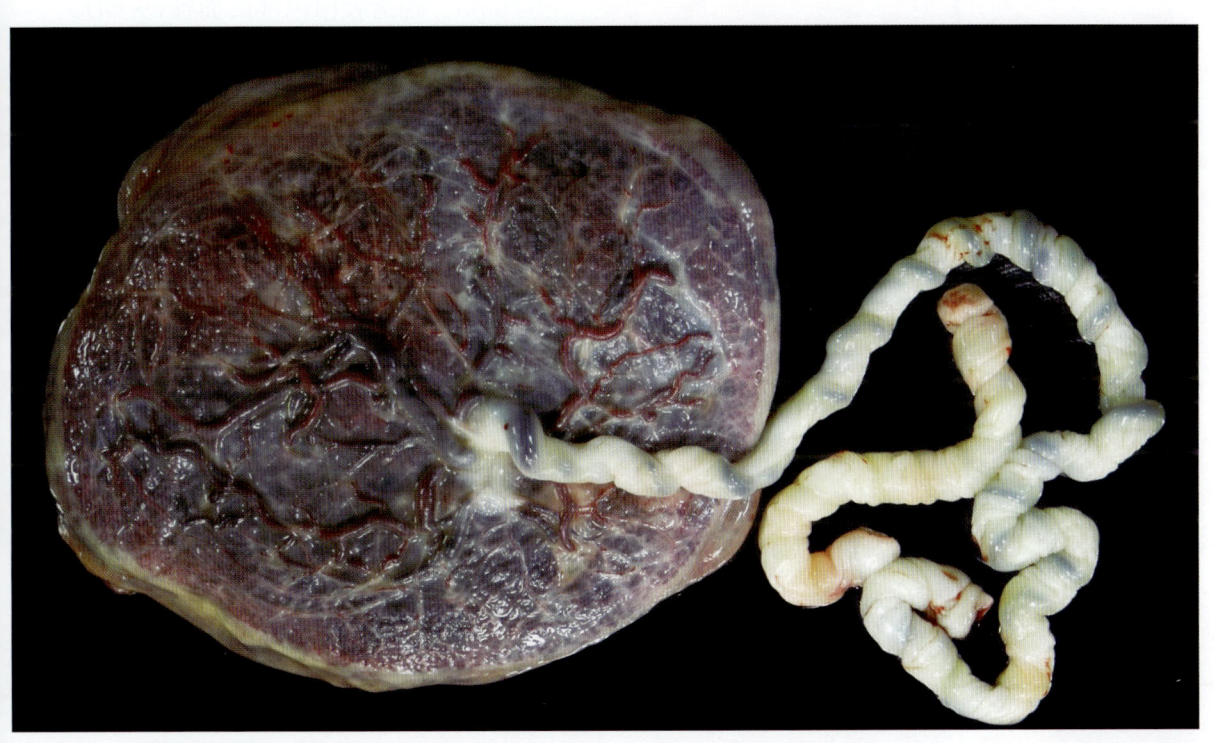

図 6-31　臍帯過捻転を認める。

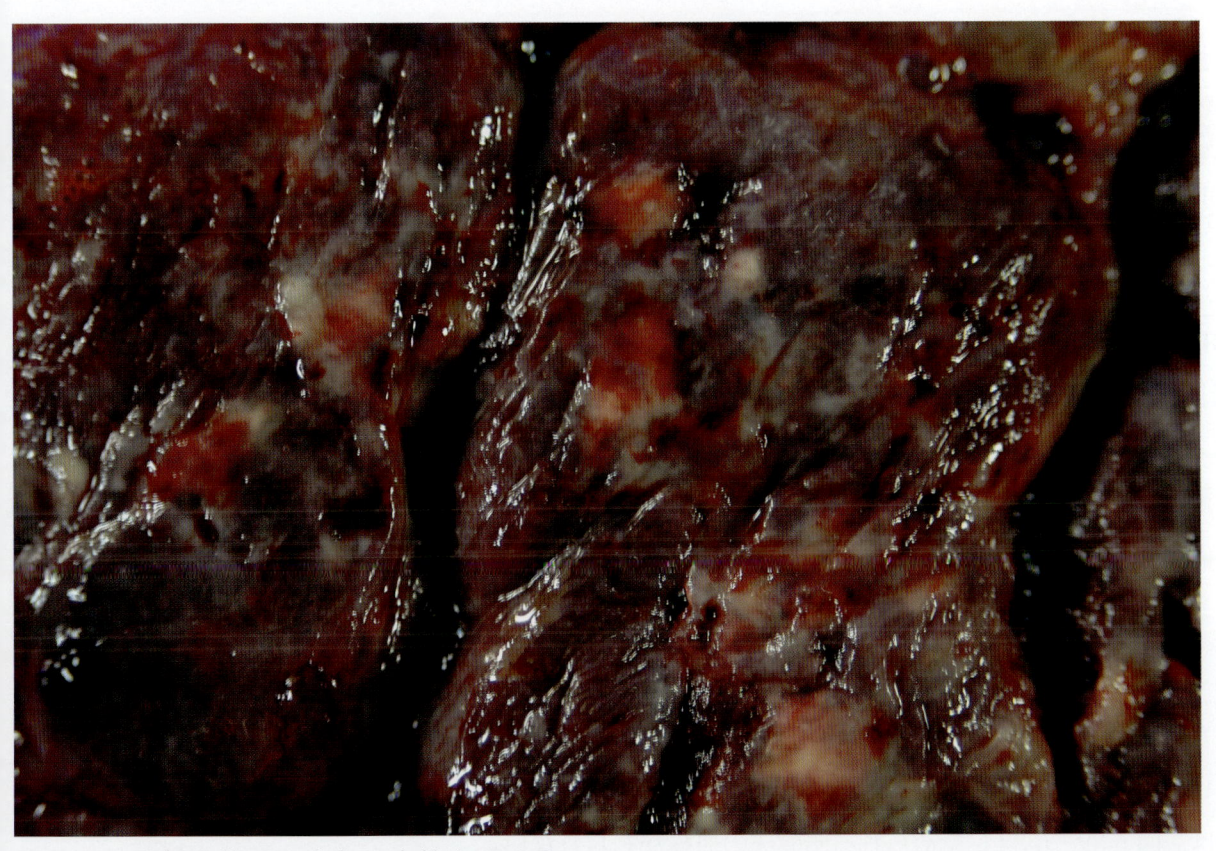

図 6-32　胎盤母体面に白色の血栓を認める。

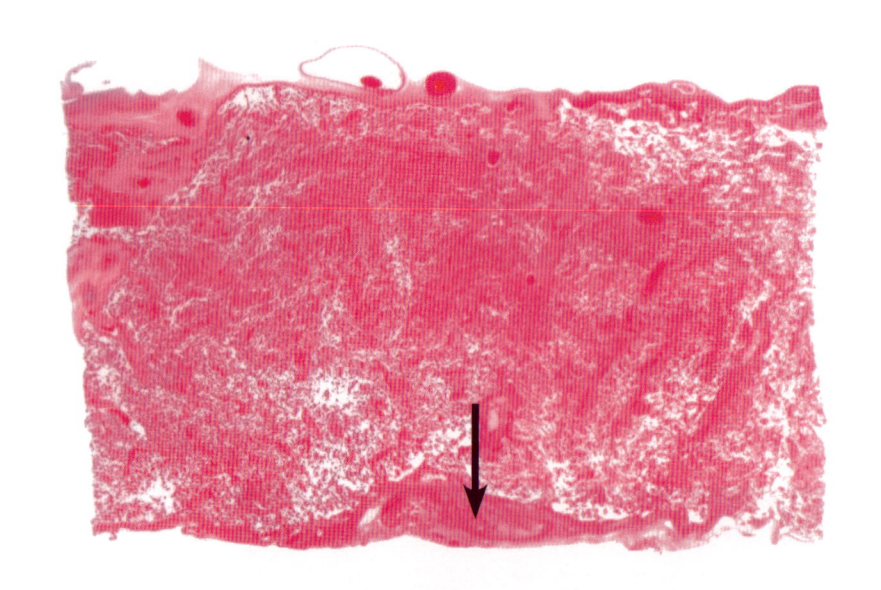

図 6-33　脱落膜白色部に血栓(矢印)を認めるが，末梢絨毛の所見に乏しい。梗塞はない。

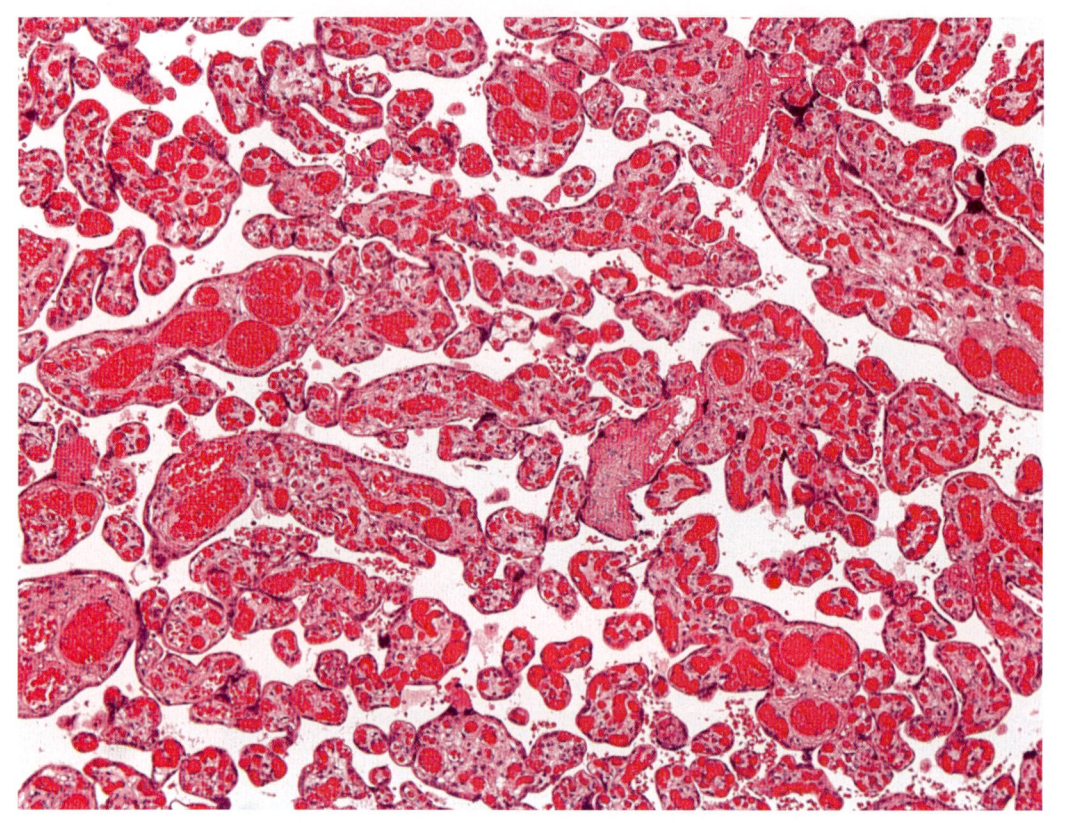

図 6-34　Choriangiosis
末梢絨毛はやや大型であり，代償性の血管増殖を認める。

　この症例は GDM で，児が FGR であったため，ハイリスクとして入院管理していた。毎日胎児心拍モニターを使用し，何度も BPS(biophysical profile scoring)を検討した。帝王切開も考慮していたが踏み切れず，心音低下によって緊急帝王切開術を施行した。胎盤検査の結果として，胎盤床の血栓，末梢絨毛および幹絨毛の血管異常による胎盤機能不全であることは，写真からも明らかである。

かもしれない—私はこう考える
- 低酸素で胎児が苦しむことで胎動が増え，臍帯が図 6-31 のように過捻転を起こすのかもしれない。
- 低酸素の原因は，図 6-32，6-33 に認められる胎盤床の血栓かもしれない。

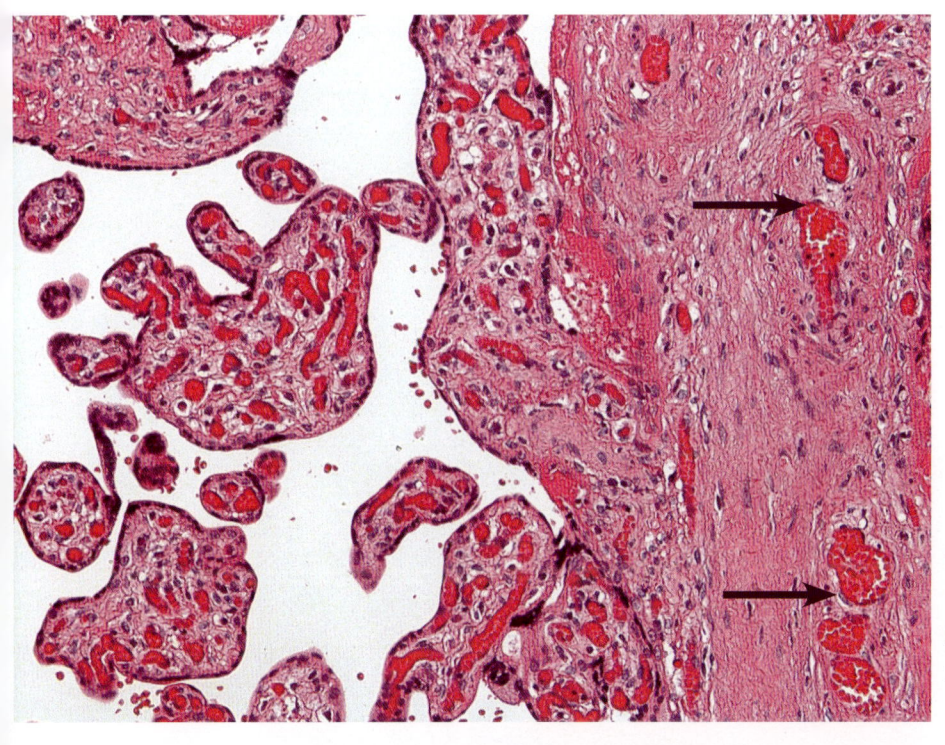

図6-35 末梢絨毛血管の異常（血管の萎縮と間質の線維化）と幹絨毛の蛇行を認める（矢印）。末梢の絨毛が未熟絨毛であることは一目見てわかる。

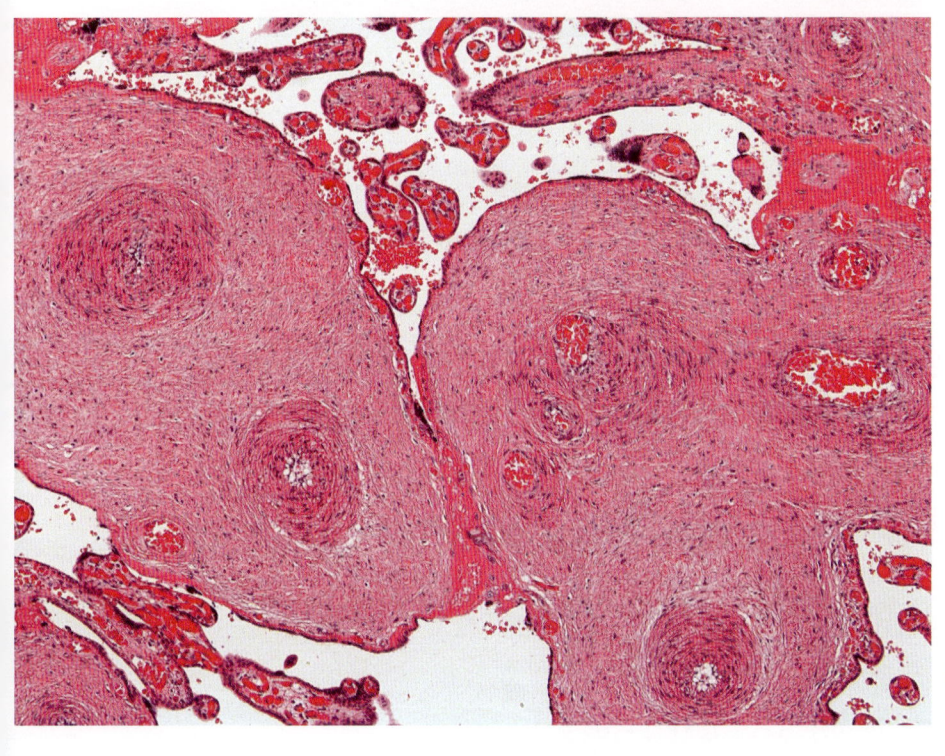

図6-36 幹絨毛血管の狭窄，オニオンスキン様変化

- 低酸素に反応し，少しでも母体血から酸素をもらおうと，胎児血管である絨毛血管を延ばそうとしているのが，図6-34や6-35かもしれない。
- 胎児の血流を増やそうとして，高血圧時に腎にみられる，筋層の過形成オニオンスキン変化（図6-36）が起こるのかもしれない。

GDM妊婦はハイリスクであり，胎盤機能不全だけでなく死産も多いので，注意が必要である。ここで提示した所見・図は決して珍しいものではない。chorangiosis, VUE, 未熟絨毛, 異型絨毛, 絨毛血管の閉鎖, atherosclerosisなどのGDMの合併例である。

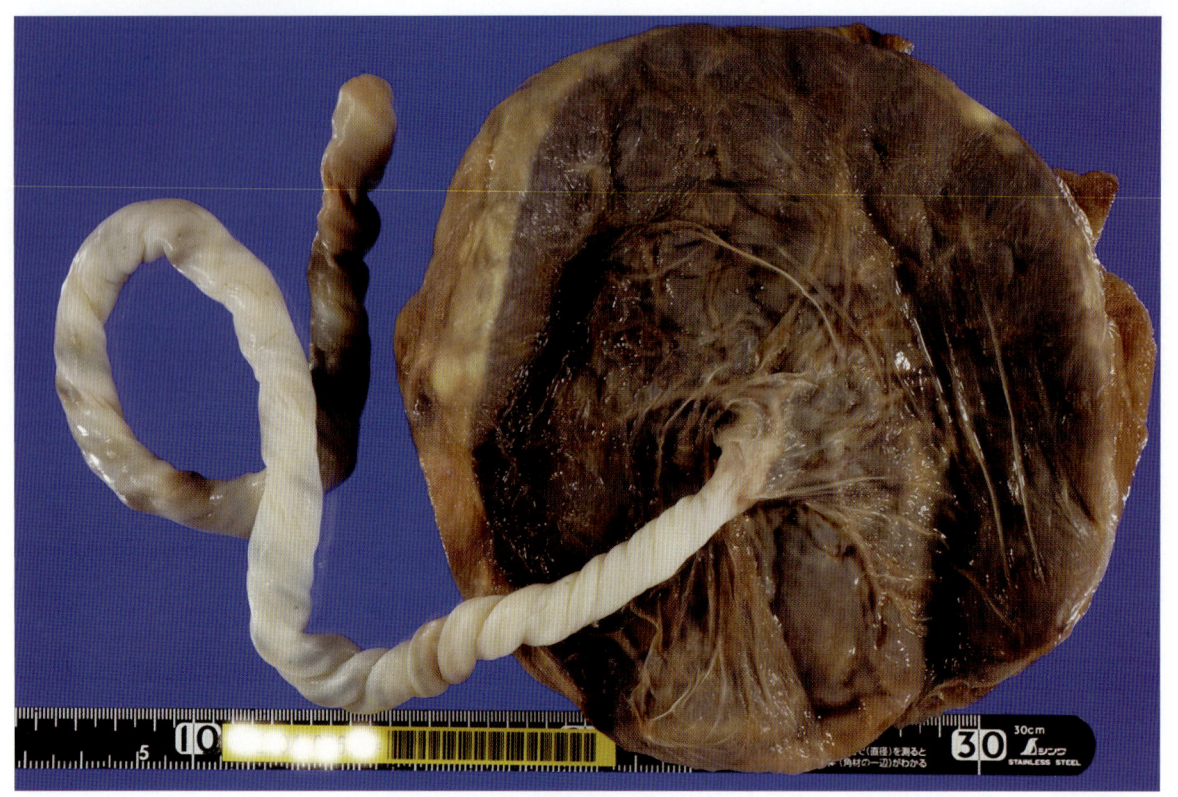

図7-1　NRFSの原因検索で依頼のあった胎盤
胎盤実質は，ややうっ血調で臍帯は少し長く捻転を合併している。画縁が1/3周認められる。幹絨毛，末梢絨毛ともに血管病変（血管絨毛とfibrin cushion等）が認められた。

7. 胎児機能不全・新生児仮死・死産

　NRFS（胎児機能不全）は以前は胎児仮死，胎児ジストレスなどと言われていた。胎盤機能不全という言葉を使う人は少ないが，産科婦人科用語集・用語解説集（金原出版）にも載っている。本書は，胎盤からみる周産期についての本なので，胎盤機能不全という言葉を頻回に使っている。胎児に対し，十分な酸素や栄養が胎盤から供給されない状態である。

　第2章でCAMから発症した多数の血管病変，すなわち胎盤機能不全と記したが，この章ではNRFS，新生児仮死・死産からみた胎盤病理像を示す。第3章，第6章で記したように，胎盤床の血管に問題があって母体からの十分な胎盤血流が確保できない時，胎盤絨毛に異常が発生し，胎児が育たないだけでなく，心拍に異常が出ることがある。子宮収縮が始まるとさらに低酸素状態に陥り，臨床ではNRFSとしてとらえられる。急速遂娩すると新生児仮死となる例もある。末梢絨毛では虚血性変化，未熟絨毛，異型絨毛，VUEなどの異常が認められる。いずれも形態だけでなく，機能も十分ではない。幹絨毛では，胎児に少しでも酸素や栄養を与えるために血流を増やそうとする。そのため幹絨毛血管の肥厚，閉塞，出血を合併する。私が今まで診断してきたNRFSの原因には，絨毛の虚血が一番多い。次に多い絨毛異常には異型絨毛やVUEがあるが，幹絨毛にも異常が合併する。この章ではさらにもう一つ，perivillous fibrin change（PVFC）を胎盤機能不全として示す。

　胎児の状態がNRFS，新生児仮死，死産と徐々に悪くなっていく過程で，胎

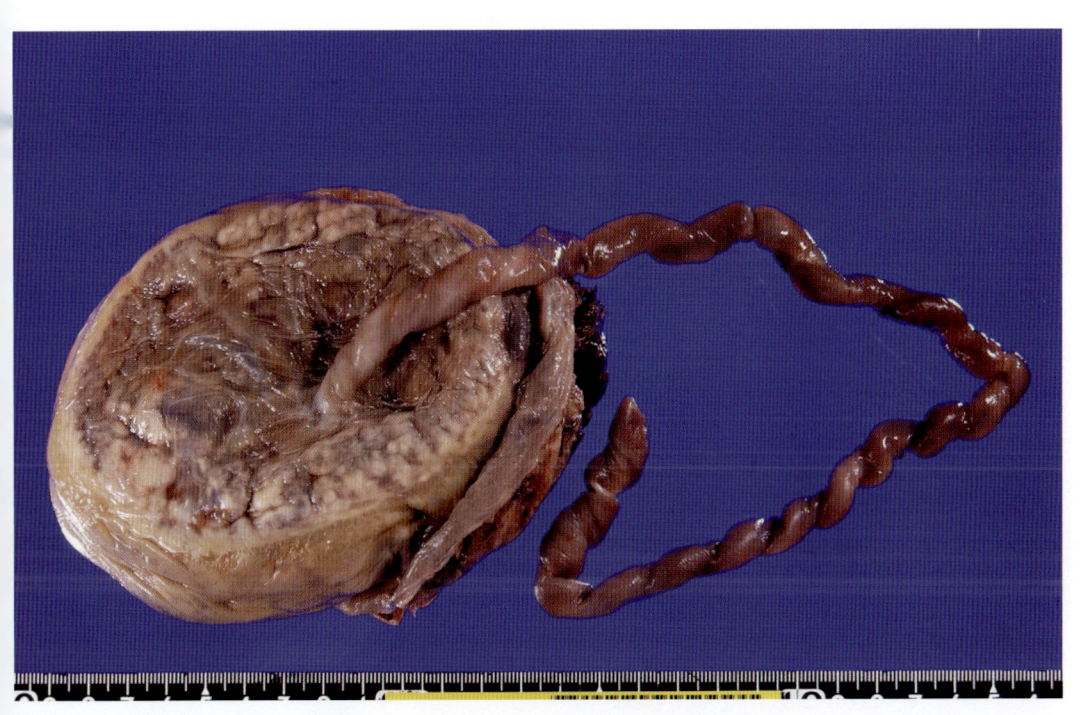

図7-2 死産(IUFD)の胎盤
暗赤色の胎盤と臍帯。胎盤は厚く画縁が全周に認められる。臍帯は長く過捻転を示す。組織学的には，末梢絨毛と幹絨毛の血管病変(無血管絨毛，幹絨毛血管の閉鎖)を認めた。

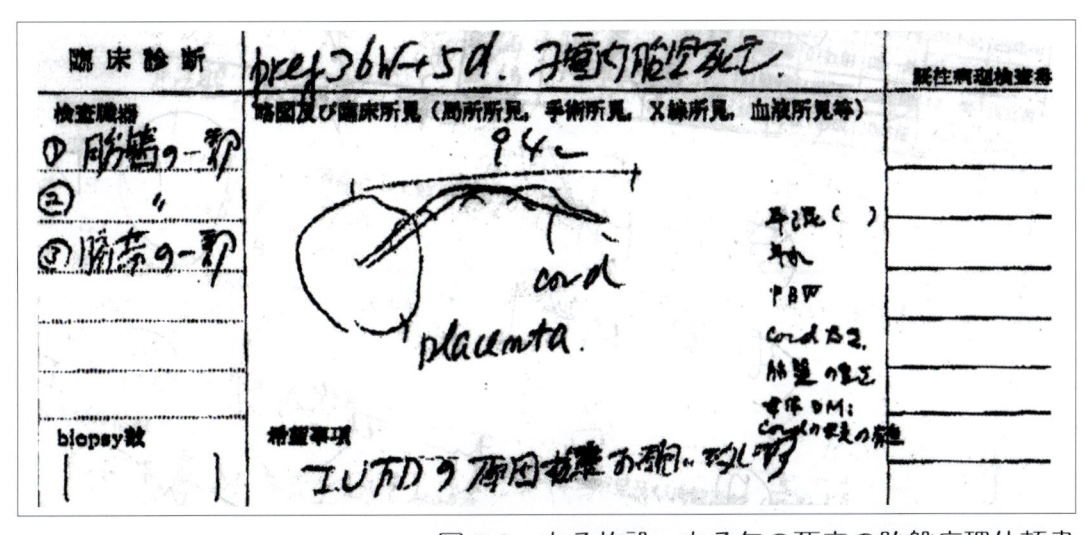

図7-3 ある施設・ある年の死産の胎盤病理依頼書

盤病理の組織では同様な所見が進行性に認められる。胎児の状態が悪くなればなるほど，胎盤病理の異常の程度も高度となる。

図7-1に示すNRFSの写真と図7-2で示すIUFDの写真は，同じ施設で私が診断したものであるが，肉眼写真でも異常所見は程度の差でしかない。

図7-3で示す依頼書は，別の年にほかの施設から依頼があったもので，図7-1，7-2と似た絵が描かれている。病理所見も同様であった。

図7-1，7-2の組織像はすでに成書に記したが，改めてみるとNRFSから死産までは，組織学的にも連続的に子宮内環境が悪くなることがわかる。また，図7-3でわかるように，その当時ほかの施設からの依頼も同様の所見であったことを考えれば，どの施設も同じような胎盤を病理に提出していることが理解できる。このことは約10年前の日本病理学会で報告した。

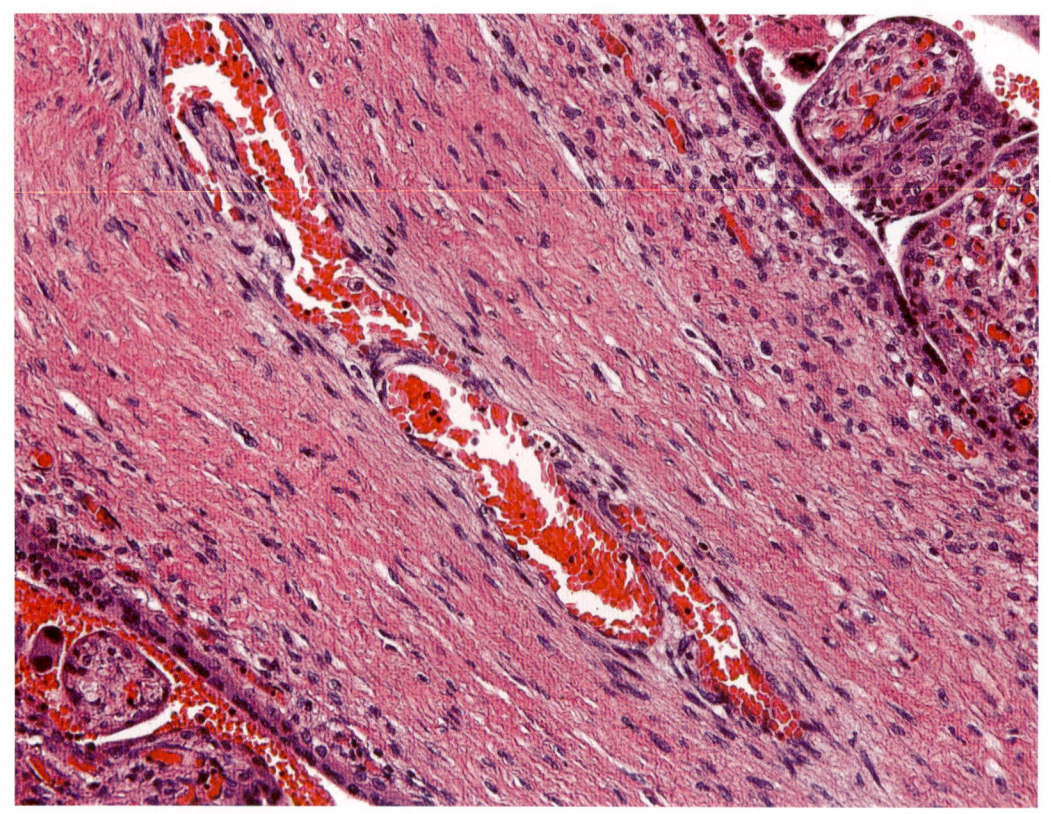

図7-4　死産に認められた幹絨毛血管の隔壁

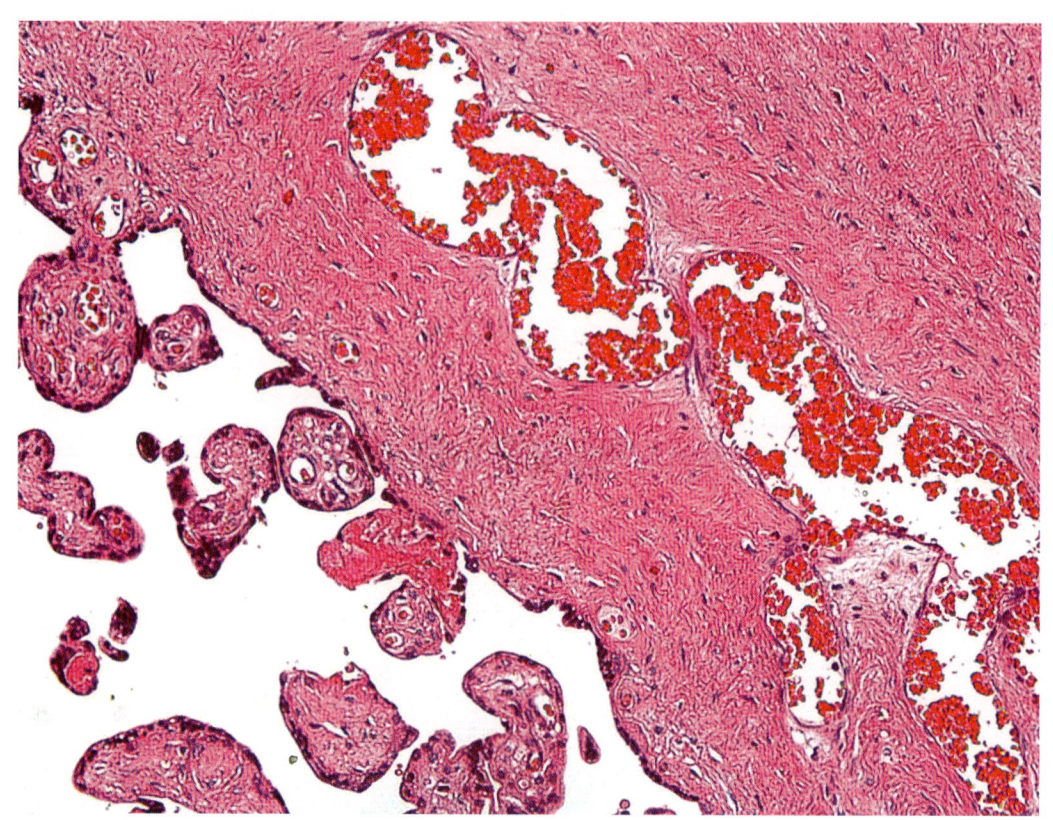

図7-5　NRFSに新生児仮死を合併した生存児に認められた，絨毛血管の隔壁

　次に最近報告した，「幹絨毛の血管病変は死後のものかどうか」について述べる。これは死産に特徴的であるというより，胎盤機能不全に特徴的である。すなわちNRFSや新生児仮死例にも，幹絨毛の血管閉塞や再疎通が認められる例がある。ただし臨床的に程度が軽くなると，死産と比べて血管病変の頻度が下がることを考えると，連続性の病変であって死後に特徴的な変化ではないことが理解できる。

図7-4, 7-5, 7-6をみると，結論としてNRFS，新生児仮死，死産症例に同様の所見があることが証明されている。死産の原因としては臍帯因子や，ほかの章で述べた常位胎盤早期剝離も重要であるが，いずれも炎症や絨毛の異常を合併している。連続性の絨毛の異常には，虚血性病変，chorangiosis, VUEがあり，すでに報告している。異常の程度が高度であれば，臨床的にも合併症は増加する。

　幹絨毛および中間絨毛の血管病変として，fibrin cushion, 無血管絨毛，幹絨毛血管の閉鎖および再疎通，出血性血管炎（HEV），fibromuscular sclerosis（FMS）などがある。末梢絨毛の病変および血管病変として，未熟絨毛，異型絨毛，線維化，コラーゲンの沈着，血管の萎縮，血管の閉塞，無血管絨毛，chorangiosis, VUEなどがある。これらはともに，死産だけでなく，NRFS, 新生児仮死の症例にも認められる。脱落膜の血管異常，あるいは絨毛自体が持っている異常が原因である。

　上記の末梢絨毛，絨毛血管，脱落膜血管の異常については，この章でも症例の中で説明する。

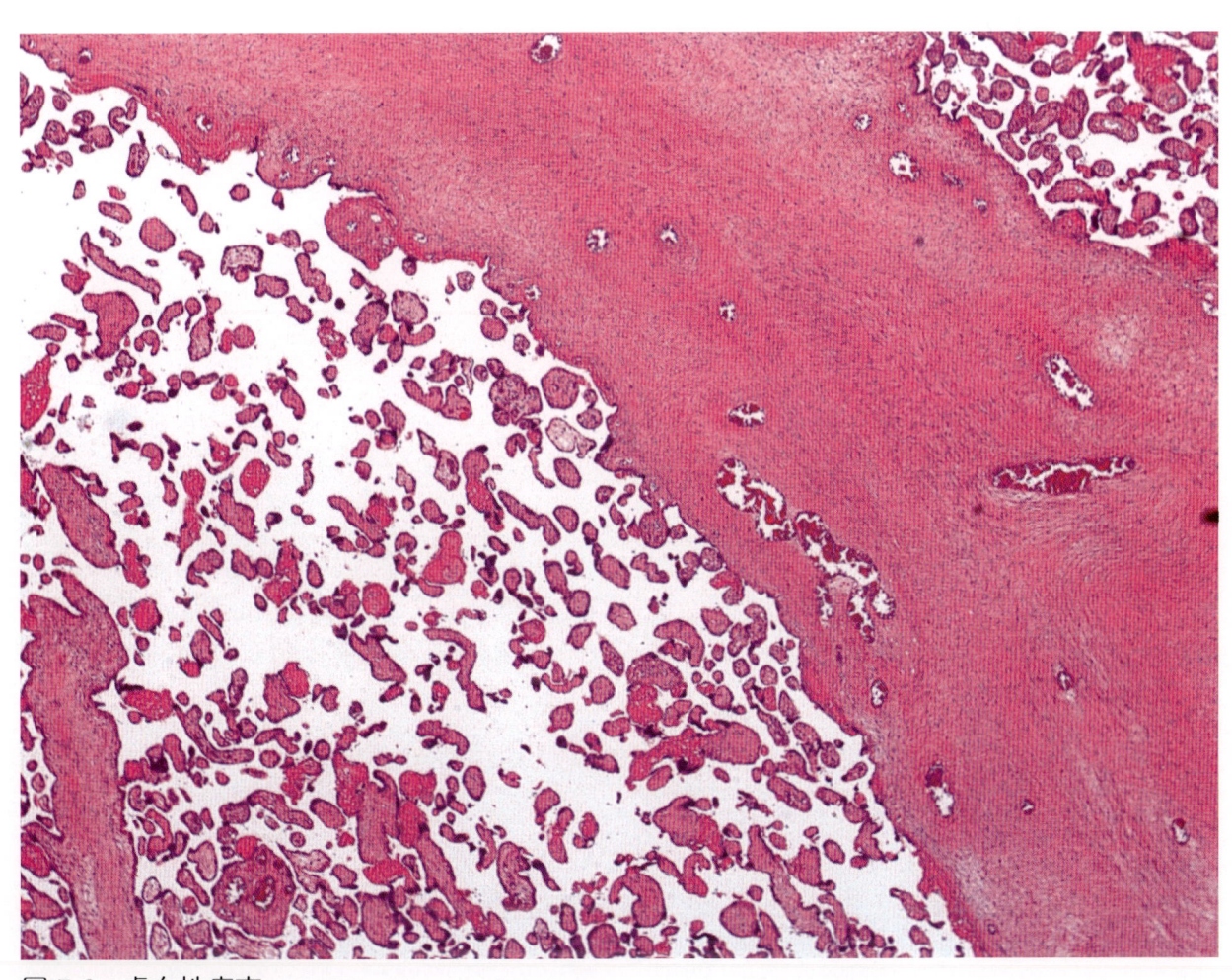

図7-6　虚血性病変
図7-5の弱拡大。周囲に無血管絨毛を認める。

99

症例 1

母体は 0 経妊 0 経産，妊娠 27 週 0 日に切迫早産で母体搬送された。炎症所見の上昇が改善せず，子宮内感染の可能性あり。子宮収縮抑制を強化したが陣痛発来した。陣痛発作のたびに徐脈がみられたため，緊急帝王切開術にて 27 週 4 日に分娩に至る。児は出生体重 1,100 g，男児，Apgar score 7/9 であった。羊水混濁が強く，胎盤は週数相当の大きさだが，組織がもろい印象であった。産婦人科からは，炎症所見の検索を依頼された。

以前はあまり臨床医が胎盤をみることはなかったが，最近は肉眼による観察をしてくれるようになった。ここまで高度な異常であれば，炎症の診断は難しくない。病理報告書には「羊膜壊死・SNF を伴う高度の CAM および臍帯炎」と記載するが，それだけでは不足である。炎症だけでなく血管病変も胎児徐脈と関係していたと考えられるため，「胎盤の血管病変」の記載が必要である(図 7-7，7-8，7-9)。

児の 3 歳 1 か月時の新版 K 式発達検査では全体で 2 歳 2 か月と評価された。炎症と胎盤の血管病変が，児の発達に関係している可能性もあるので，産婦人科医だけでなく新生児科医および小児科医に伝えなければならない。

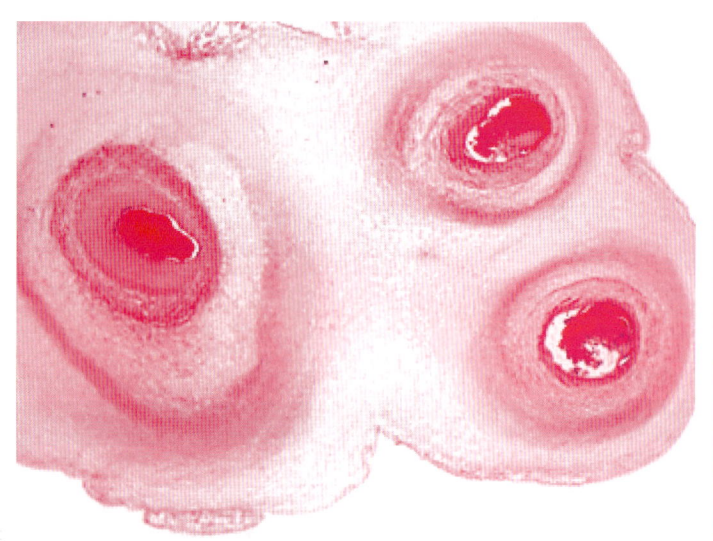

図 7-7　SNF(亜急性壊死性臍帯炎)

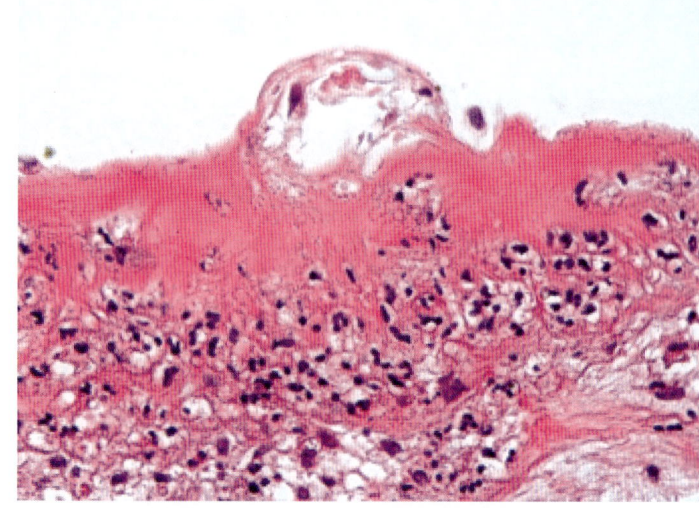

図 7-8　羊膜壊死を伴った CAM の Grade3

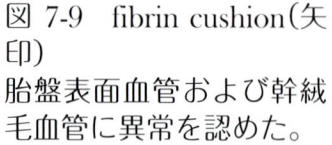

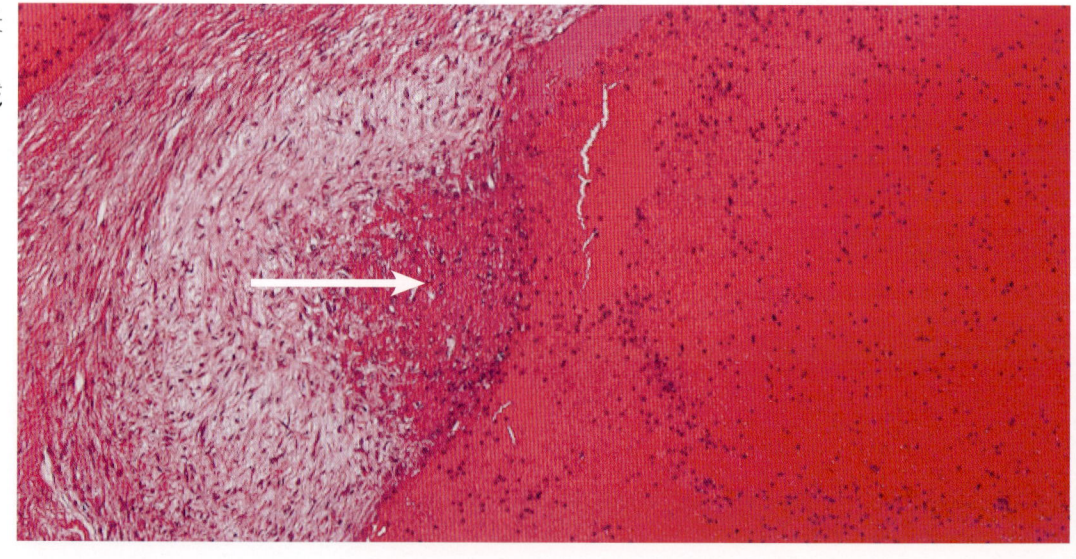

図 7-9　fibrin cushion(矢印)
胎盤表面血管および幹絨毛血管に異常を認めた。

症例2

妊娠41週1日でアトニン誘発中，NRFS(60 bpmのdeceleration)で緊急帝王切開術が施行された。児は出生体重3,000 g，Apgar score 5/9であった。産婦人科医からは胎盤の異常所見の検索を依頼された。

児は新生児管理とはなっておらず，1か月健診でも「正常1か月」と記載されている。

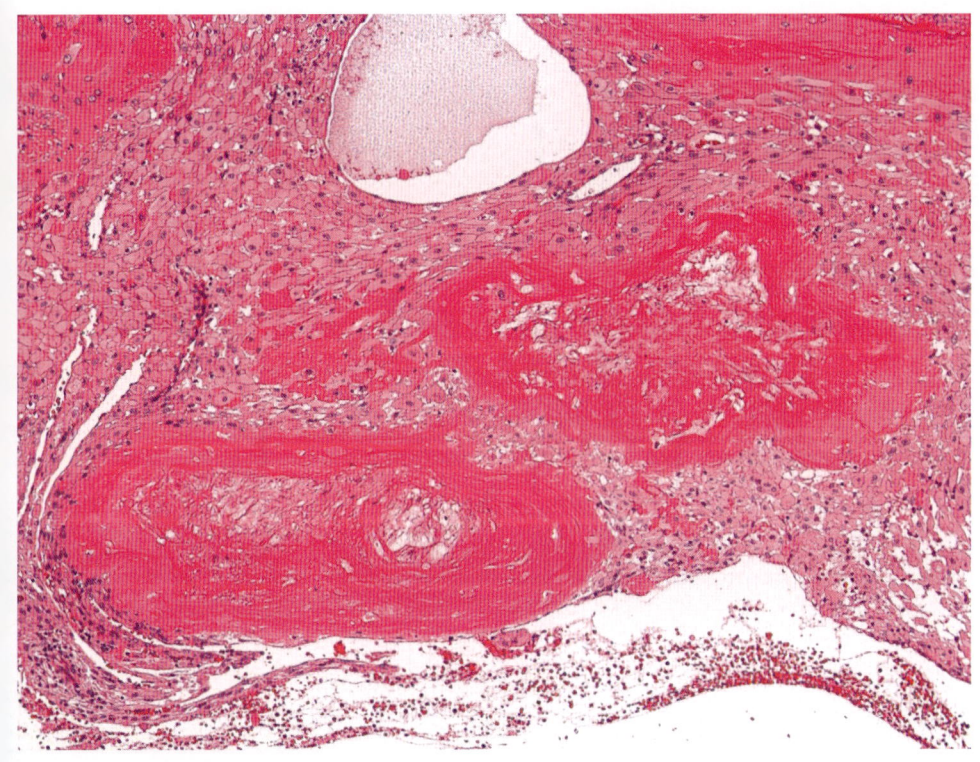

図7-10 脱落膜の血管病変，atherosclerosis
血管の閉鎖を認める。

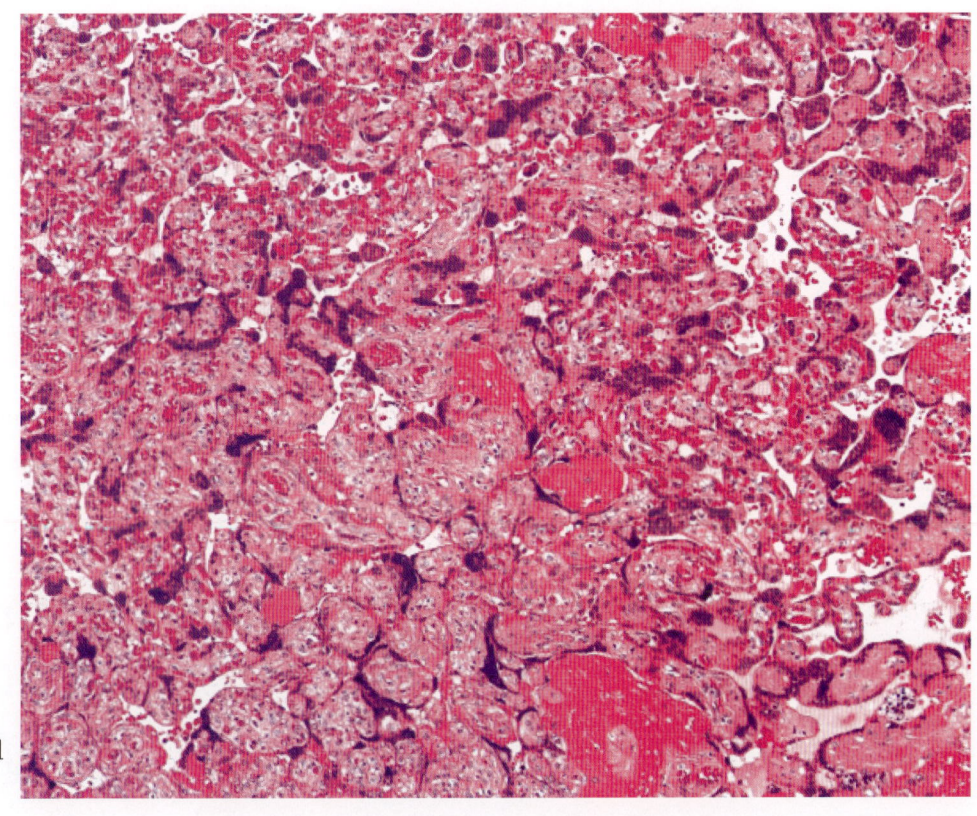

図7-11 梗塞，絨毛虚血
低酸素による反応

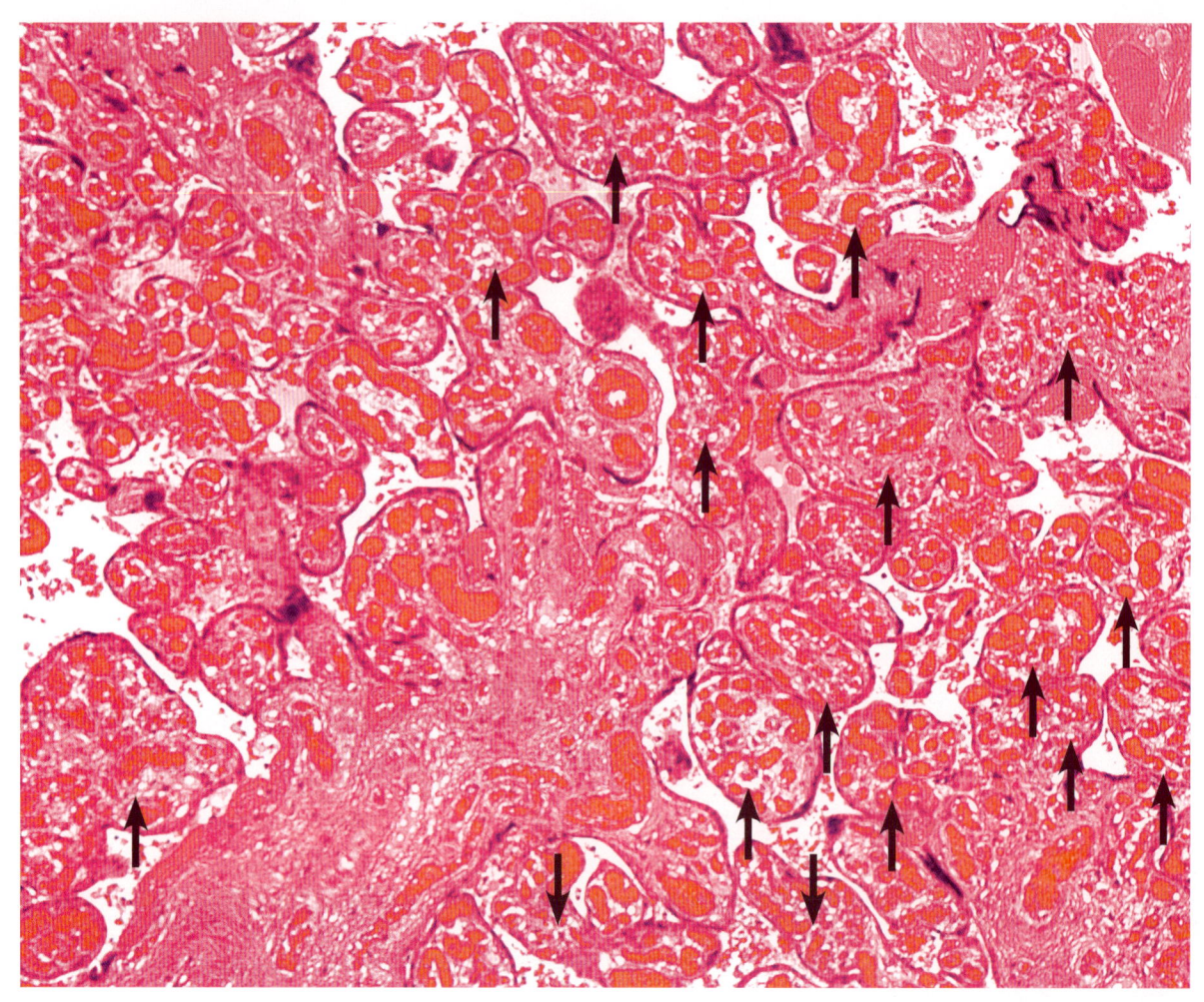

図 7-12　chorangiosis
10 ルールによる診断：10 倍の対物レンズを使用する。1 つの絨毛に 10 本以上の血管が認められる末梢絨毛が一視野に 10 個以上認められるような血管増生を，異なる 10 か所に認める。

図 7-13　無血管絨毛（上位の絨毛血管の閉鎖を疑う）
周囲は代償性に血流が増している。ここにみられるのはうっ血で図 7-12 の chorangiosis とは違う。血管は一見して増加しているようにみえるが，よくみるとそれほど増えてはいない。

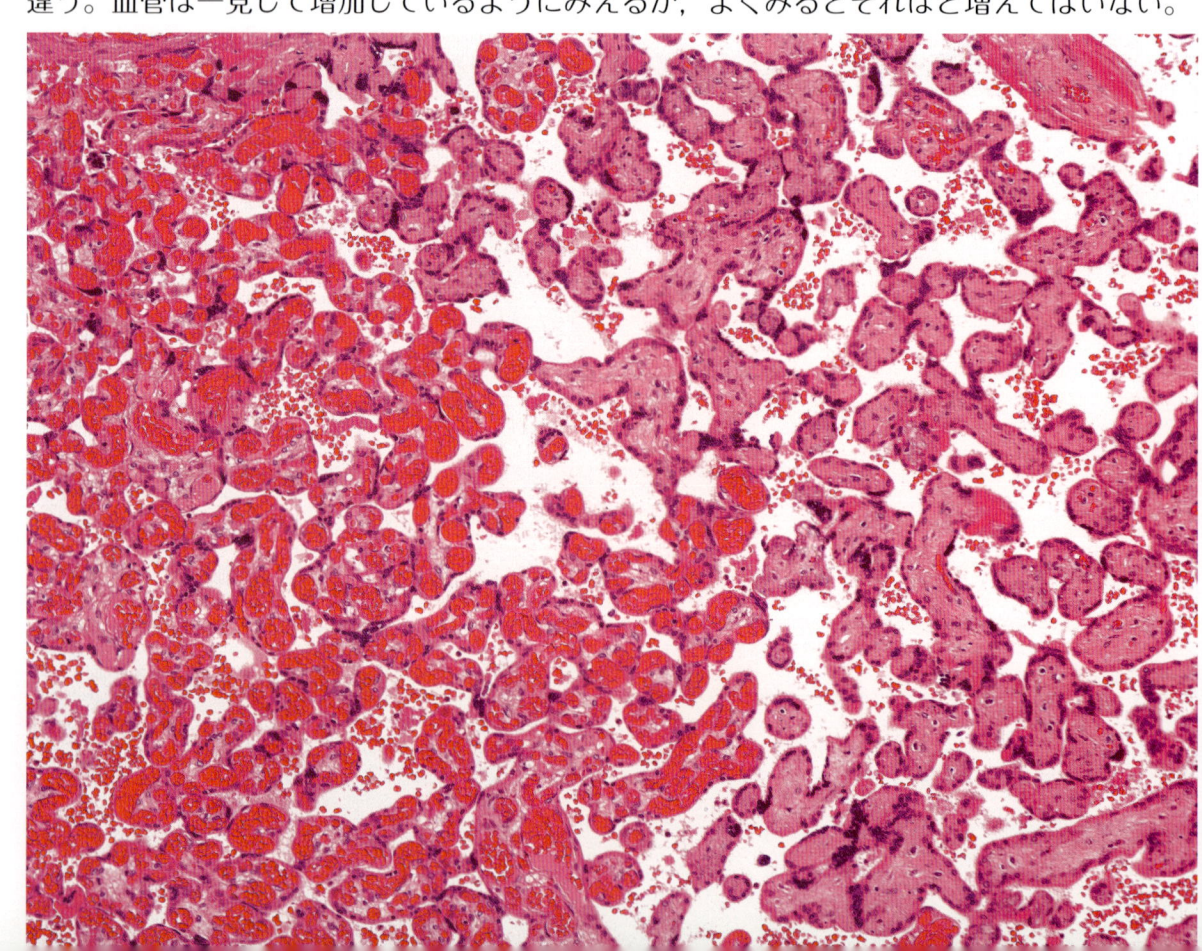

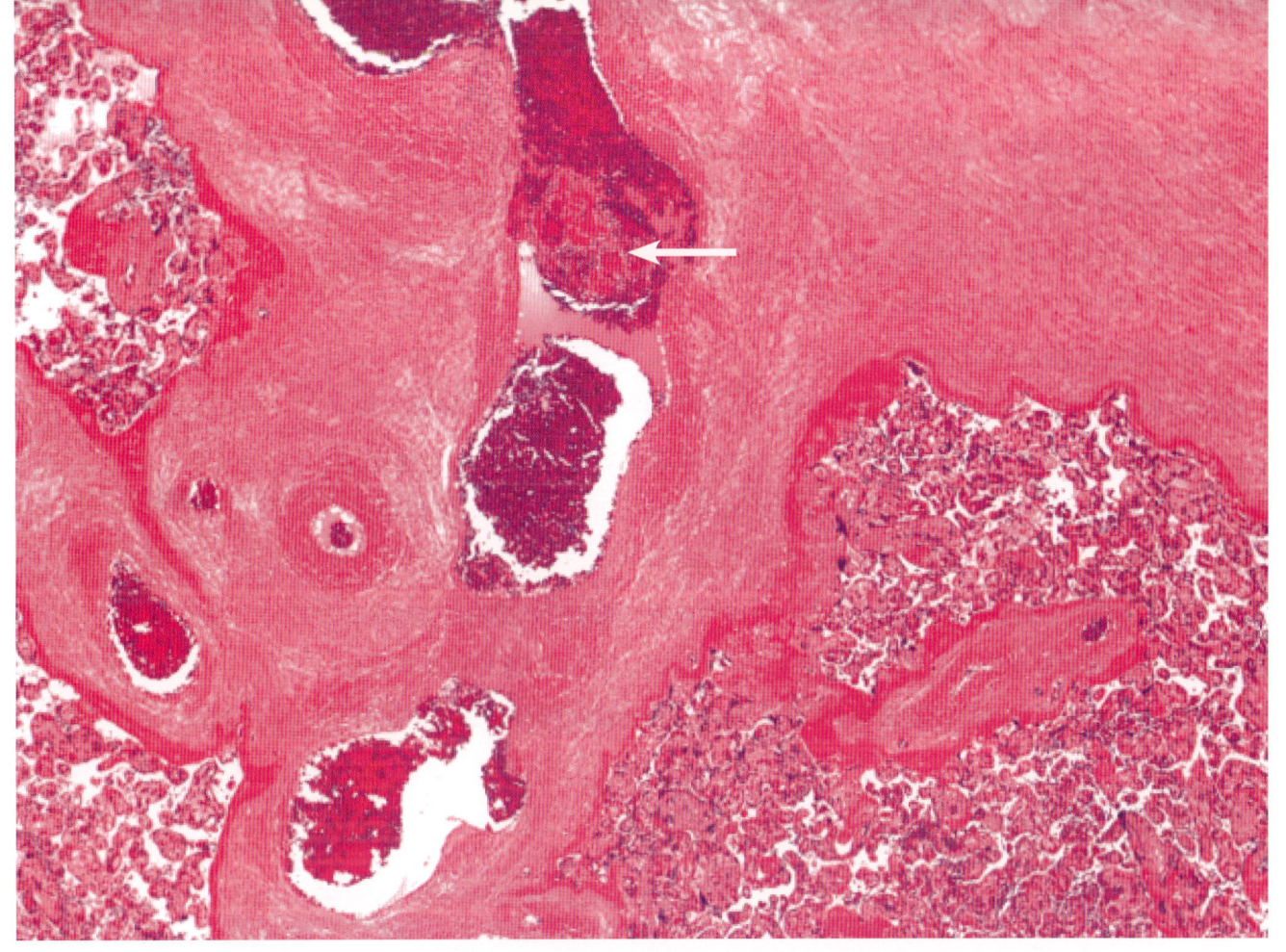

図 7-14　幹絨毛血管異常
幹絨毛静脈内に血栓形成を認める(矢印)。ほかの幹絨毛血管内から流れてきたと考える。

　この症例は，胎盤床の異常(図 7-10)から虚血性変化(図 7-11)を合併し，代償性の血流増加だけでなく，chorangiosis の合併(図 7-12)もあった。無血管絨毛(図 7-13)は，中枢血管の閉鎖を強く疑う。幹絨毛血管内に血塊(図 7-14)を認める。

　この症例で問題になるのは，幹絨毛内の血塊である。胎盤絨毛内の血管は胎児血管であり，すなわちこれは将来，新生児科あるいは小児科医が診察する子どもの血栓ということになる。

　この症例の胎盤が示す NRFS や新生児仮死の原因は以下のとおりである。これだけ所見があっても児は回復する。胎盤はそれだけ代償性のある臓器である。

1. 胎盤床に血管病変がある。
2. 低酸素のため絨毛が壊死を合併し，塊状になっている。
3. 末梢絨毛はおそらく中枢血管の閉鎖のため無血管絨毛となっている。
4. 周囲の絨毛が無血管絨毛を補うため血流を増している。
5. 低酸素を補うため chorangiosis を合併している。
6. 幹絨毛血管内にどこからか流れてきた凝血塊を認める。

胎盤内の胎児血流不全が NRFS を発症させる。胎児血流不全の原因は母体血管異常であり，子宮動脈血流への影響がイメージできる。この流れがわかれば，治療法につながっていくものと考える。

症例3

母体は30代，3経妊1経産，妊娠合併症なし。妊娠20週，前医に切迫早産で入院，胎児体重の発育停止により搬送となった。30週0日，入院時モニターでvariabilityが少なく，超音波でbrain sparing effectを認めた。同日，NRFSの診断で，緊急帝王切開術を施行された。児は出生体重1,000 g，Apgar score 3/6，明らかな奇形はみられなかった。

胎盤は軽度肥厚，肉眼的に白色部分があり，胎盤梗塞が疑われた。産婦人科からは梗塞所見以外の異常所見検索を依頼された。診療録には「広範囲な梗塞，NRFS，FGR」と記されていた。病理診断はperivillous fibrin change（PVFC）。有効な胎盤容積は約10～20％と推定した。

図7-15，7-16，7-17，7-18，7-19をみただけで正常に機能する箇所の少ない胎盤であることがわかる。広範囲な梗塞という呼び方には少し違和感がある。梗塞というのは主要な血管が閉鎖することでその末梢組織が障害を受け機能が

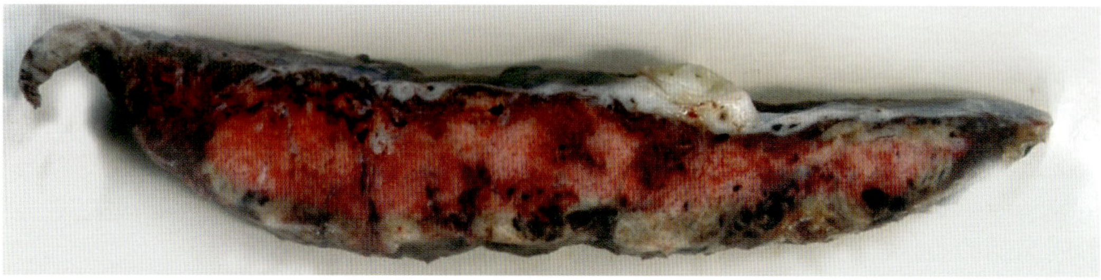

図7-15　標本の割面の肉眼像
胎盤全体に白色の硬化像を認める。

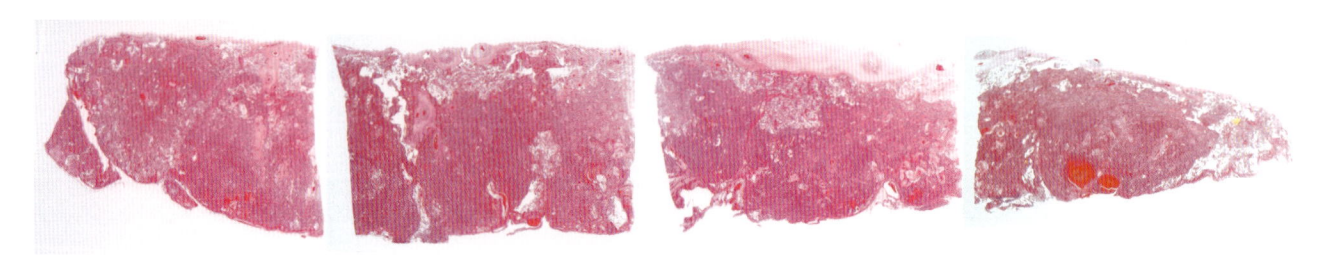

図7-16　割面のルーペ像
胎盤の端から端まで凝集したいかにも胎盤機能が消失した像である。

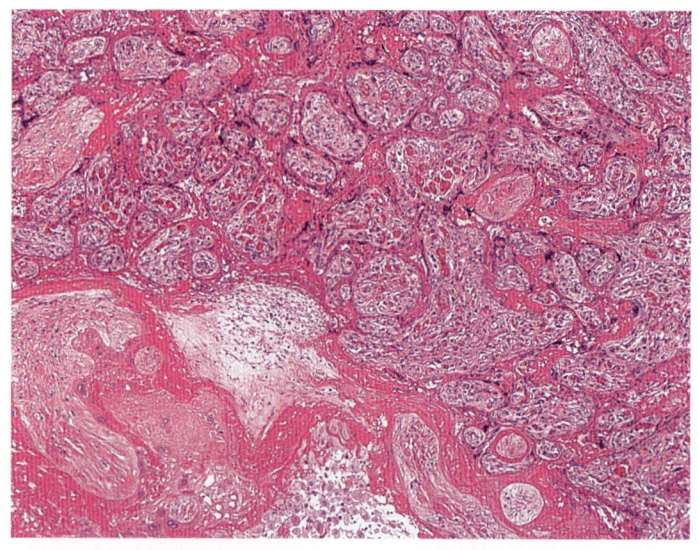

図7-17　母体面から広がるfibrin沈着 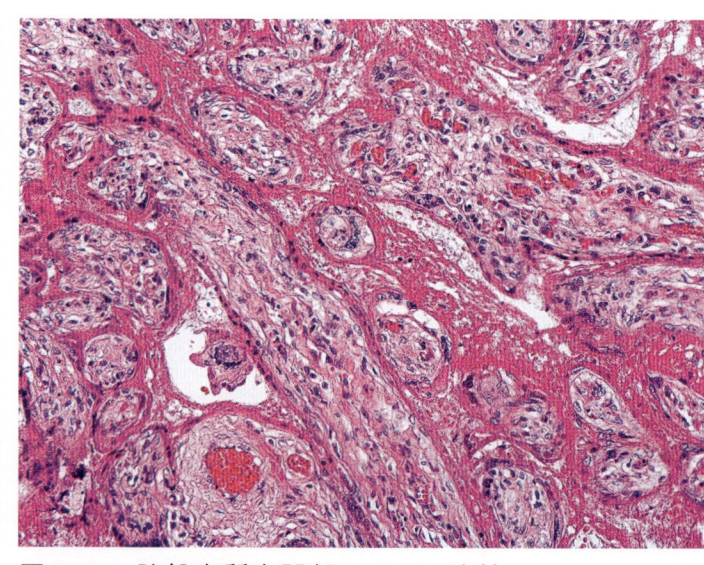　　　図7-18　胎盤実質中間部のfibrin沈着

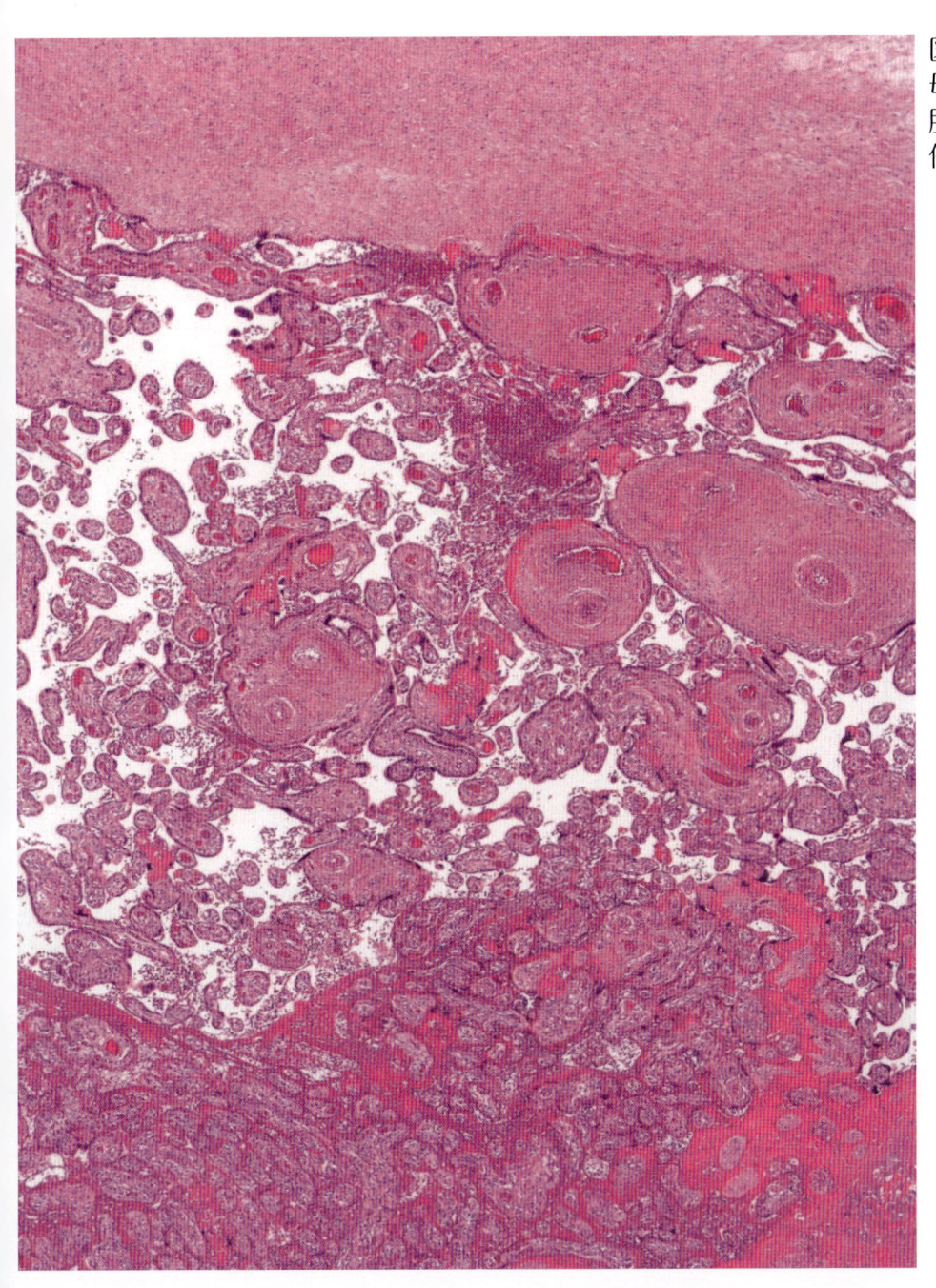

図7-19 胎盤胎児面
母体側は図7-17, 図7-18参照。胎児面にごくわずか正常の機能を保つ絨毛を認める。

なくなることである。ほかの臓器でいえば, 例えば心筋梗塞のような例をいう。しかし, この例は絨毛の周囲にfibrinが沈着して機能を失わせる病理像で, 私はPVFCと診断する。

　酸素投与は16日で中止となり, 修正39週5日で退院となっている。2歳11か月時の新版K式発達検査では全体で3歳6か月と評価された。

　以前は, 膠原病の関与や凝固異常が報告されていた。最近は, このような病態に遺伝子異常(long-chain 3-hydroxyacyl-CoA dehydrogenase：LCHAD) deficiencyがあることがわかってきている。Freshな状態でも慣れれば診断がつくので, 研究部門と連携を取り, 研究を進めて欲しい。早産を繰り返す例についてはヘパリンが使用されてきたが, 新たな治療法が生まれる可能性もある。胎盤が我々に教えてくれたのは, 今後の病態の解明, 母や児の合併症などのfollowの大切さである。

105

症例 4

妊娠 26 週,妊婦健診時に,母体血圧 131/79 mmHg と高値。FGR(− 2.3 SD)を認め,胎児臍帯動脈血流途絶のため母体搬送となった。

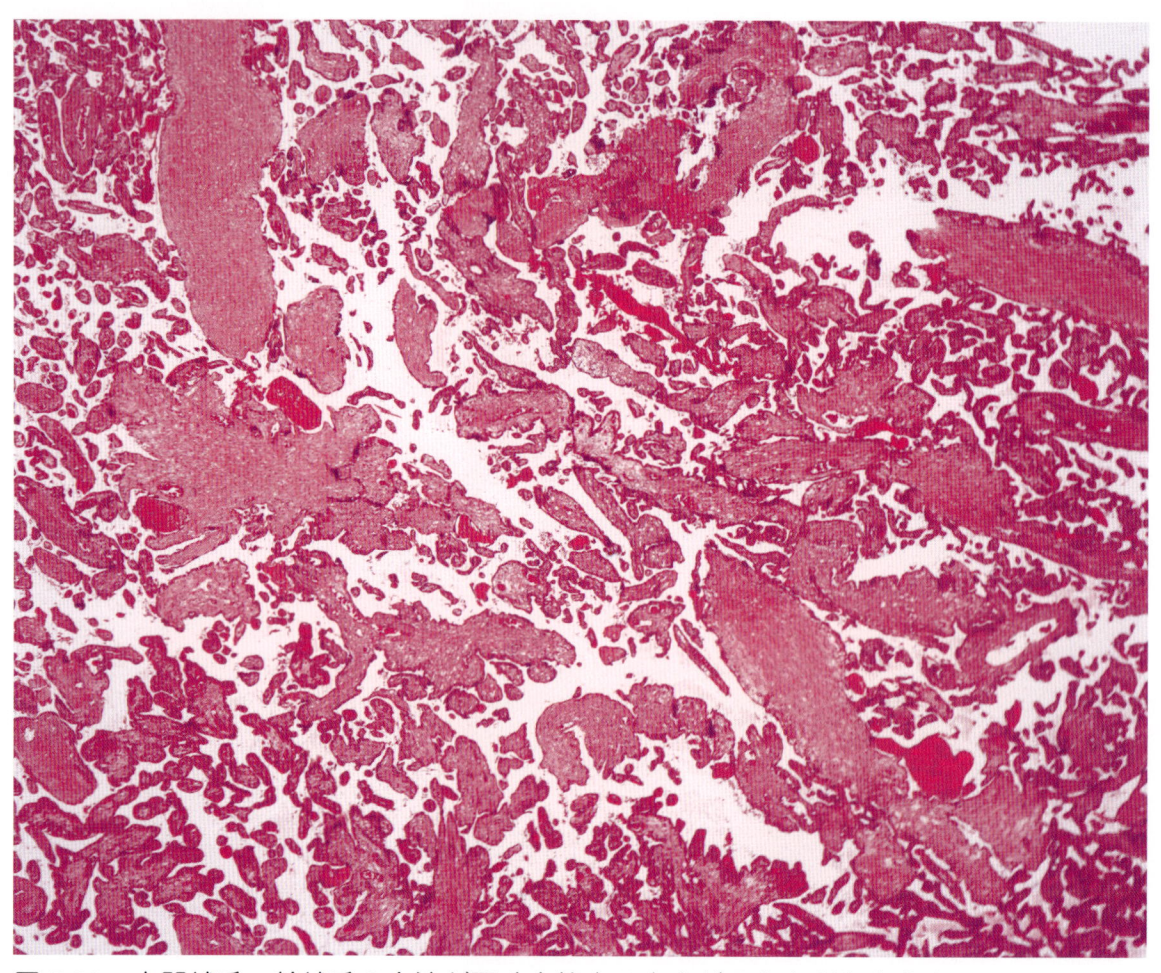

図 7-20 中間絨毛,幹絨毛の血流が悪く血管内の赤さがほとんどわからない。

図 7-21 異型絨毛
くびれが強い大型の絨毛内には筋層を伴う血管がみあたらない。

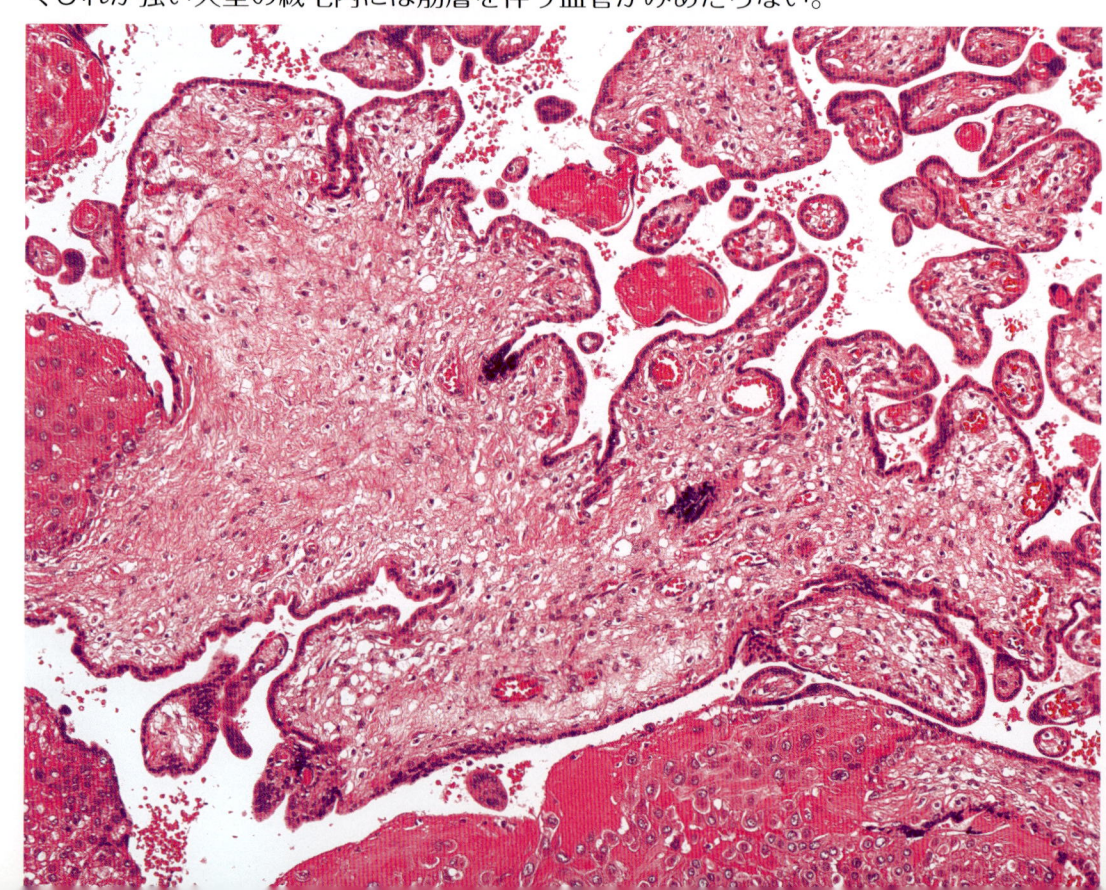

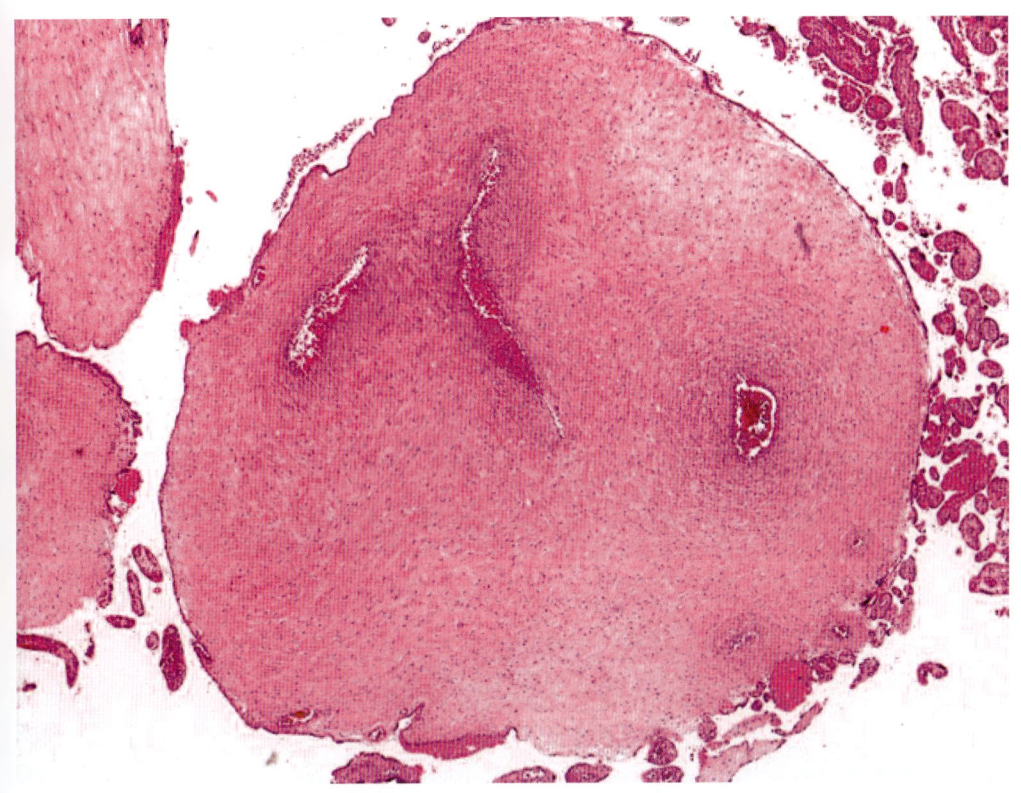

図7-22 幹絨毛の血管異常
間質の線維化，血管筋層の萎縮が認められる。

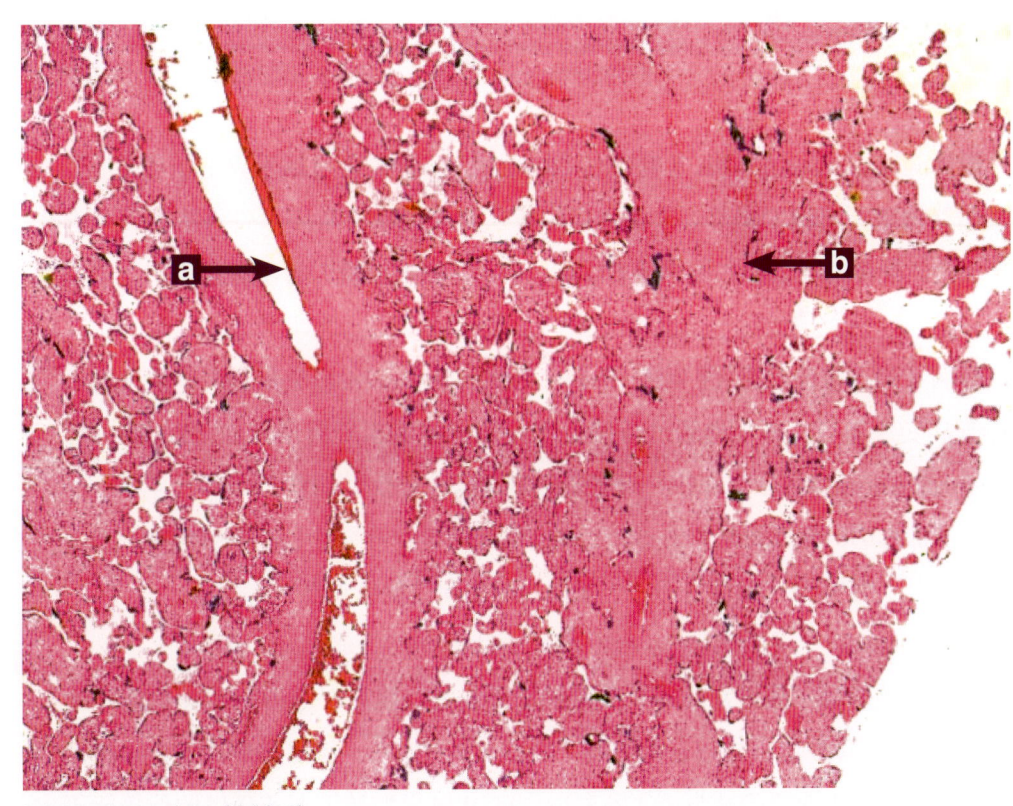

図7-23 2本の幹絨毛
血管が拡張した幹絨毛(矢印a)と，萎縮した幹絨毛(矢印b)が並んでいる。

胎児心拍モニターでvariable decelerationと臍帯動脈血流途絶を認め，同日緊急帝王切開術が施行された。児は出生体重500 g(FGR)，Apgar score 2/2，RDSはBomsel分類Ⅲ度，酸素は72日間必要でCLD，PVL(脳室周囲白質軟化症)を合併していた。

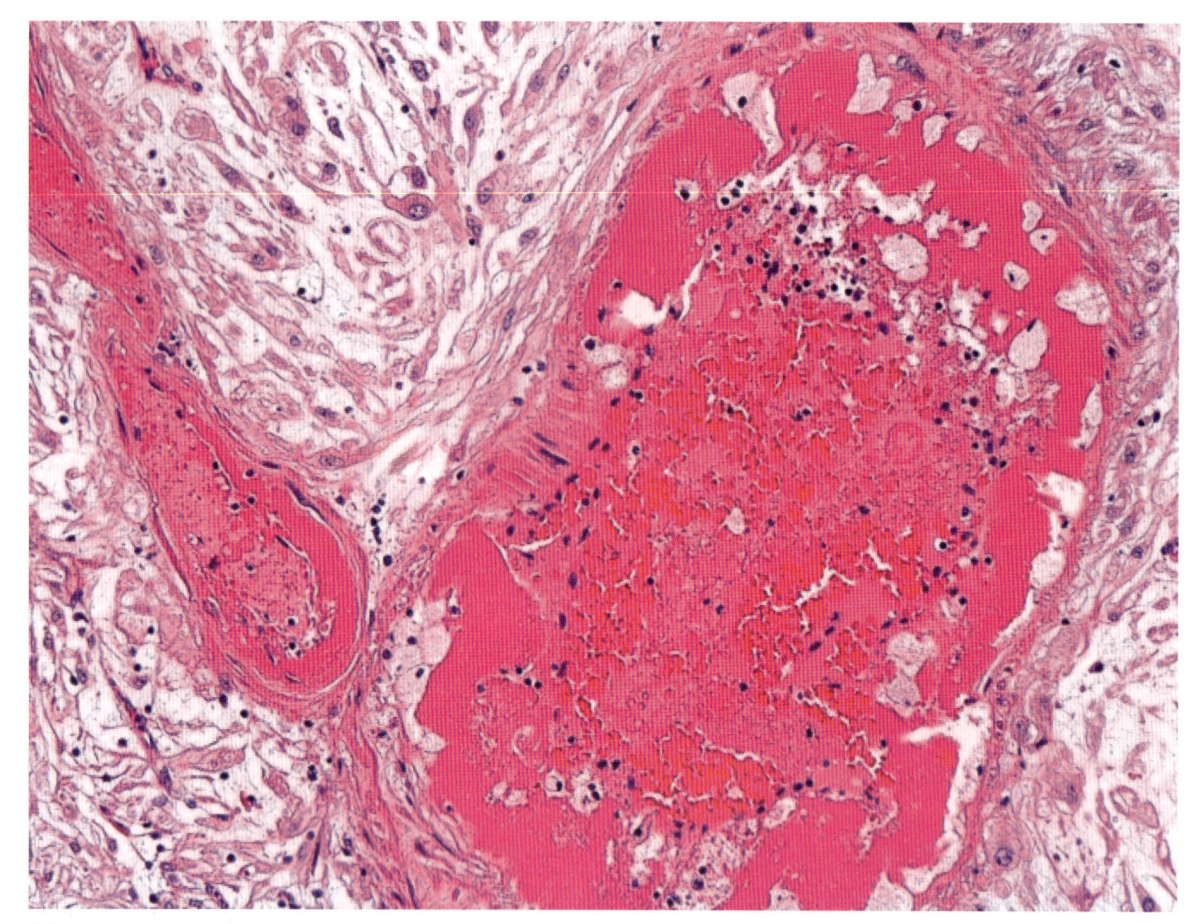

図 7-24　atherosclerosis

　母体面に atherosclerosis を合併していたが，異型を伴う絨毛異常から発症した胎盤機能不全例である。末梢から中枢までの血管異常により新生児仮死を伴った。死産になっても不思議ではないほど，絨毛血管の異常を認める。

　症例 4 の 5 枚の写真(図 7-20, 7-21, 7-22, 7-23, 7-24)を示した。脱落膜に血管病変があり，絨毛血管は幹絨毛から末梢絨毛まで異常で血流が悪いが，syncytial knots は目立たない。母体血管の異常もあるが，図 7-21 に示すように絨毛そのものの発育異常もある。これを異型絨毛から発症した胎盤機能不全と診断した。図 7-22 の絨毛をみると臍帯動脈血流途絶は当然と考える。

　この症例では，病理からみた胎盤機能不全と，臨床からみた胎児機能不全(NRFS)の関係がはっきりと示されている。すなわち，臍帯動脈血流の途絶や NRFS は絨毛内血流の減少によるもの，FGR は異型絨毛あるいは胎盤機能不全によるもの，母体の PIH は atherosclerosis(図 7-24)によるもの，と胎盤がその因果関係を示している。今後は臨床例で対策を考えていただきたい。

症例 5

　母体は妊娠 20 週から当院で管理されていた。妊娠 33 週 2 日の妊婦健診時に胎動が少なくなったと訴えた。「モニターでは心拍異常は認めず，以後胎動もあった」と記載されている。下腹部痛で再来院時，胎児心拍を認めなかった。妊娠 34 週 3 日，死産分娩となった。児は出生体重 2,400 g，女児，Apgar score 0/0，外表奇形を認めなかった。産婦人科からは死産の原因となる所見を依頼された。

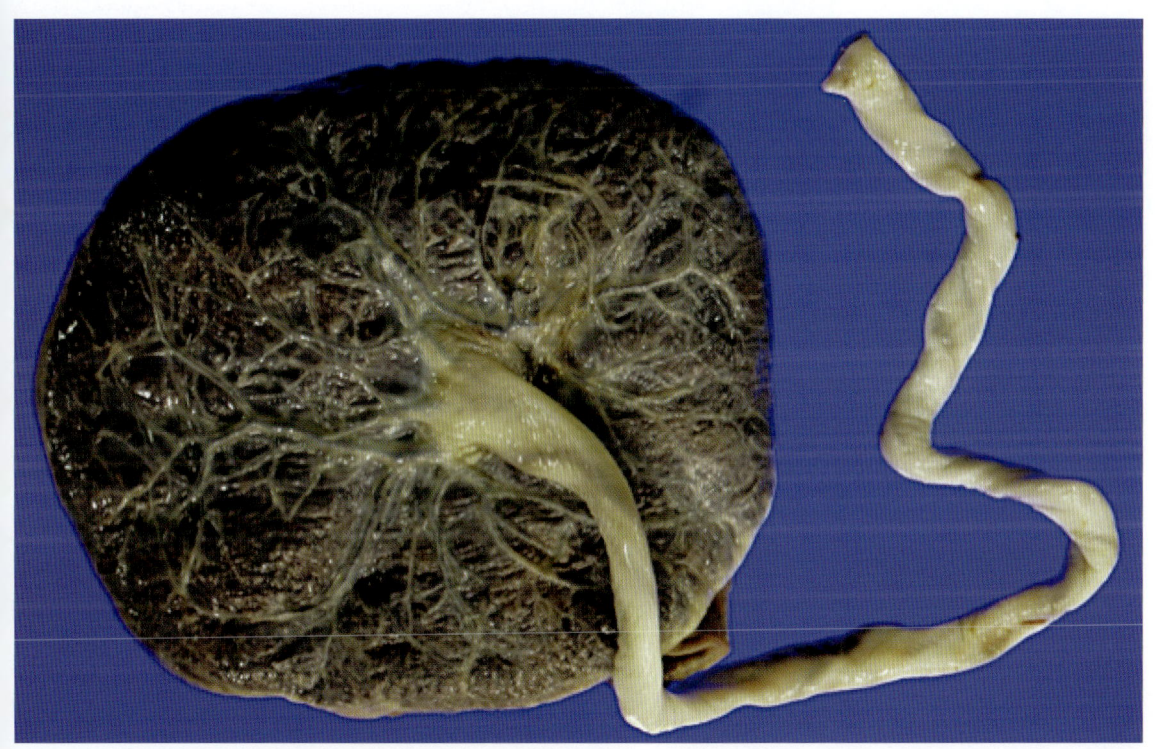

図 7-25　胎盤表面の色は固定後なので不明
胎盤表面の血管は萎縮している。臍帯は中央付着で過捻転などない。

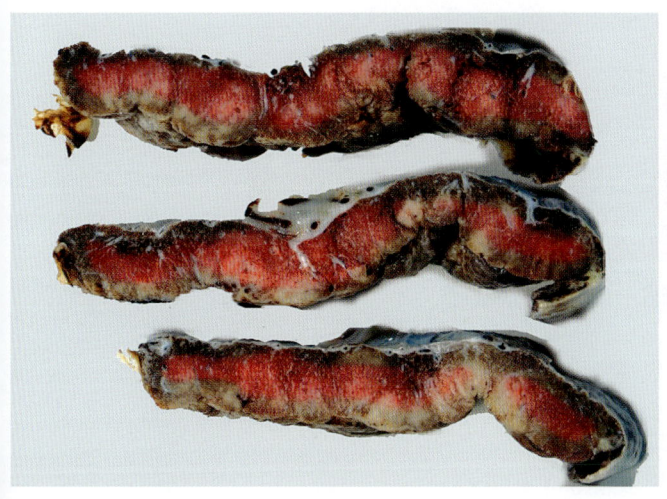

図 7-26　割面
胎盤実質は固そうで母体面側がより白い。これは母体側の絨毛血流が少ないからである。初期の梗塞像を示している。

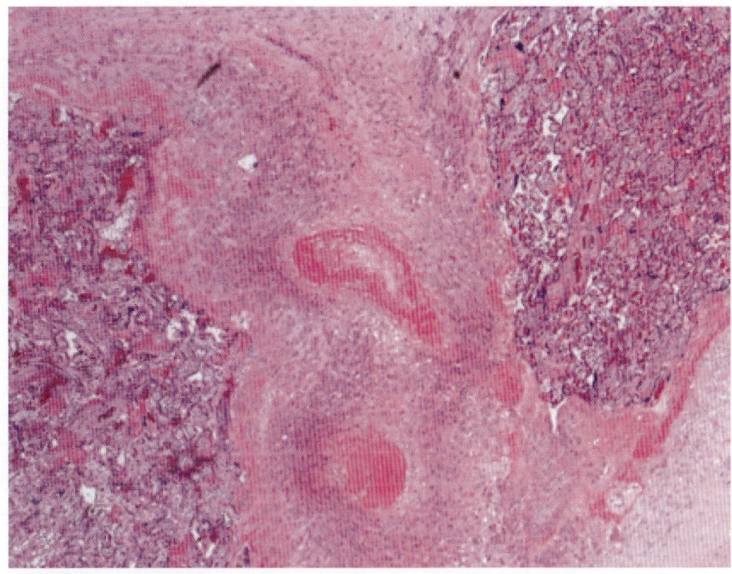

図 7-27　胎盤床
血栓と周囲の絨毛は固まっている。絨毛内の血流が悪いため赤くはない。梗塞の初期像である。

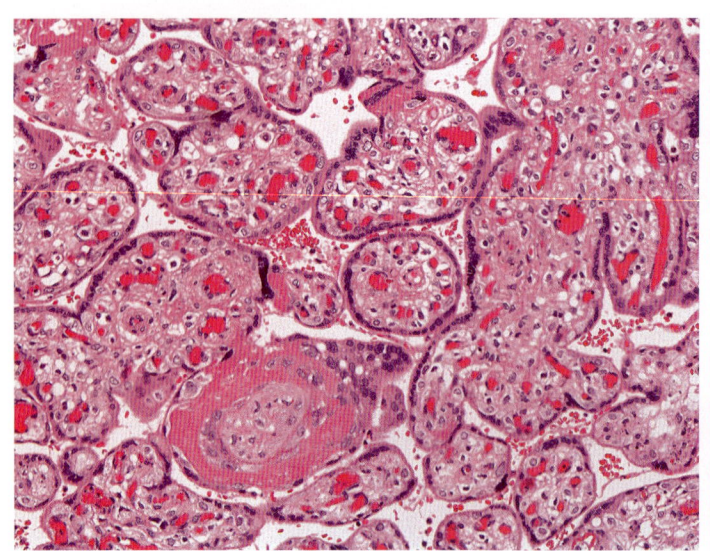

図 7-28　末梢絨毛の血流異常

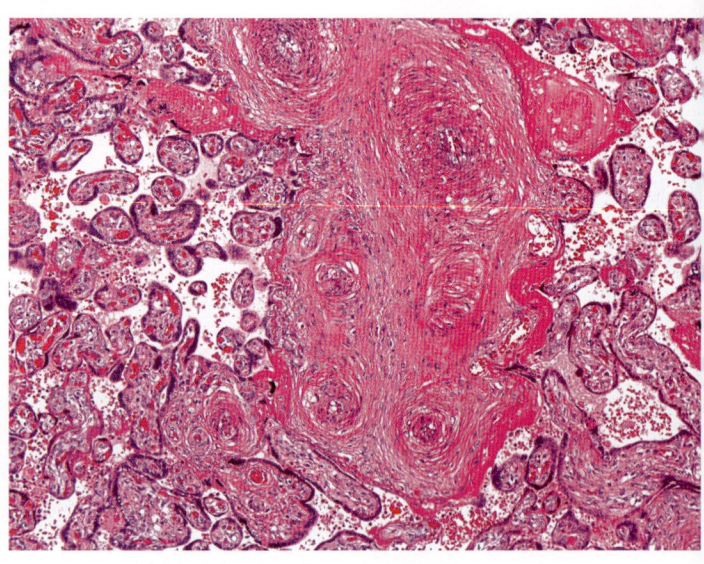

図 7-29　幹絨毛血管の蛇行と萎縮

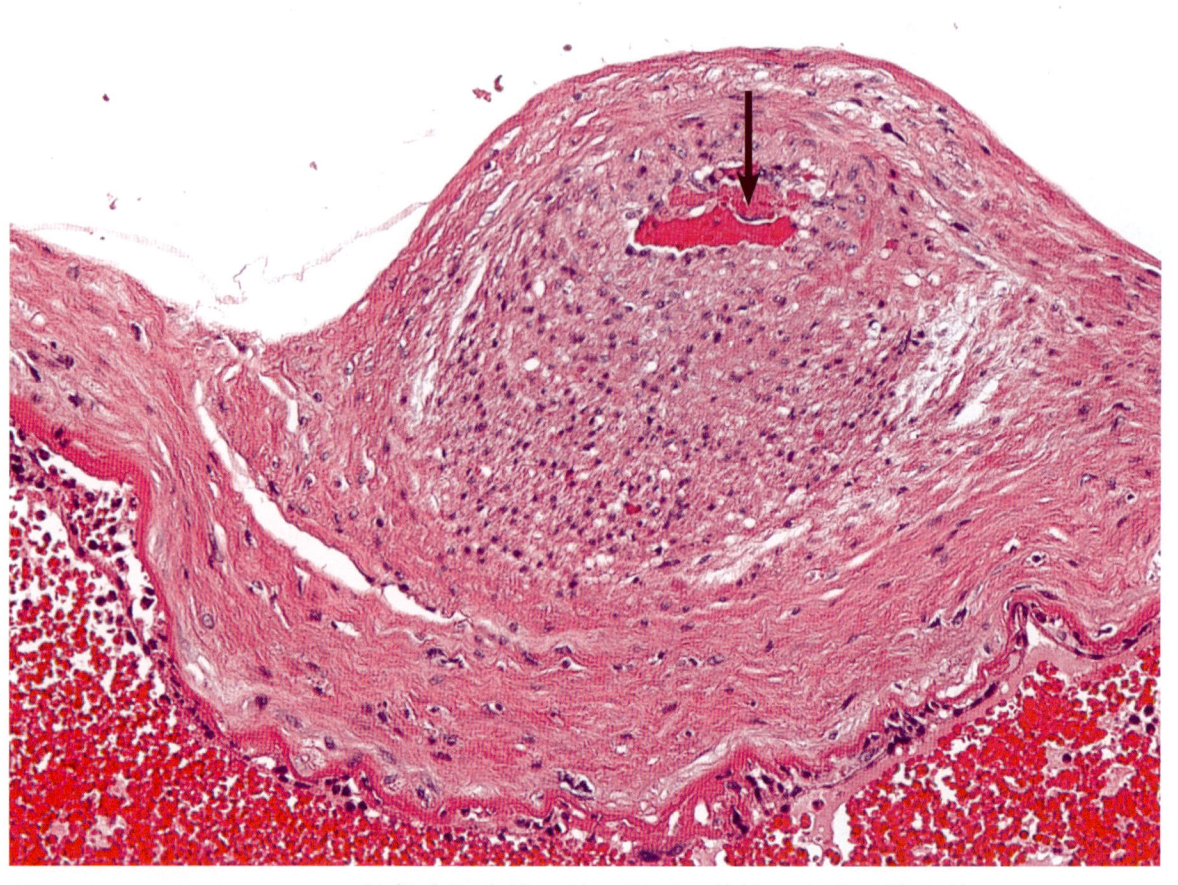

図 7-30　CAM の Grade1　胎盤表面血管の壁の肥厚，萎縮，内腔の狭窄および血栓（矢印）

　死産の原因は，胎児胎盤機能不全のうち胎盤血管の異常であることが明らかである。胎盤床の血管から末梢絨毛，中間絨毛，幹絨毛，胎盤表面までのすべての血管が障害を受けている。ここでも，絨毛血管や胎盤表面は血管異常が死後の変化かどうかが議論されるが，ほとんどが生前の反応性のものと考える。この症例の異常の発端は胎盤床である。胎盤床の障害に対して，末梢絨毛は虚血性病変や chorangiosis で対応しているが，後に破綻し，血流が悪くなる。あるいは末梢絨毛に異常があり，血流を保てなくなる。肉眼でも末梢あるいは胎盤床が幹絨毛や胎盤表面と比べて，より白いというのが 1 つの証拠である。も

う1つは幹絨毛血管の蛇行である。末梢の圧力が高いので幹絨毛血管が蛇行し，胎盤表面の血管も壁が肥厚して内腔に血栓を作るからである。すなわち，いずれも生体反応と考え，生前のものとした。死後に chorangiosis，幹絨毛血管の蛇行や胎盤表面血管筋層の肥厚は発生しない。

　ここでもし胎盤床の異常に異論があるとしても，異常が始まったのは末梢絨毛なので，この症例の病態および死産の原因は胎盤であり，胎盤床付近から始まっているということは肉眼像，割面で明らかである(図 7-25, 7-26, 7-27, 7-28, 7-29, 7-30)。

　最初の解説にあるように，絨毛の血管異常は閉鎖も含め，NRFS，新生児仮死，死産のいずれにも認められるが，臨床状態が厳しいほど胎盤病理所見が高度であることは当然である。

　超音波所見には，質的な診断を含めて病理所見との突き合わせが必要である。その他，心拍モニターなども再調査し，死産に至らないよう管理してほしい。

　また，NRFS や新生児仮死の児に幹絨毛閉鎖症例があるということは，児に低酸素状態の後遺症を生じる可能性がある。小児科の先生方にも，もっと胎盤所見を利用していただきたい。

IF…

If, the mother has complications, after delivery you should observe the placenta and ask pathologists to examine it.

If, the baby has problems, you should ask for a pathological examination of the placenta.

If you can do this, you will be taking great steps for mother and baby.

8. 非免疫性胎児水腫―胎児胸水，胎児腹水を含む

　胎児水腫（NIHF）とは，何らかの原因で多量の水分が胎児の血管外の組織に蓄積されることにより，胎児に広範な浮腫や体腔内（胸腔や腹腔）の液体の貯留を引き起こす臨床上の状態であり，胎児，胎盤あるいは母体のさまざまな疾患によって引き起こされる病的な状態の最終段階である。病因は免疫性（全体の約15％）と非免疫性に大別され（全体の約85％），それぞれに分類される疾患は多岐にわたる。

　免疫性胎児水腫の原因には血液型不適合がある。

　非免疫性胎児水腫の原因には，心血管系の異常，染色体異常（ダウン症候群：21トリソミー，そのほかのトリソミー，ターナー症候群，三倍体など），奇形症候群，血液学的疾患（α-サラセミア，血管腫，胎児母体間輸血症候群），双胎間輸血症候群（TTTS），呼吸器異常（先天性横隔膜ヘルニア），尿路系異常（尿道狭窄），消化管系異常（消化管閉鎖）などがある。

　薬剤性の原因や，そのほかにウイルス感染も原因としてあげられる。双胎妊娠やトリソミーなどはほかの章で扱うので，この章では胎児胸水を合併した胎児母体間輸血症候群例，胎児水腫を合併していた胎児後腹膜腫瘍例，妊娠29週に少量の腹水を合併していたサイトメガロウイルス（CMV）例について解説する。

　胎児母体間輸血症候群は，母体血中の胎児性ヘモグロビン（HbF）の証明，母体末梢血中に児の血球を証明することで診断しているが，胎盤病理ではまさに出血している場所を観察することができる。

　原因は不明といわれているが，今回示した例ではVUEを合併しており，絨毛や絨毛血管が破壊された時に胎児血が母体に流入したと考えられる。まれではあるが，すでに成書で説明しているように絨毛癌が絨毛を破壊する時に胎児血が母体血流に入ったり，常位胎盤早期剥離の章で示したように，胎盤が剥がれる時に絨毛がやぶれ，胎児血が母体内に流れ込むこともある。これらは胎盤病理で証明することができる。

　CMVについてはほとんど通常の染色で診断がつくが，ここでは診断のコツを紹介する。また，胎児後腹膜腫瘍血管腫については，胎児循環不全を発症し，胎児水腫を合併していた症例を紹介する。

症例 1

　骨盤位のほか，妊娠経過に特記事項はない．1週間前からやや胎動少なめ，2～3日前よりさらに減少し，妊娠34週1日に前医を受診した．胎児well-being検査(ノンストレス・テスト：NST)で細変動(variability)が消失し，徐脈を認め，NRFSの診断で母体搬送された．エコーでEFBW －2.0 SD，胸水貯留を認め，緊急帝王切開術が施行された．児は出生体重1,700 g，Apgar score 1/4，Hb 4.3 g/dL，アルブミン1.5 g/dLであった．母体血中HbFは4.1％，AFPは4,150 ng/mLであった．

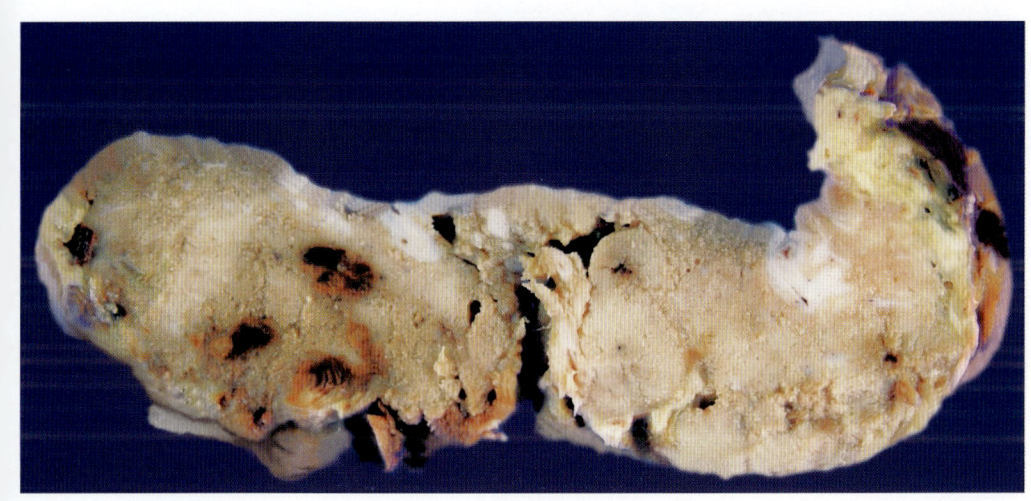

図 8-1　胎盤割面
厚くて浮腫状の割面，絨毛実質内の出血がみられる．

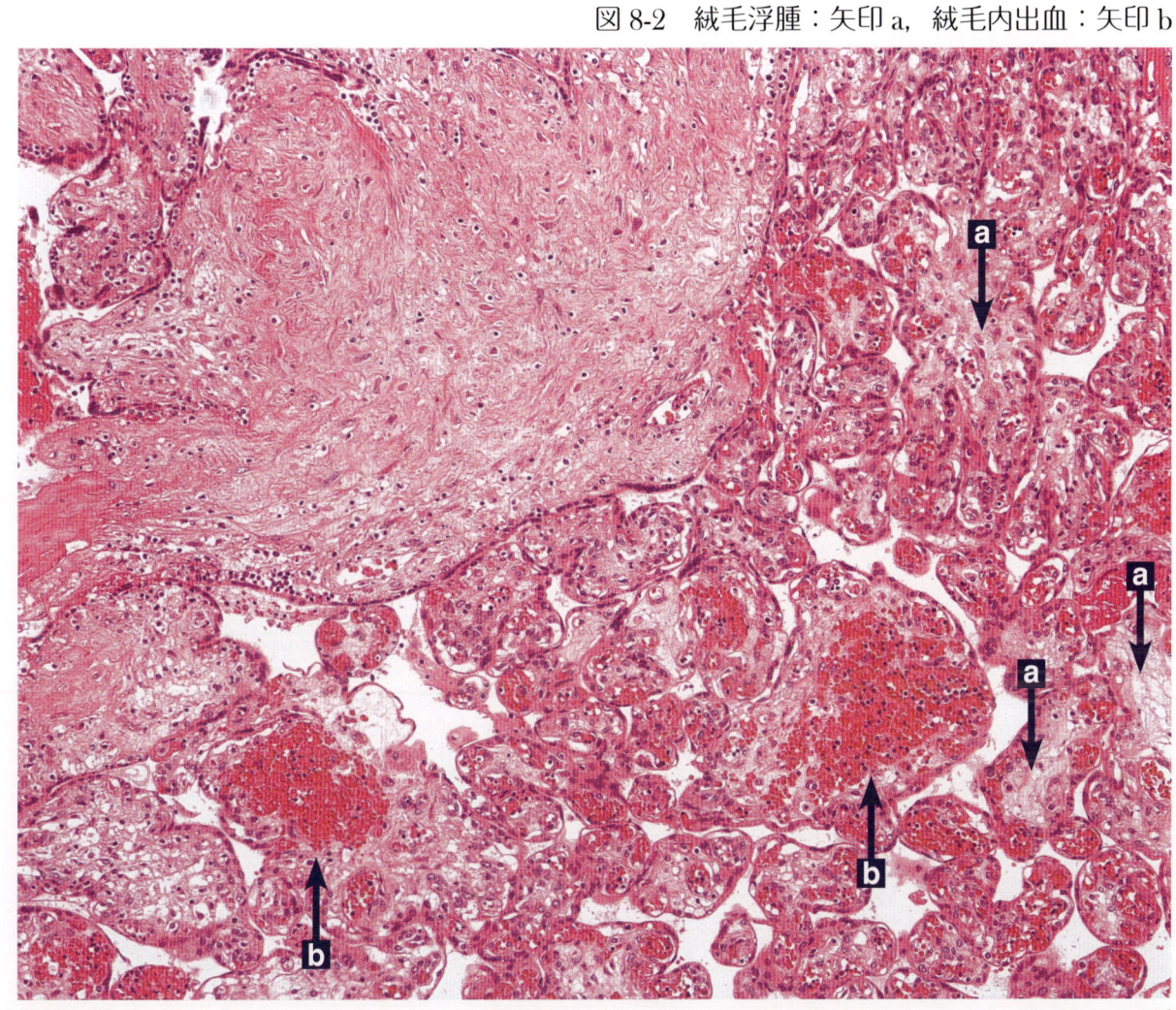

図 8-2　絨毛浮腫：矢印a，絨毛内出血：矢印b

児は全身が蒼白で体動はほとんどなく，自発呼吸は浅表性であった。外表奇形はなく，筋緊張は低下していた。重症貧血ショック状態のため，輸血を行われた。重症仮死，重症貧血と診断されている。RDS の Bomsel 分類Ⅲ度，サーファクタント 2 バイアルを使用した。胎児母体間輸血症候群と診断された。在

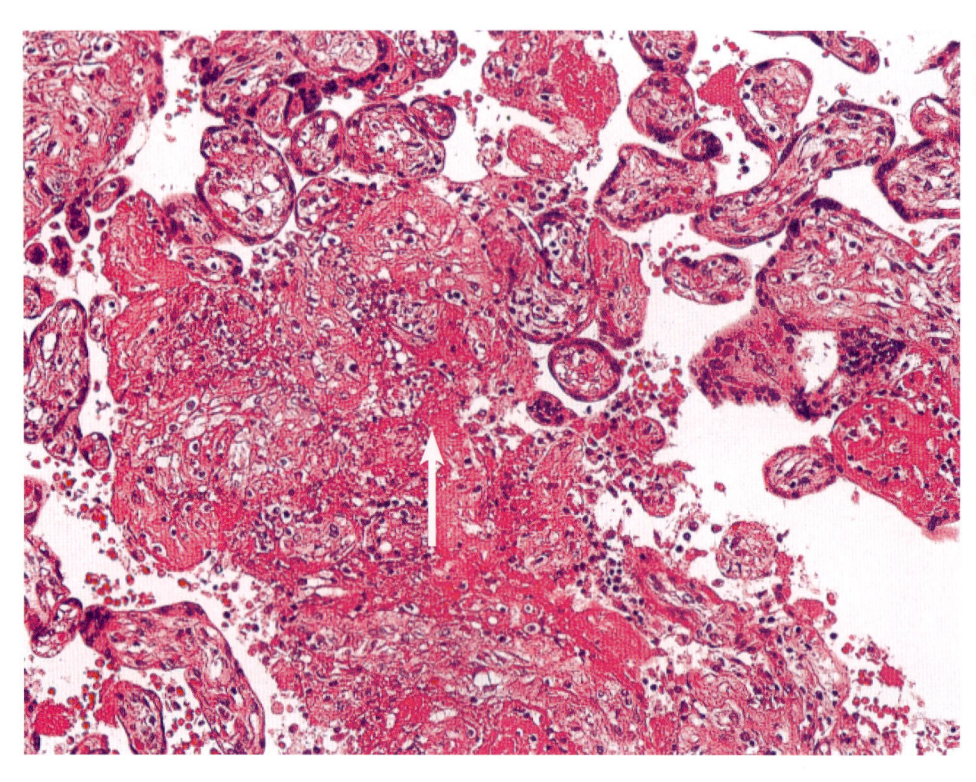

図 8-3 VUE(矢印)
絨毛がリンパ球の浸潤により破壊されている。

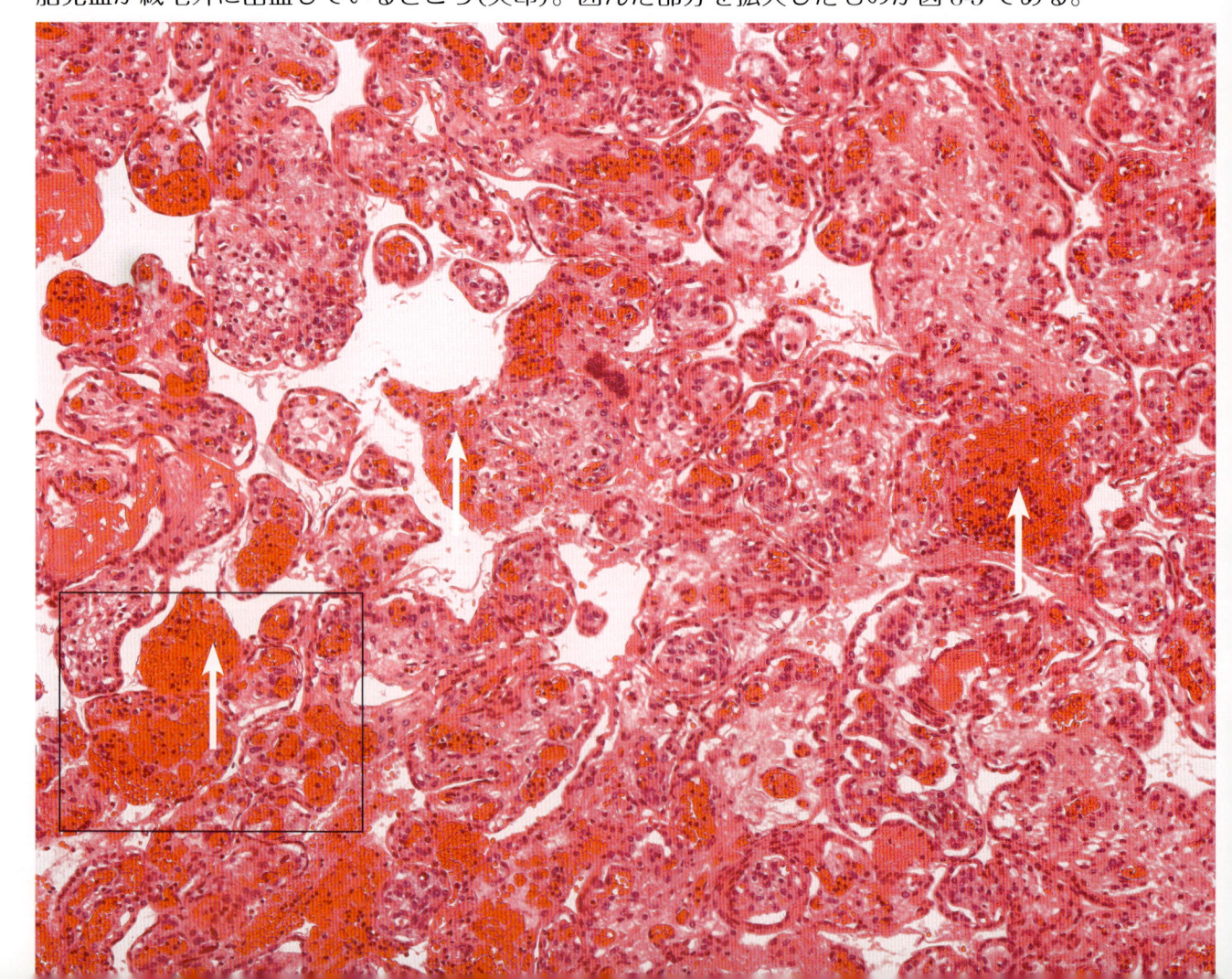

図 8-4 胎児母体間輸血症候群
胎児血が絨毛外に出血しているところ(矢印)。囲んだ部分を拡大したものが図 8-5 である。

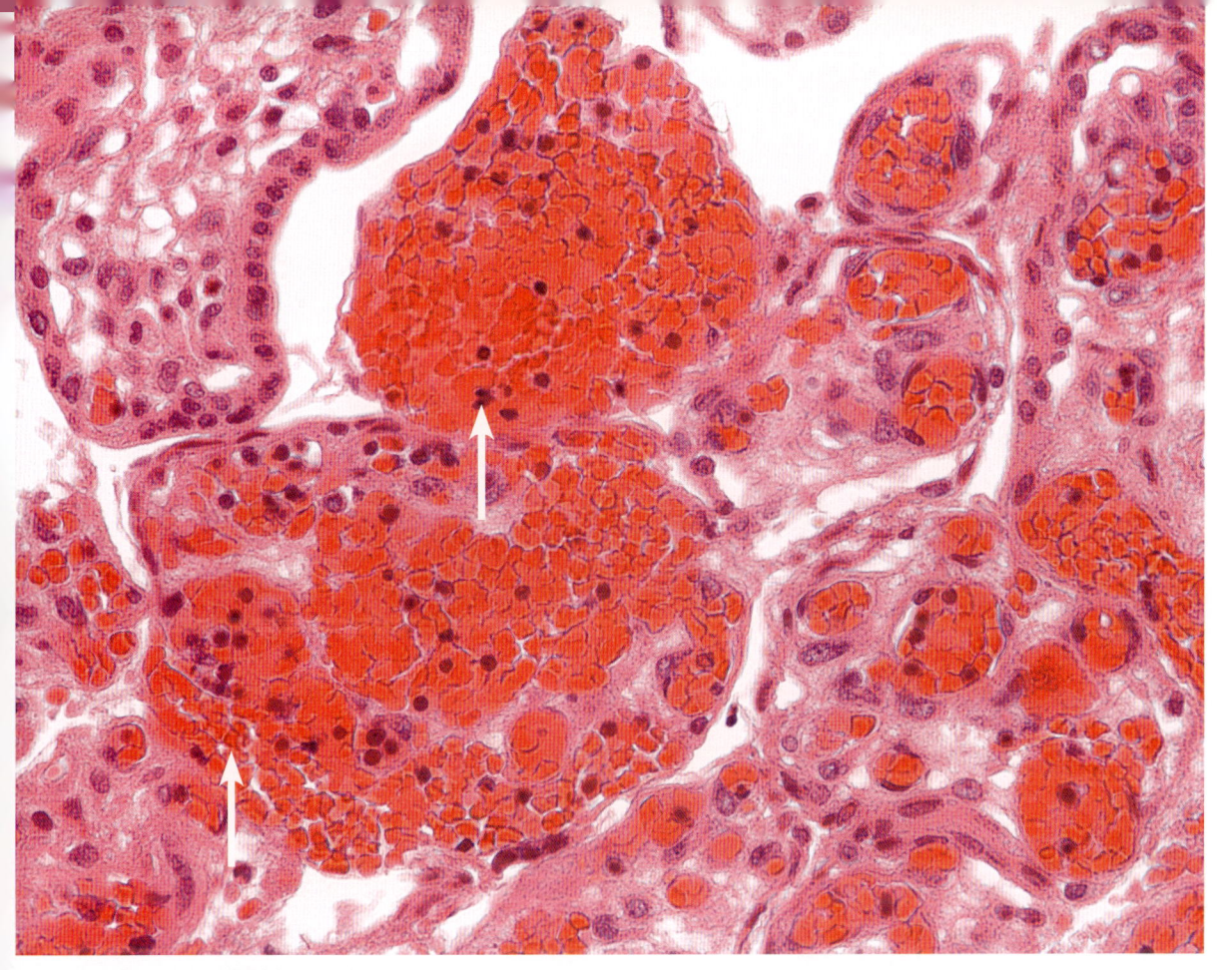

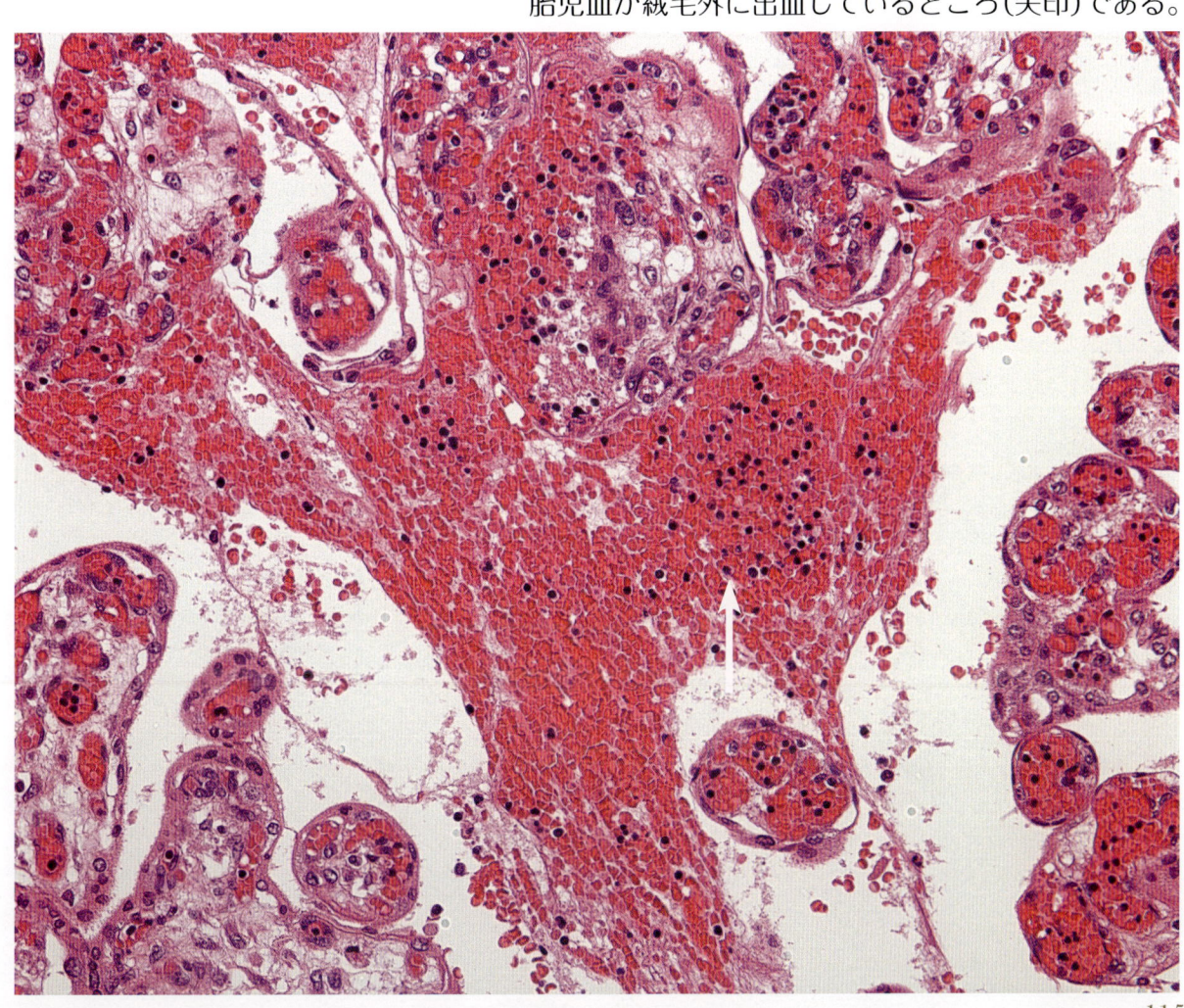

図 8-5　胎児母体間輸血症候群
図 8-4 の拡大である。胎児血が絨毛外に出血しているところ(矢印)である。trophoblast の層が不明になっている。

図 8-6　胎児母体間輸血症候群
胎児血が絨毛外に出血しているところ(矢印)である。

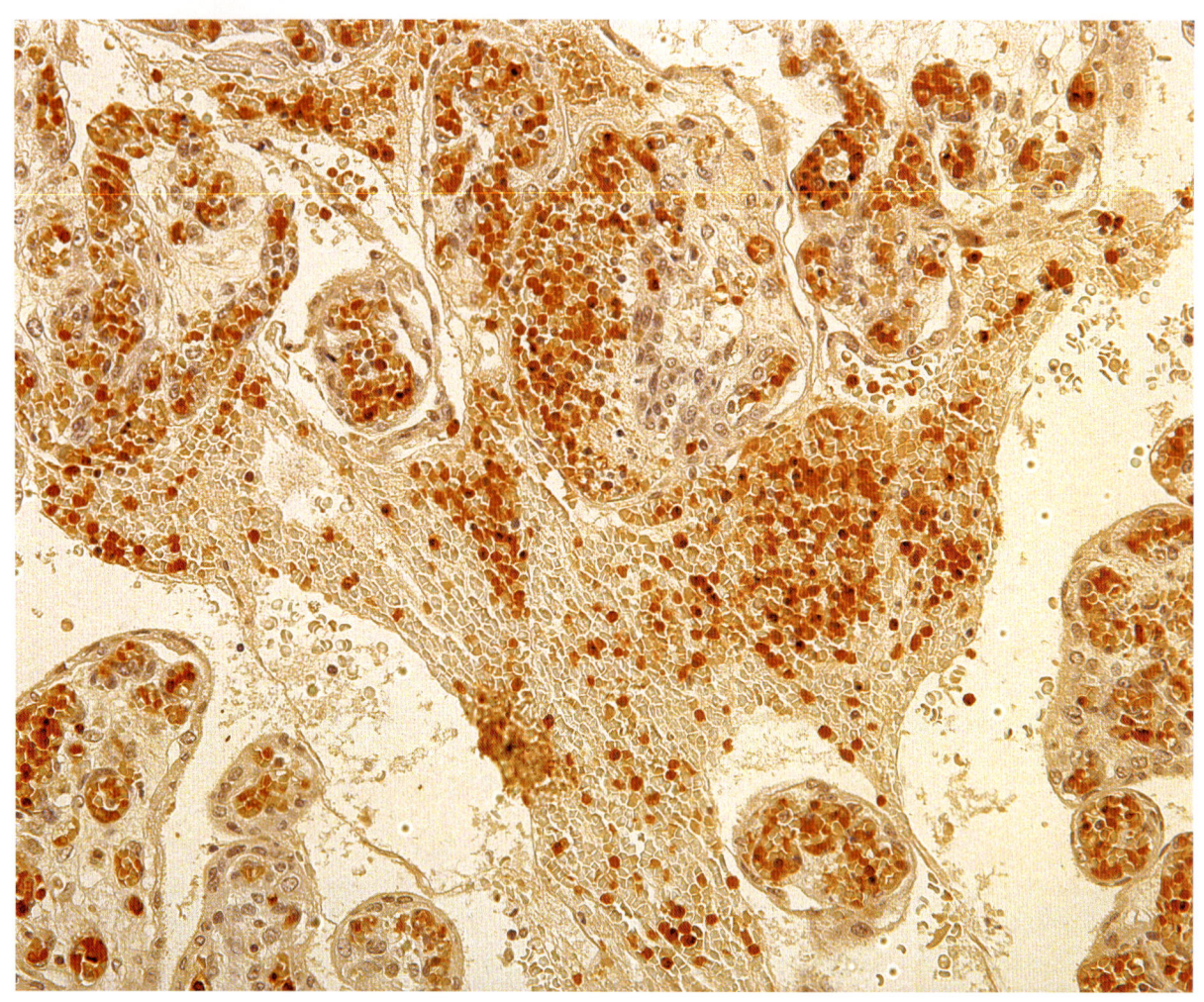

図8-7 胎児母体間輸血症候群
図8-6のHbFの免疫染色で胎児血が絨毛外に胎児血が出血しているところである。

図8-8 有核赤血球
貧血のため髄外造血した有核赤血球(矢印)が胎児循環に動員されている。

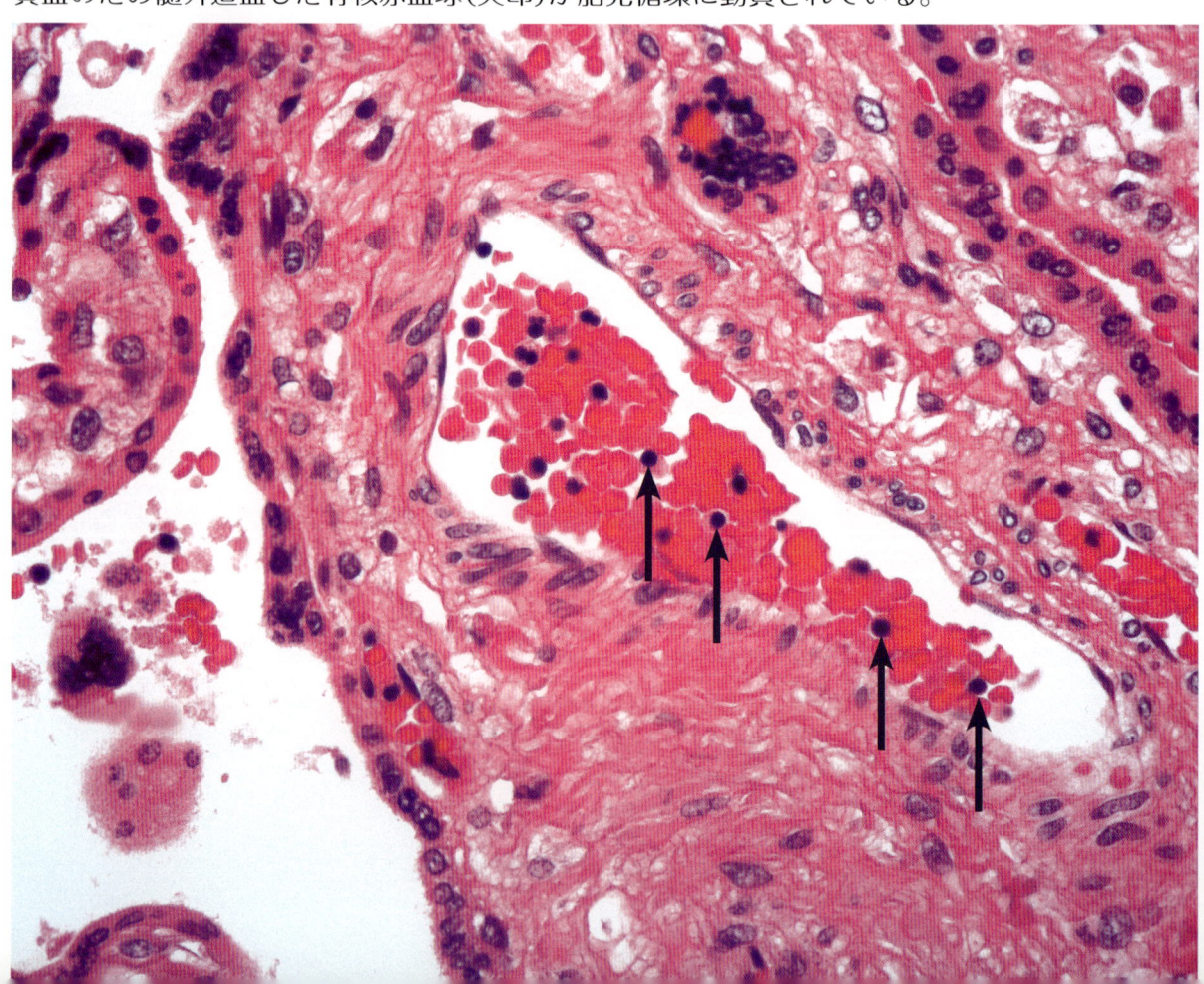

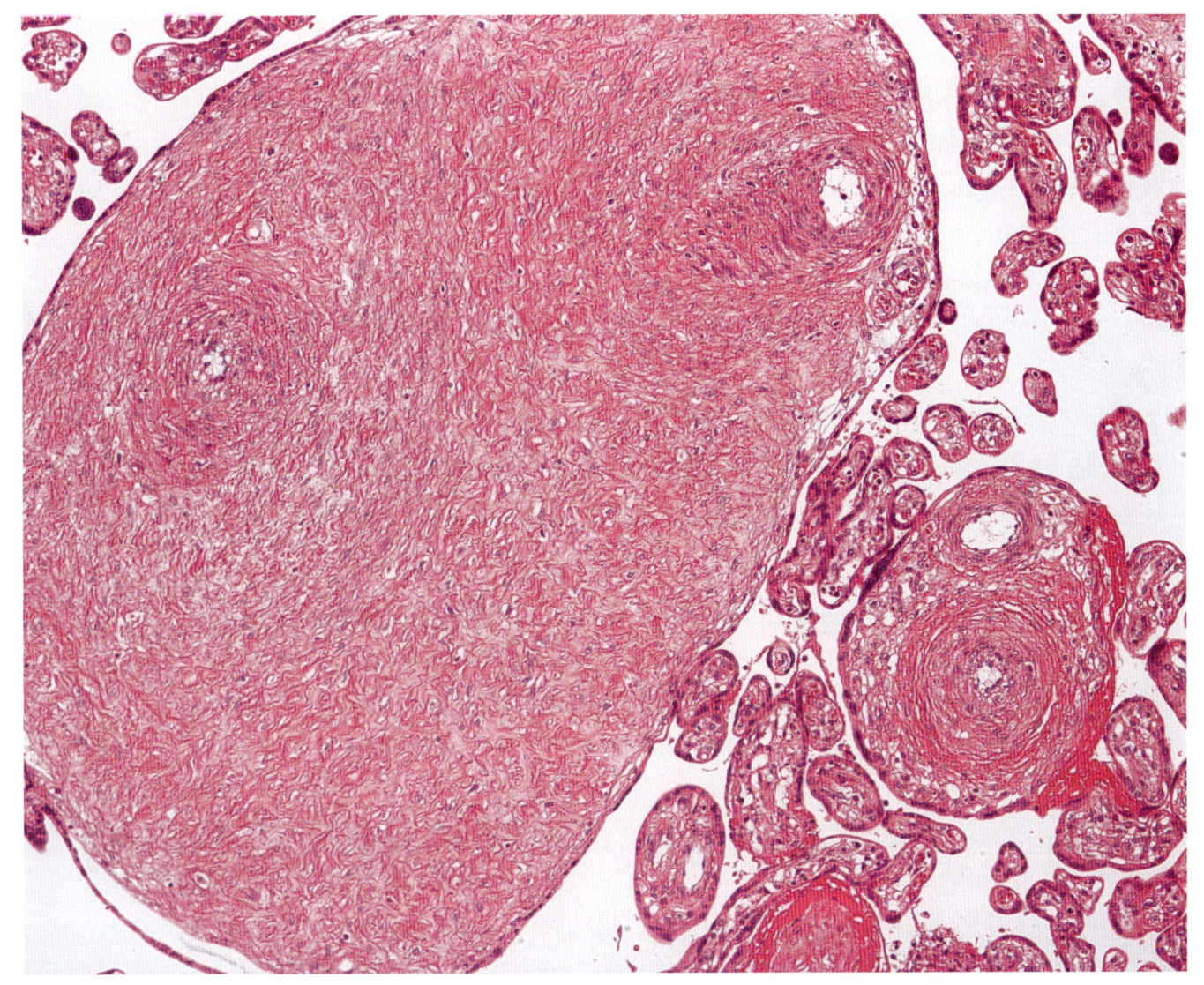

図 8-9　fibromuscular sclerosis
糖尿病や GDM に高率で合併するといわれている。

院日数 57 日で退院となったが，皮質下硬化症，WEST 症候群で現在も follow up されている。

　胎児母体間輸血症候群の原因としては，症例 2 の絨毛血管を標的にする VUE や絨毛癌などが疑わしい。絨毛周囲の出血箇所に病変がみられる。
　しかし，症例 1 は慢性の出血と考えられた（図 8-1，8-2，8-3）。図 8-4，8-5，8-6，8-7，8-8 に示すように，有核赤血球が髄外造血から胎盤絨毛内を循環しているためである。この症例は GDM や DM に高率に合併する fibromuscular sclerosis（FMS）も合併している（図 8-9）。
　こういった所見は，各施設の CPC 症例で十分に検討されていると思う。

CPC
When I was young, I thought CPC stood for Clinicoplacental conference instead of Clinicopathological conference, I have never felt ashamed of my mistake.

症例 2

妊娠 26 週から胎動が減少し，27 週に著明な NIHF と心拍停止を認めた。児は出生体重 1,100 g，Apgar score 0/0 であった。

後腹膜に認めた 5.4 × 5.5 cm 大の腫瘍を解剖することで診断がついたが，はじめはこの腫瘍による循環不全および心不全が死産の原因と考えた。

大阪府立母子保健総合医療センターの中山雅弘先生に腫瘍細胞の診断をお願いした結果，胎児は非上皮性未分化腫瘍であった。胎盤には腫瘍細胞の転移は認めなかった。

腫瘍細胞に対する中山先生のコメントの一部を以下に示す。

「腫瘍細胞は小型から中型で円形，類円形，短紡錘型で胞体は好酸性で比較的豊かである。筋系のマーカーはすべて陰性。神経系のマーカーは NSE（±。一部ですが浸軟部分），synaptophysin（－），chromogranin（－），NCAM（－），S-100（－），Nestin（－），MAP2（±）であり，NSE や Nestin は神経以外でも陽性となるので神経系も否定的。悪性リンパ腫を含め血液腫瘍の可能性も考えたが，LCA（－），CD68（－），myeloperoxidase（－）であった。上皮性腫瘍は CAM5.2 は部分的に陽性，EMA（－），CK7（－）で上皮性腫瘍も否定的となった。その他，BCL2（－），inhibin（－）であった。診断としては非上皮性未分化腫瘍である」

また，その後胎盤絨毛血管内の細胞の詳細について検討していただいた結果

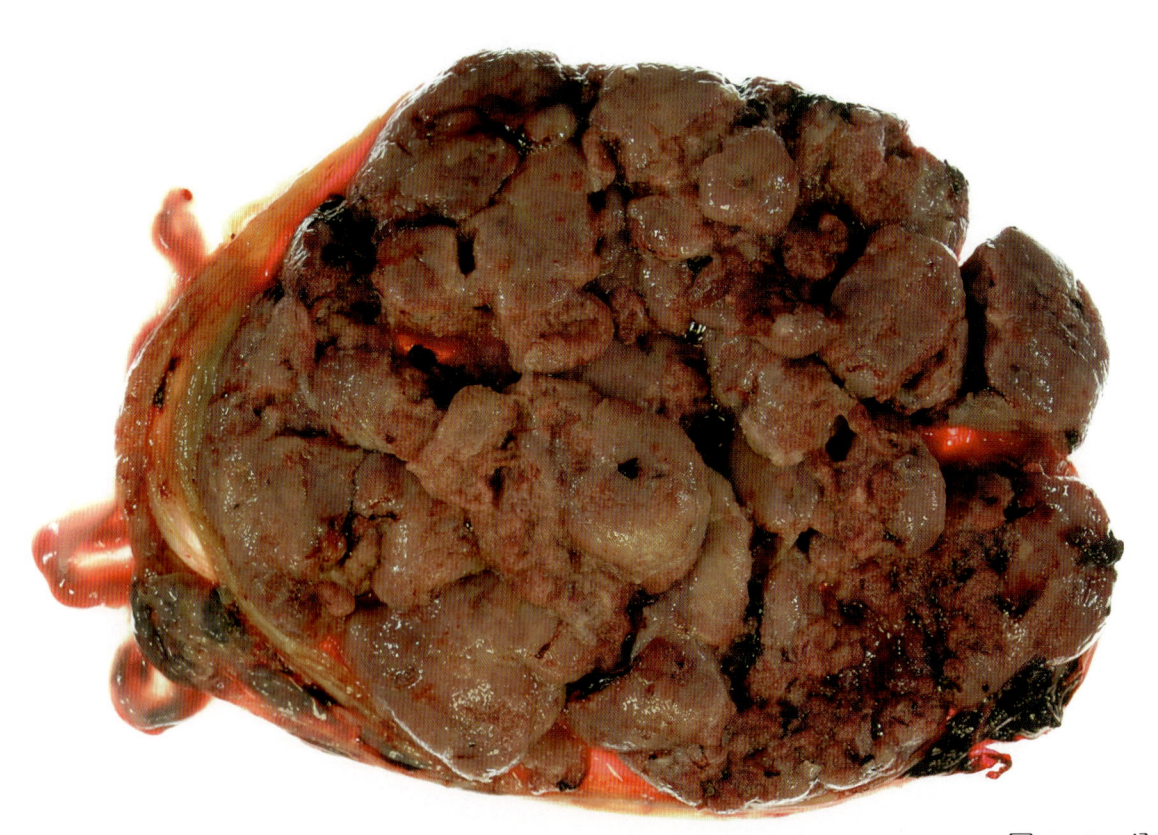

図 8-10　貧血調の母体面

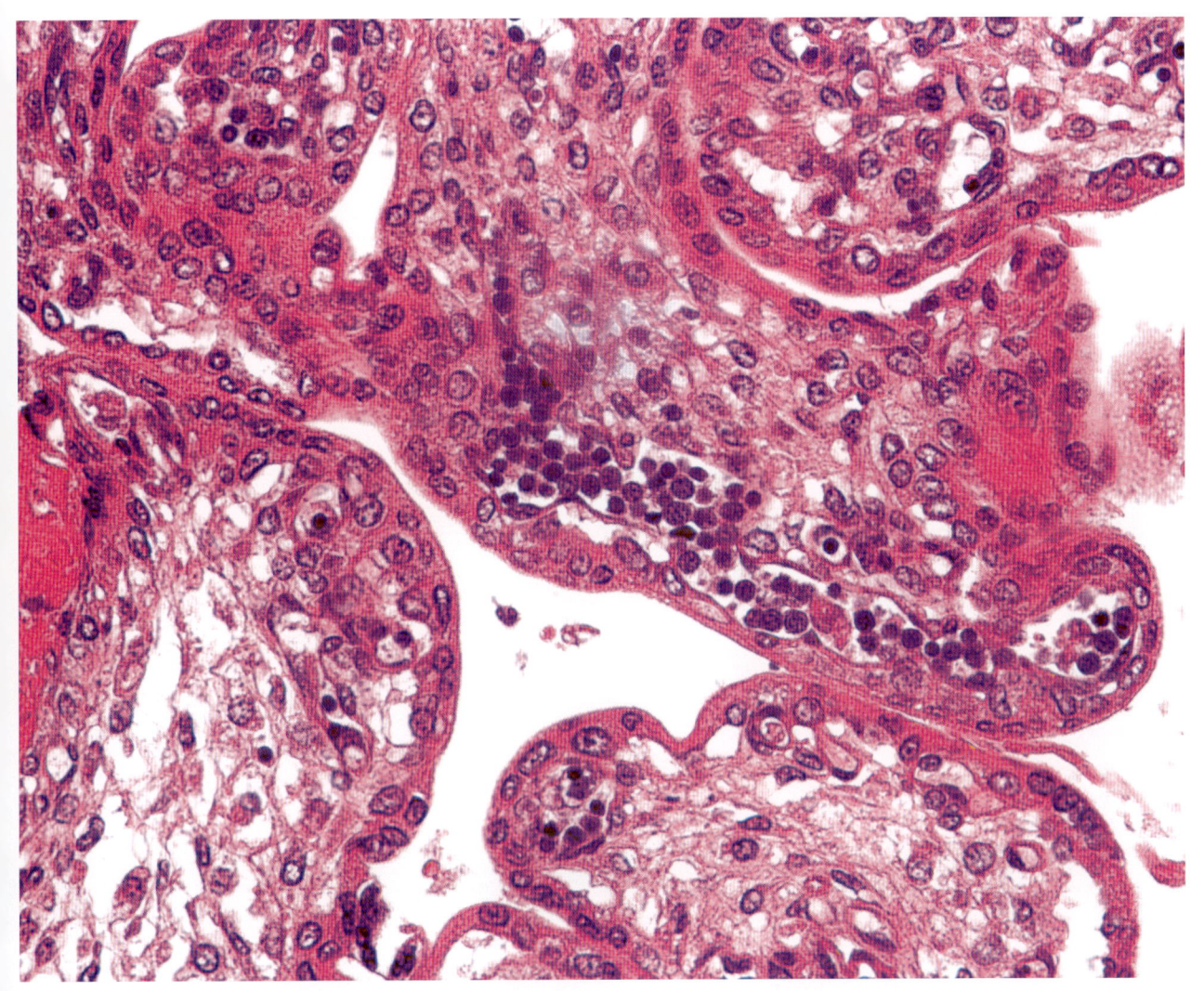

図8-11 絨毛内血管内の有核細胞
多数の胎児赤芽球が絨毛血管内に認められる。

は以下のとおりである。
「Glycophorins(+), Myeloperoxidase(MPO)(+), CD33(±), CD68(KP-1)(+)となり, 神経系マーカーで陰性, 赤芽球や好中球系の免疫染色が陽性となった。よって絨毛内に増殖する細胞は本体の腫瘍細胞の転移ではない」

胎盤内に認められたのは, 貧血(図8-10)のために髄外造血により循環に出てきた幼若な血球であると考えた(図8-11)。よって, NIHF, 死産の原因は, 腫瘍による循環不全だけでなく, 貧血によるNIHF, 死産の可能性も現れた。
難しい症例であったが, 腫瘍による循環不全に加え, 腫瘍による貧血が心不全となった原因と考えた。

症例 3

羊水サイトメガロウイルス DNA 検査で胎児 CMV 感染を診断,胎児治療(免疫グロブリン胎児腹腔内投与 1 g×5 回)が行われていた。妊娠 39 週 6 日,経腟分娩となった。児は出生体重 2,200 g,Apgar score 7/9 であった。脳室は拡大しており,石灰化は認められなかった。尿中 PCR,血液中 PCR の CMV ともに(+)である。両側性感音難聴,左眼全盲疑い,右眼一部網膜萎縮あり。症候性痙攣を認めた。2 歳時の新版 K 式発達検査では全体で 1 歳 4 か月と評価された。

本例では病理医 2 人から,CMV 免疫染色では陽性だが大型ではないので CMV とは診断しないとの意見があったため,私はさらに別の病理医にコンサルトし,CMV 感染であるとの同意を得た。この症例は分娩から時間がたっており,胎盤が硬化を起こしているため診断が難しいとも考えられるが,図 8-12, 8-13 に示す「汚い背景」が重要である。「汚い背景」はどの成書にも記されていない。この知識を基に CMV をみていただきたい。CMV 感染を胎盤検査でみつけるのは,免疫染色を使用すればそれほど難しくはない(図 8-14, 8-15,

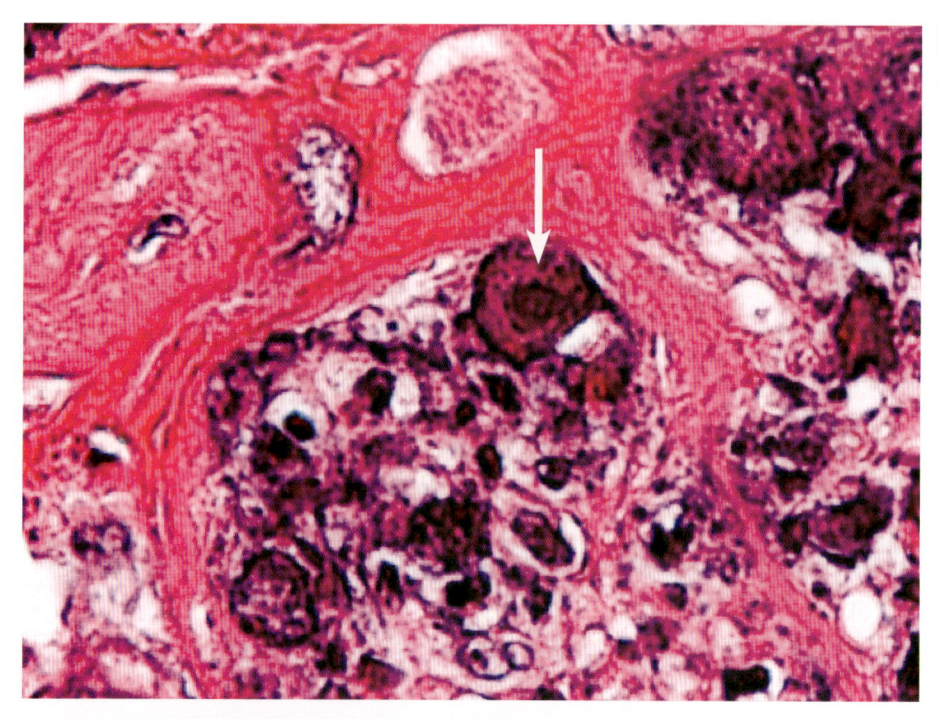

図 8-12 核内封入体(矢印)と汚い背景

図 8-14 図 8-12 とは違う場所の CMV 免疫染色
HE 染色と比べると少し変わっているが,ほぼ同じ場所に CMV 免疫染色陽性の核内封入体(矢印)を認める。図 8-16 は拡大画像である。

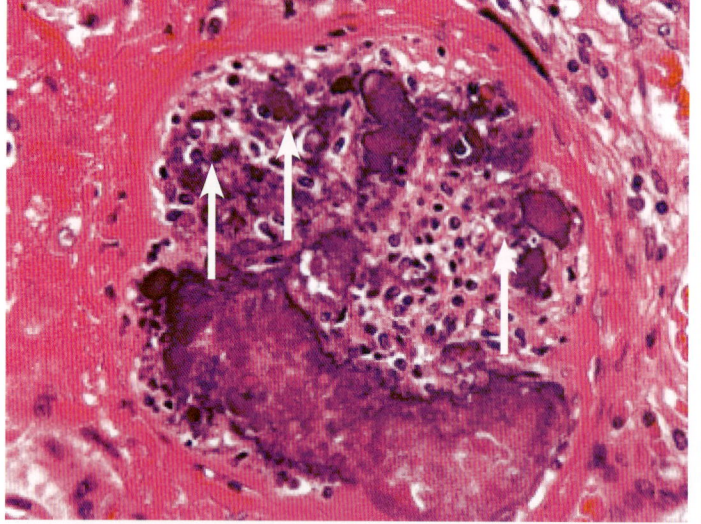

図 8-13 図 8-12 とは違う場所の HE 染色
石灰化を認める(矢印)。

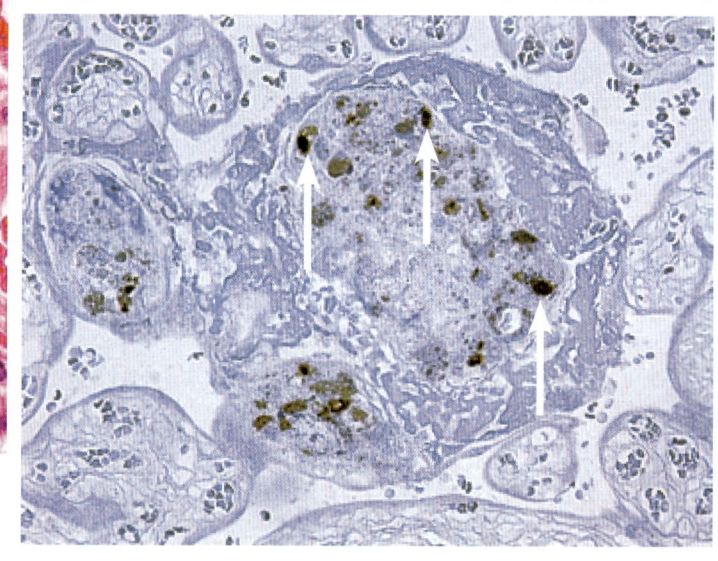

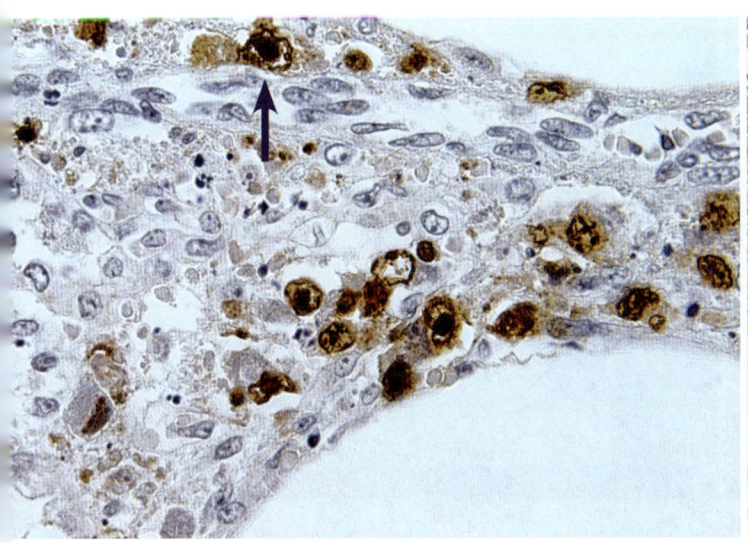

図 8-15　コントロールの免疫染色
図 8-15 と 8-16 の矢印の封入体を比べるとほぼ同じ大きさの大型の細胞である。

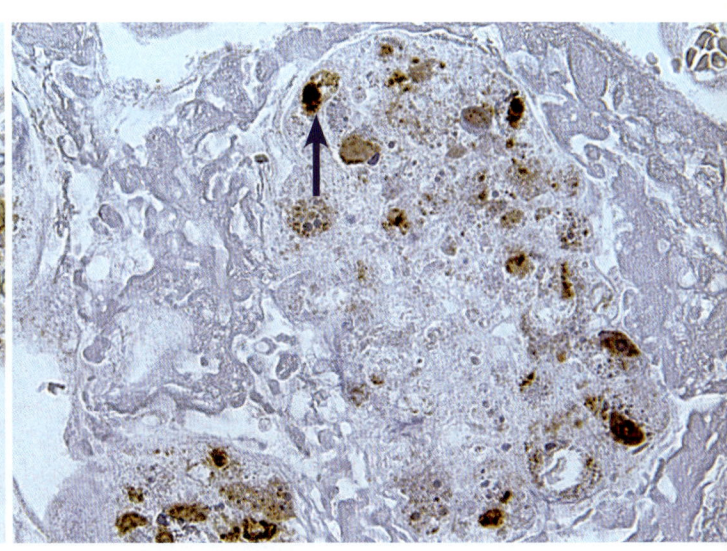

図 8-16　CMV 免疫染色（図 8-14 の拡大画像）
図 8-15 と比べると染色性が少し落ちるのは，（臓器が違う）胎盤であるため，または治療されたためである可能性がある。

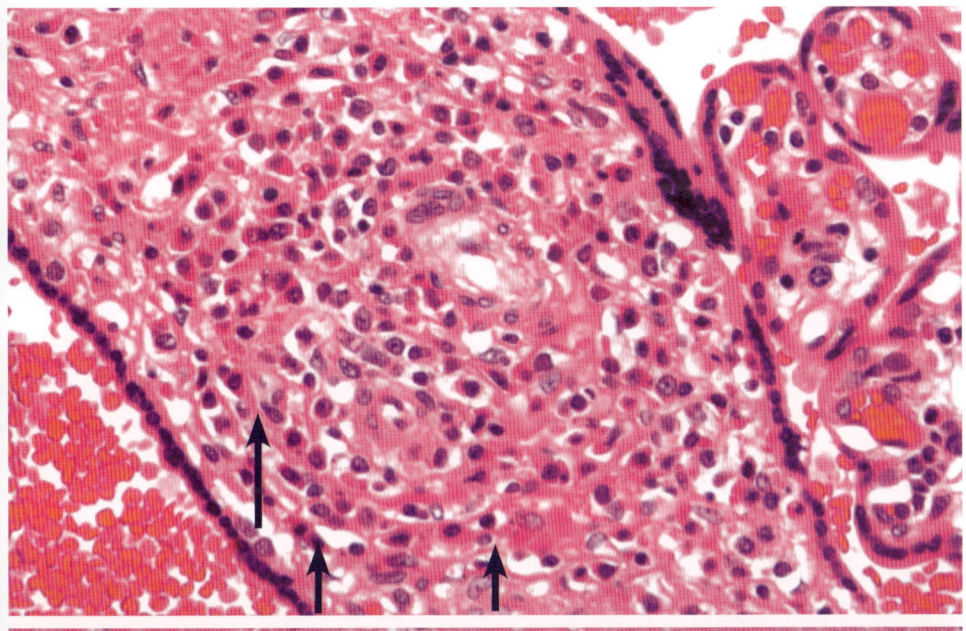

図 8-17　多数の形質細胞の増加
CMV 感染の背景として知られている（矢印）。

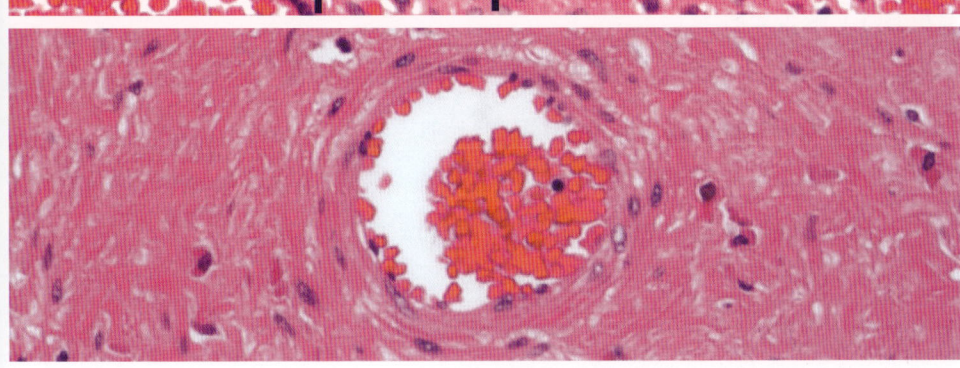

図 8-18　有核赤血球
CMV 感染時は類白血病反応以外にも，NRBC も胎盤循環に出現することがある。

8-16）。診断のコツは形質細胞をみつけることである（図 8-17）。図 8-18 は CMV 感染のため貧血となり，NRBC が出現したことを示している。

　症例 1 では胎児の急激な失血による胎児機能不全からの胎児水腫を示した。症例 2 は後腹膜腫瘍による血管圧迫で引き起こされた心不全による胎児水腫，あるいは貧血による胎児水腫を示す赤芽球の増殖が胎盤に認められた。症例 3 は胎児 CMV 感染症例である。

　臨床所見と同様の結果を胎盤検査では得られた。3 つのどの症例でも，胎盤病理は臨床を裏づけ，病態や原因を明らかにしている。

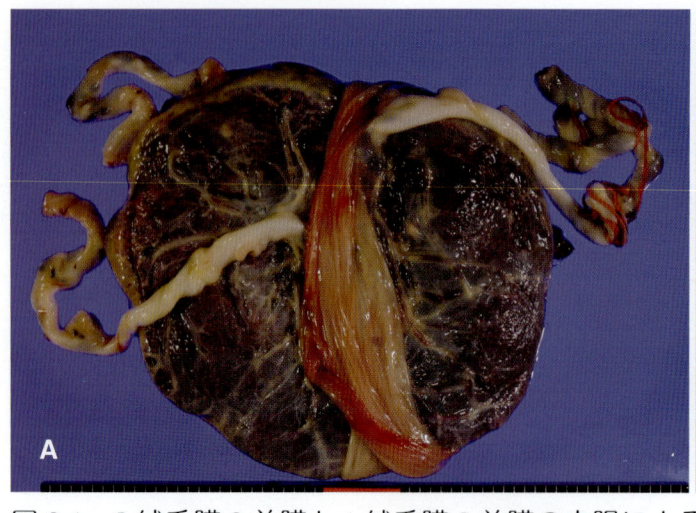

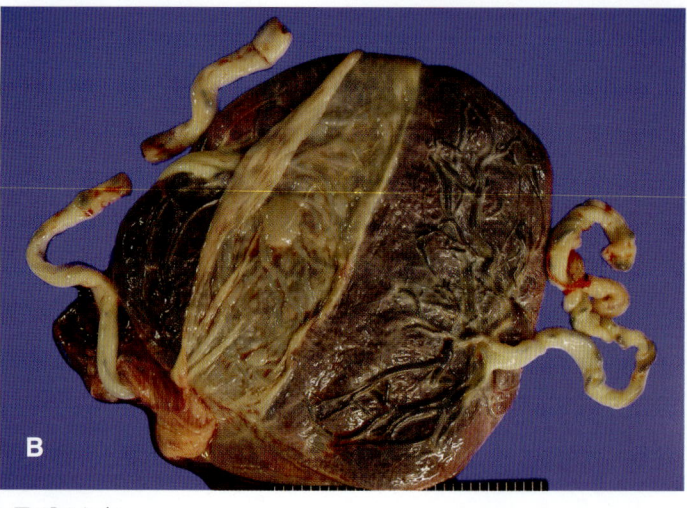

図9-1　2絨毛膜2羊膜と1絨毛膜2羊膜の肉眼による見分け方
A：DD双胎の中隔は厚い膜，B：MD双胎の中隔は薄い膜

9. 双胎

　一般的に双胎妊娠には，IUFD，FGR，早産，GDM，PIH，血栓症，悪阻（つわり）などが単胎妊娠に比べて起こりやすい。

　双胎で早産の合併が多いのは，子宮に2人分のスペースが必要なため，容積が不足して子宮収縮が発来することが原因と考えられる。双胎にGDMの合併が多い理由は，胎盤が大きいため胎盤ホルモンが普通より多く分泌されることや，母体に負荷が多くかかることと考えられる。PIHの合併が高いのは，単胎より双胎のほうが母体からの栄養や酸素が多量に必要なので，そのぶんだけ母体が血圧を上げて対応しているためである。血栓症が多いのは，子宮が大きくなり静脈を圧迫するためと考えられる。

　IUFD，FGR，双胎間輸血症候群（TTTS），胎児鏡下胎盤吻合血管レーザー凝固術（FLP）施行例について，症例をあげて解説する。

　双胎妊娠の頻度は，排卵誘発剤など生殖医療の発達により年々増加がみられる。双胎の種類でわけると全双胎妊娠のうち，2絨毛膜2羊膜双胎（DD）は70〜75％，1絨毛膜2羊膜双胎（MD）は25〜30％，1絨毛膜1羊膜双胎（MM）の頻度は1％以下といわれている。

　双胎妊娠で産婦人科医から病理に検査依頼が一番多いのは，膜性の確認である。肉眼のみで簡単に診断できるので，まず膜性の鑑別を解説する。DDとMDとの肉眼での膜性診断法を示す（図9-1A，B）。DDの中隔の膜は間に絨毛膜があるために厚く，MDの中隔は絨毛膜がないため薄い。DD双胎の多くは2卵性であるが，わかれるのが早ければ1卵性で発生することもある。図9-2，9-3はDD双胎およびMD双胎の膜を剥がしているところだが，肉眼診断で膜性がどうしてもわからない時は，図9-2，9-3のように端のほうを剥がすと診断できる。

膜性の次に多い検査依頼は，児の体重差についての胎盤病理の所見である。体重差の原因として一番多いのは，臍帯の付着異常である。

膜性診断から臍帯の付着(図9-4)，およびMDの血管吻合に関する診断は，産婦人科医の仕事と考えている。ほとんどの場合，病理医は固定された後の胎盤を扱うので，深部の血管吻合を診断することはできない。

病理診断で何をするかというと，膜性診断以外にはNRFSやFGRの場合，絨毛の顕微鏡診断ということになる。その中には小さい児やNRFSに合併する絨毛の虚血性病変，VUE，chorangiosis，絨毛の血管病変がある。これらの所見については，ほかの章や成書で十分説明されているので病理像と簡単な説明だけにとどめるが，体重差はこれらの病変による片方の胎盤の機能不全によるものが高率と考えている。

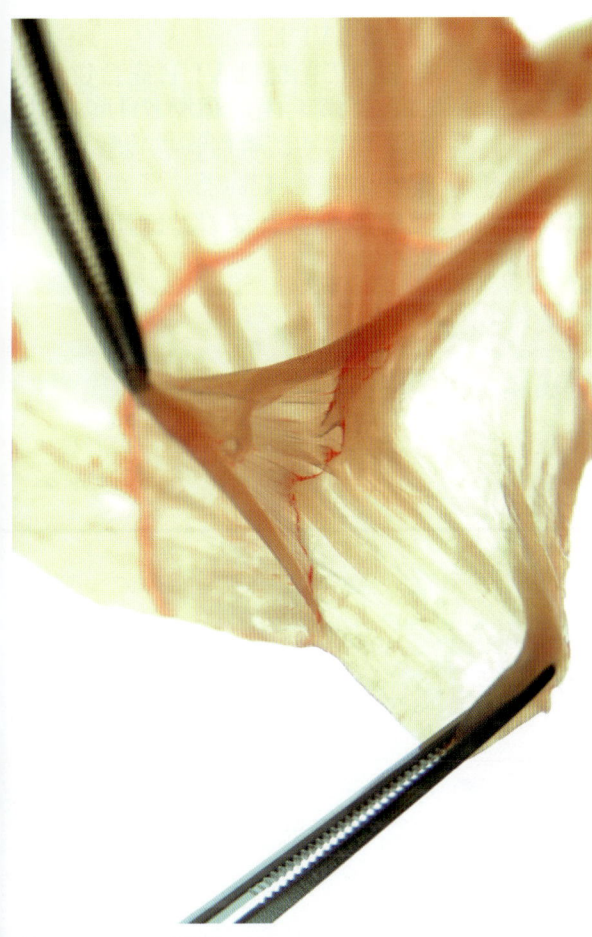

図9-2　DD双胎
羊膜を剥がすと間に絨毛膜を認める。

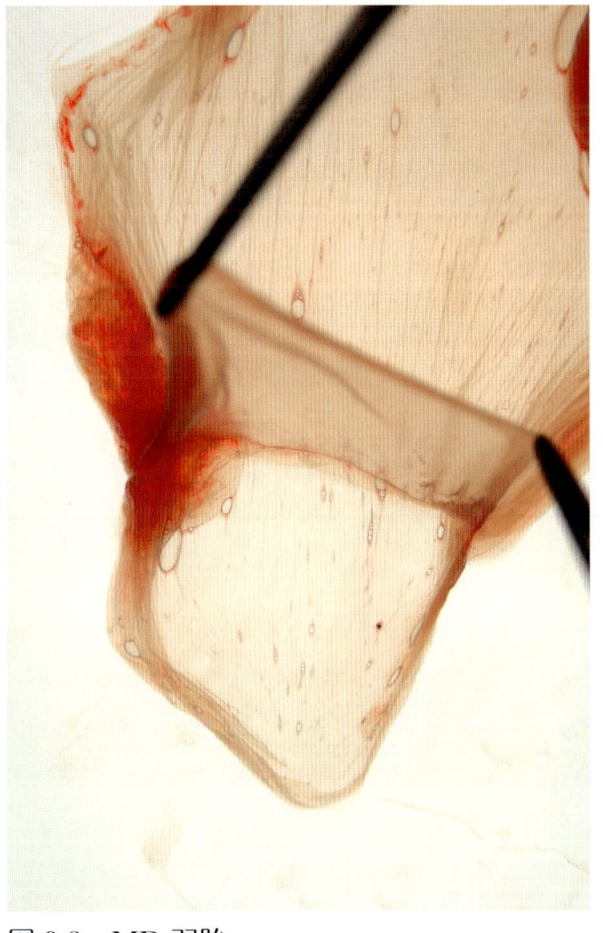

図9-3　MD双胎
羊膜を剥がしても何も出てこない。

図9-4　臍帯の付着部位
膜付着や辺縁付着は単胎でも考え方は同じである。異常な臍帯付着では臍帯付着部の反対側への距離が長いことにより，胎児から胎盤への血流が悪くなり，児の体重が減少することが多い。
A：臍帯中央付着，B：臍帯辺縁付着，
C：臍帯膜付着(膜部)，
D：臍帯膜付着(胎盤付着部)

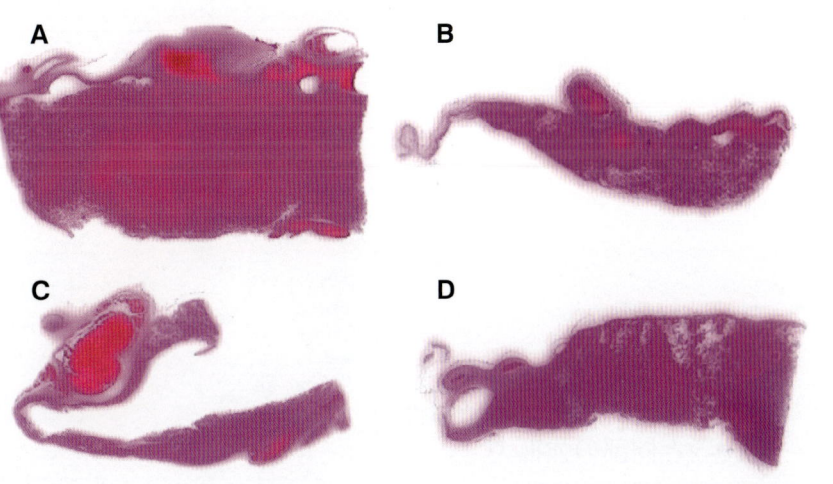

症例 1

超音波所見では 2 絨毛膜性双胎。妊娠 29 週から切迫早産で入院，妊娠 37 週 0 日，骨盤位 - 頭位のため選択的帝王切開術を施行した。

第Ⅰ児：出生体重 2,600 g，男児，Apgar score 8/9（1 分後 /5 分後）。

第Ⅱ児：出生体重 2,000 g，女児，Apgar score 9/9，低血糖（BS 3.5 mg/dL），FGR の診断で入院。

産婦人科医からは，炎症所見の有無，第Ⅱ児の FGR の原因となる所見検索を依頼された。

第Ⅰ児と第Ⅱ児の間には，600 g の体重差がある。理由は病理所見で明らかなように，第Ⅰ児は正常絨毛，第Ⅱ児は VUE を伴った胎盤機能不全である（図 9-5，9-6）。

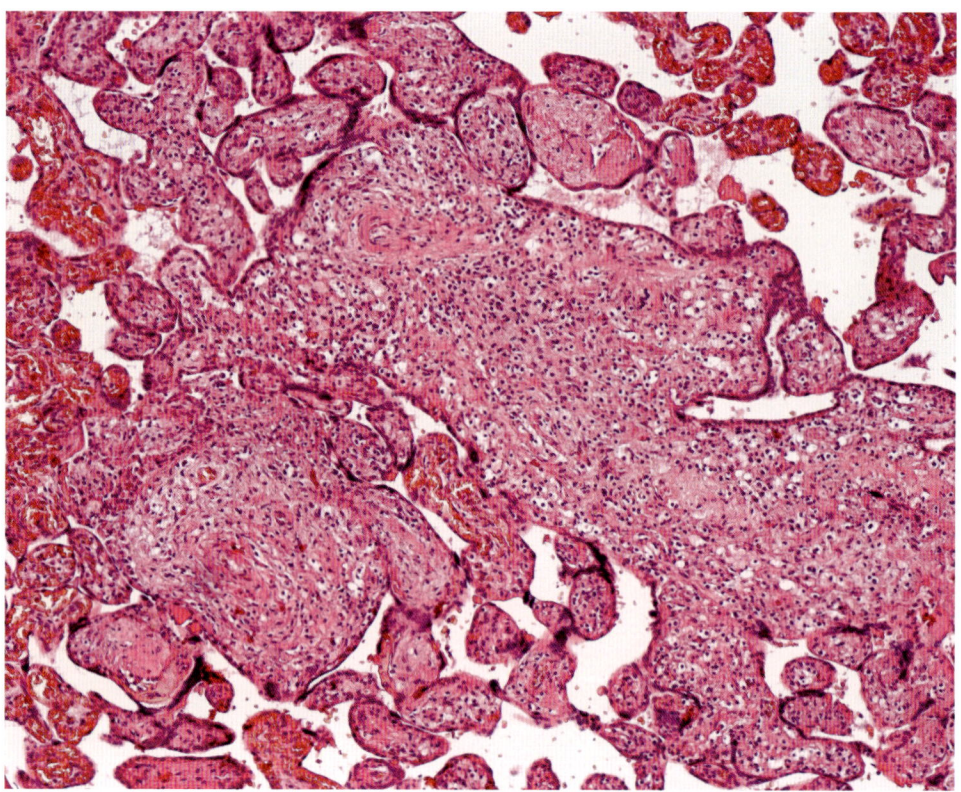

図 9-5　VUE
第Ⅱ児の胎盤は VUE を合併していた。絨毛内に母体のリンパ球が浸潤して絨毛血管を攻撃し，血管が消失している。このため胎盤機能不全となり，FGR の原因となった。

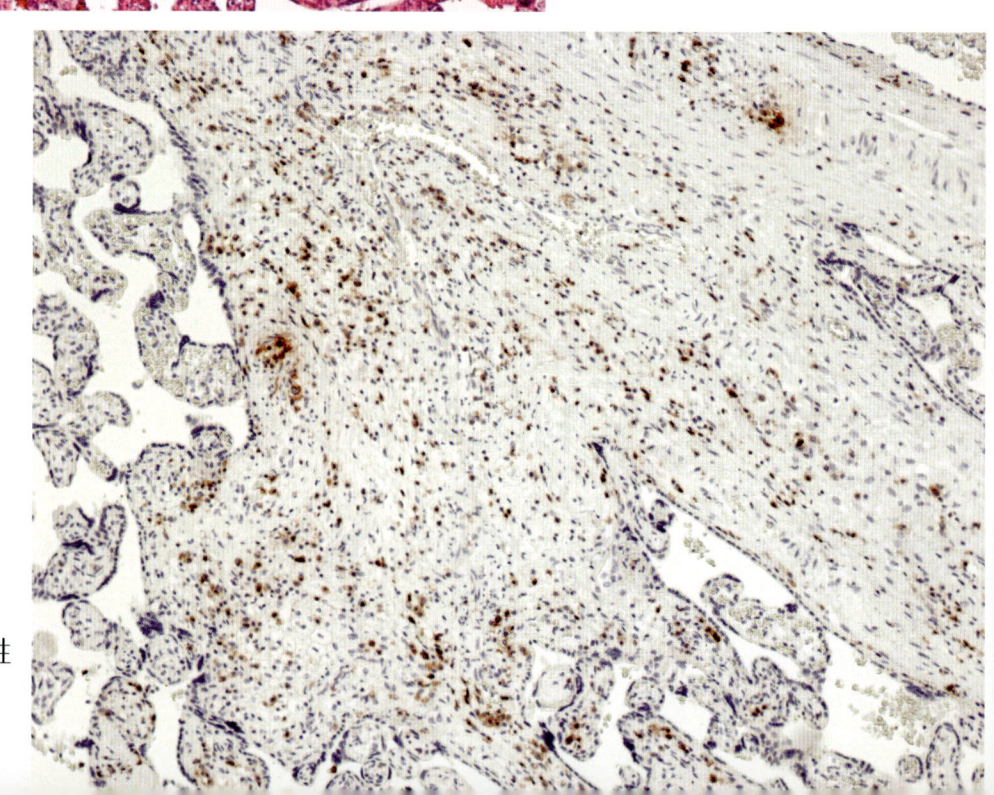

図 9-6　CD3 免疫染色で陽性
図 9-5 と同部の強拡大

症例 2

母体は経産。DD 双胎。妊娠 37 週 3 日，自然陣発し，経腟分娩となった。

第 I 児：出生体重 1,800 g，男児，Apgar score 9/9，新生児 Hb 16.5 g/dL，血糖 26 mg/dL。

第 II 児：出生体重 2,400 g，女児，Apgar score 8/9，新生児 Hb 18.6 g/dL，血糖 44 mg/dL。

産婦人科医からは体重差の精査を依頼された。

第 I 児は虚血性病変(Tenney-Parker 変化)を呈したが，第 II 児の血液循環は良好であった(図 9-7，9-8)。このことが一方の胎盤機能不全，体重差，および第 I 児の低血糖を招いた可能性がある。第 I 児は 7 日，第 II 児は 5 日で退院，ともに 1 歳 3 か月で follow 終了となった。

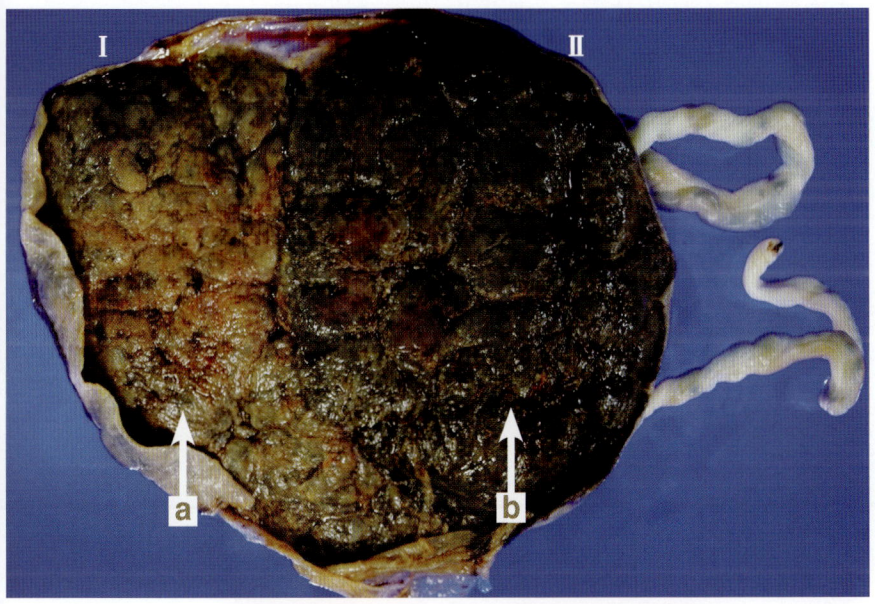

図 9-7　第 I 児(矢印 a)は白色調で臍帯は細く，第 II 児(矢印 b)はうっ血調で臍帯はやや太い。

図 9-8　左(小さい第 I 児)側は虚血性病変がみられ，より機能が悪い。右(大きい第 II 児)側は血流良好である。よくみると左側は絨毛が小さいだけでなく絨毛の周囲に fibrin の沈着もみられる(矢印)。色の違いが胎盤機能不全を表している。両児のヘモグロビン差は少ない。

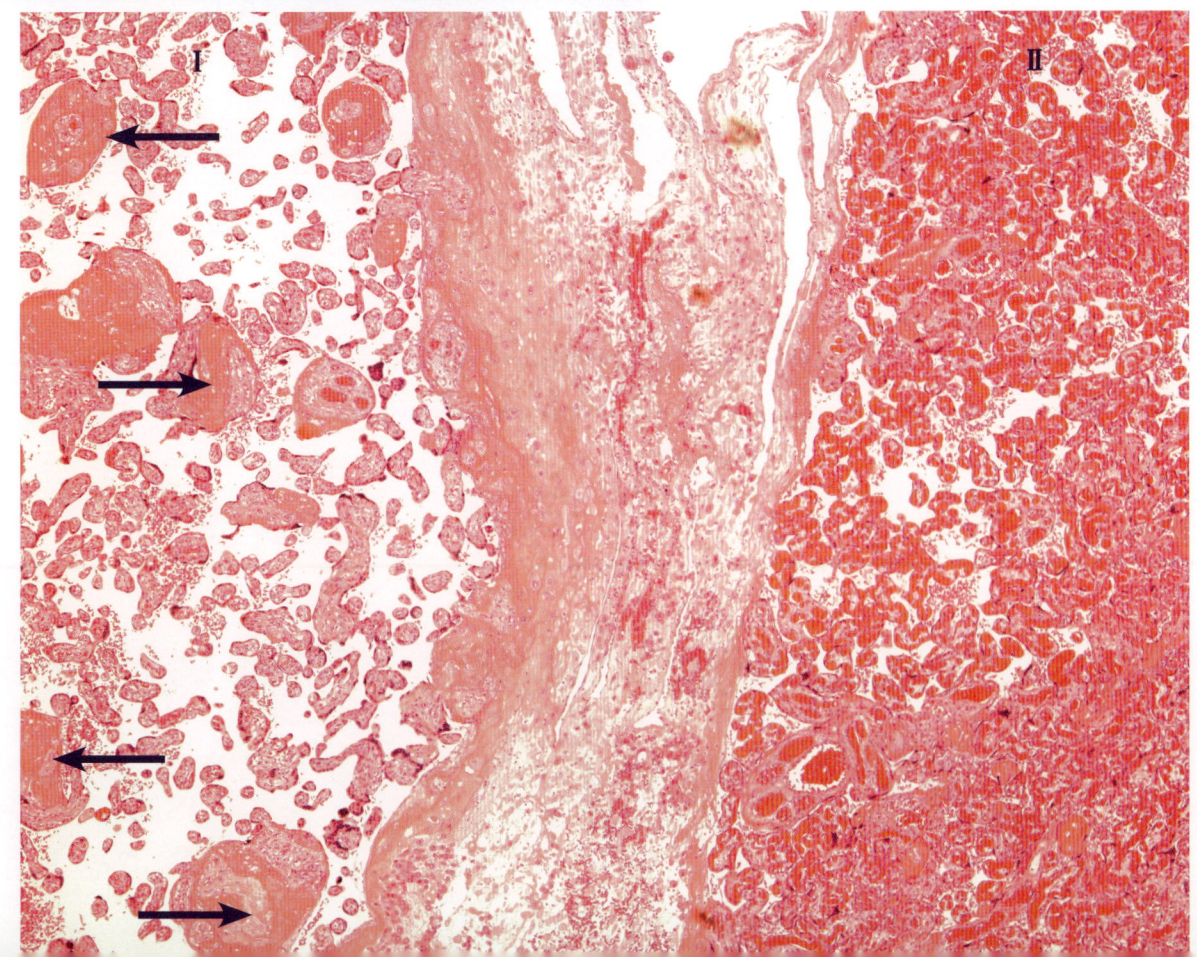

症例 3

自然妊娠の MD 双胎である。妊娠 29 週より切迫早産のため前医に入院，32 週 4 日子宮収縮が増強し，母体搬送された。胎児の血流不均衡を認め，第Ⅱ児に心不全徴候があった。切迫早産徴候も進行し，32 週 5 日緊急帝王切開術が施行された。

第Ⅰ児：出生体重 1,100 g，女児，Apgar score 8/9，Hb 13.5 g/dL，臍帯の付着部位の異常による FGR であった(図 9-9，9-10)。3 歳 1 か月の新版 K 式発達検査では，全体で 2 歳 9 か月との評価であった。

第Ⅱ児：出生体重 1,800 g，女児，Apgar score 4/8，Hb 13.0 g/dL，出生日に新生児死亡。chorangiosis および絨毛内出血の合併もみられた(図 9-11)。心不全は胎盤の chorangiosis の原因となった低酸素状態および絨毛内出血による，急激な血流変化が原因と思われる。絨毛内血管異常が胎児体重差，新生児死亡に関与している可能性が考えられた。

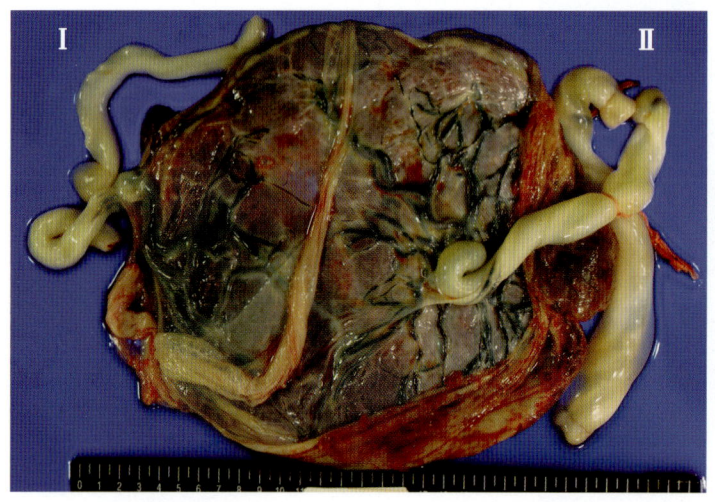

図 9-9　胎盤胎児面
第Ⅰ児の臍帯が膜付着，第Ⅱ児の臍帯は中央付着である。

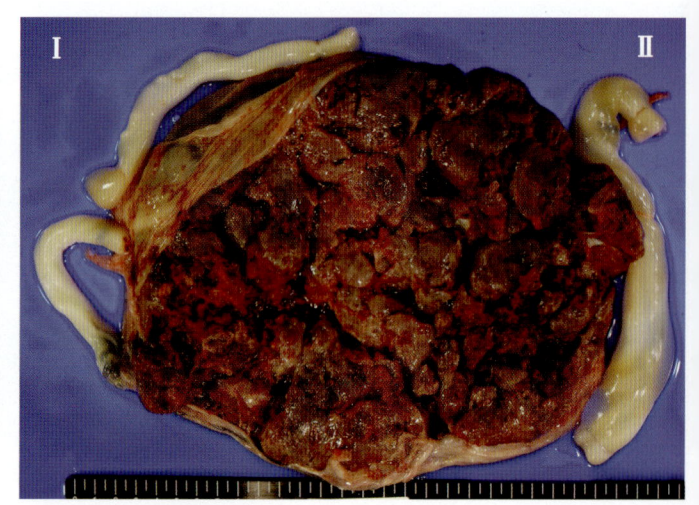

図 9-10　胎盤母体面
第Ⅰ児側がやや白い。

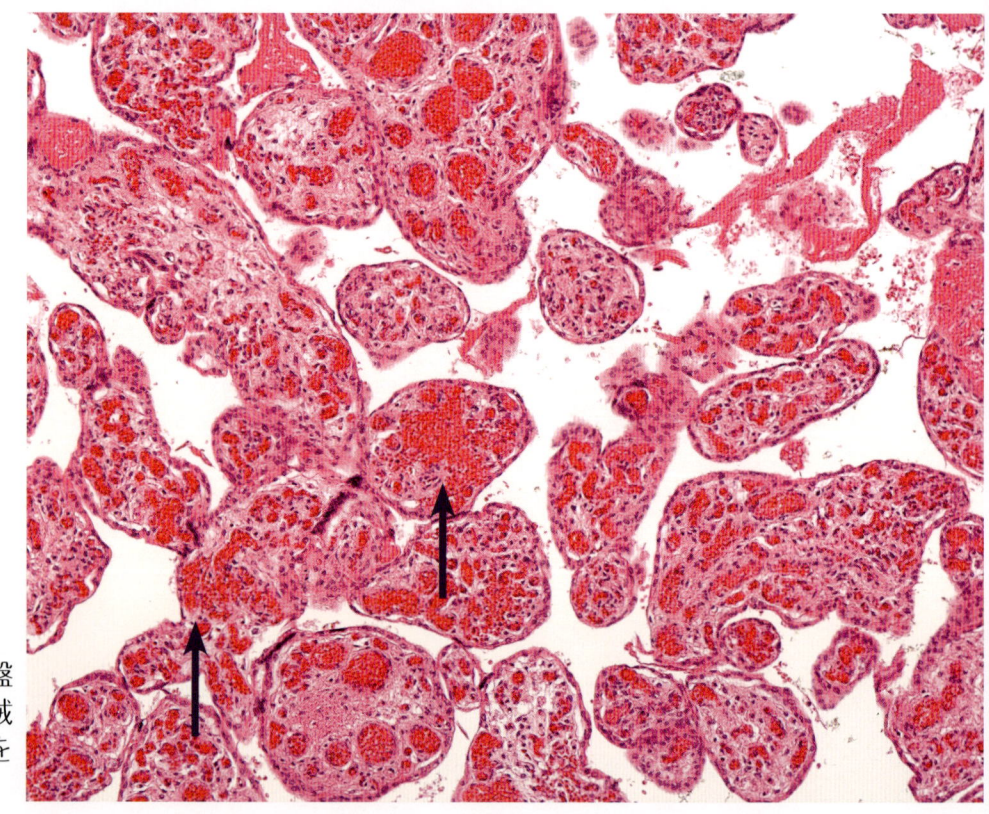

図 9-11　第Ⅱ児側の胎盤に chorangiosis および絨毛内出血(矢印)の合併を認めた。

症例 4

妊娠 28 週 0 日，DD 双胎，切迫早産の診断で母体搬送，ウテメリン，マグセントによる子宮収縮抑制を施行された。母体腎機能悪化，尿酸値上昇を認めたため，36 週 1 日に選択的帝王切開となった。

第Ⅰ児(死産児)：出生体重 2,100 g，女児，Apgar score 0/0，出生時に IUFD と判明，やや浸軟であった。

第Ⅱ児(生存児)：出生体重 2,400 g，男児，Apgar score 8/9，GCU に入院。3 歳で発育発達異常はない。

生存児に比べ，死産児のほうが明らかに胎盤の血流が悪く，肉眼所見は貧血様，顕微鏡像は VUE を合併していた。産婦人科医からは，IUFD の原因となる組織学的所見の検索，および膜性診断を依頼された。

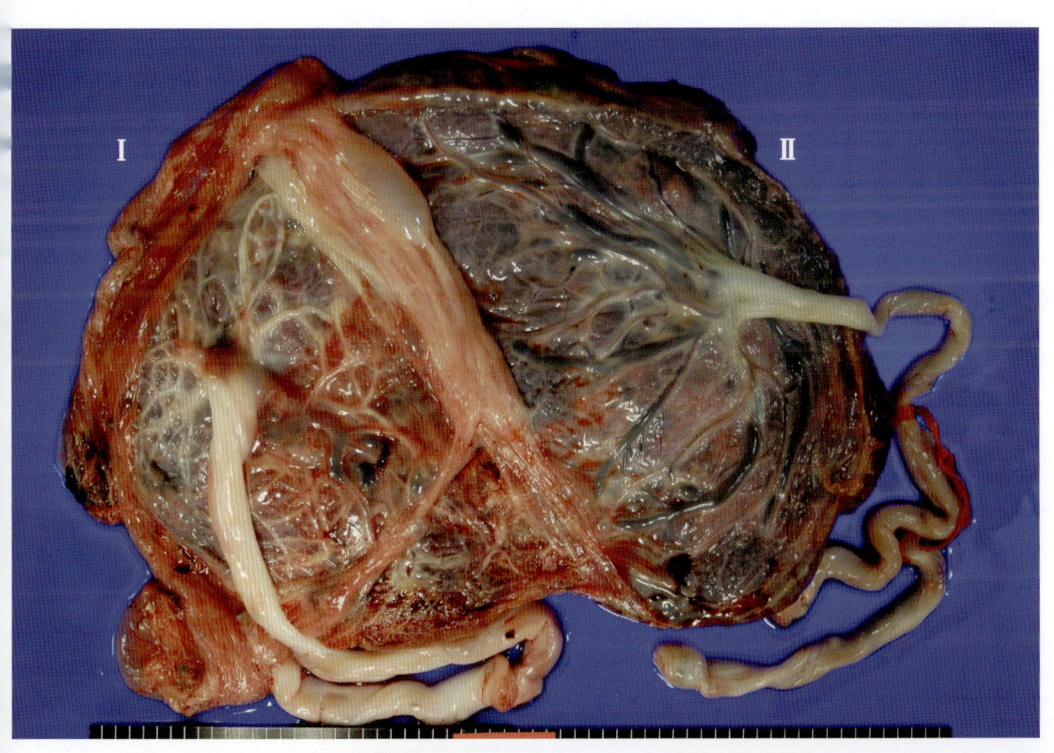

図 9-12　胎児面
IUFD(死産，第Ⅰ児)側は白色調。間に厚い膜がある。肉眼的に DD 双胎である。

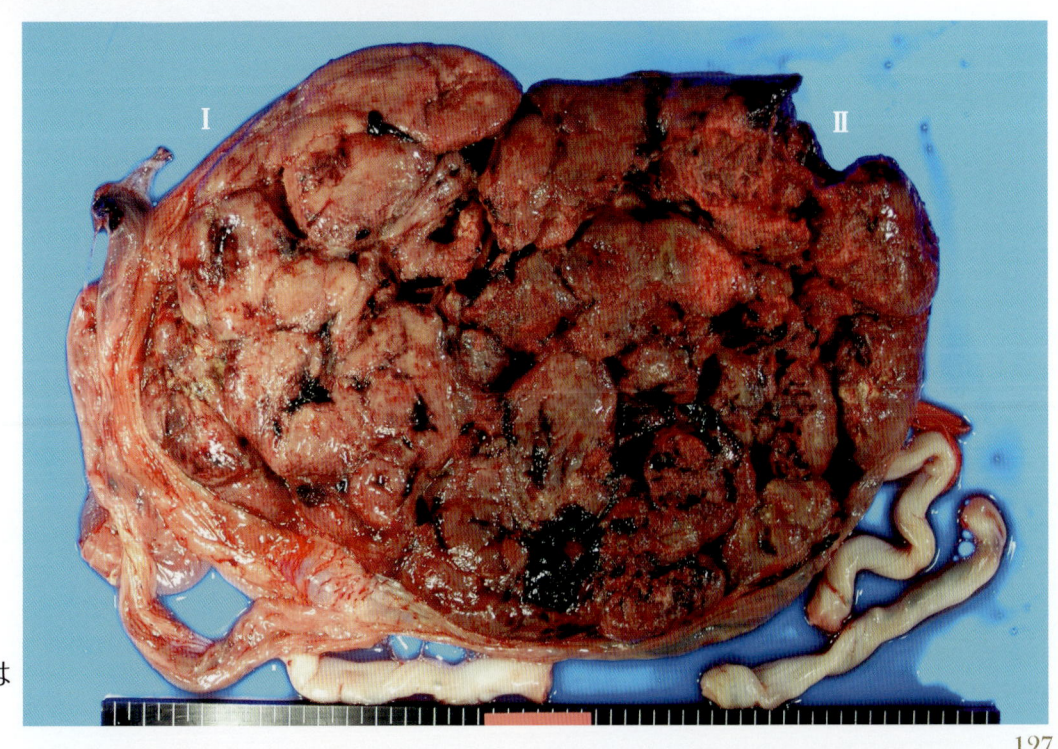

図 9-13　母体面
IUFD(死産，第Ⅰ児)側は白色調，貧血様である。

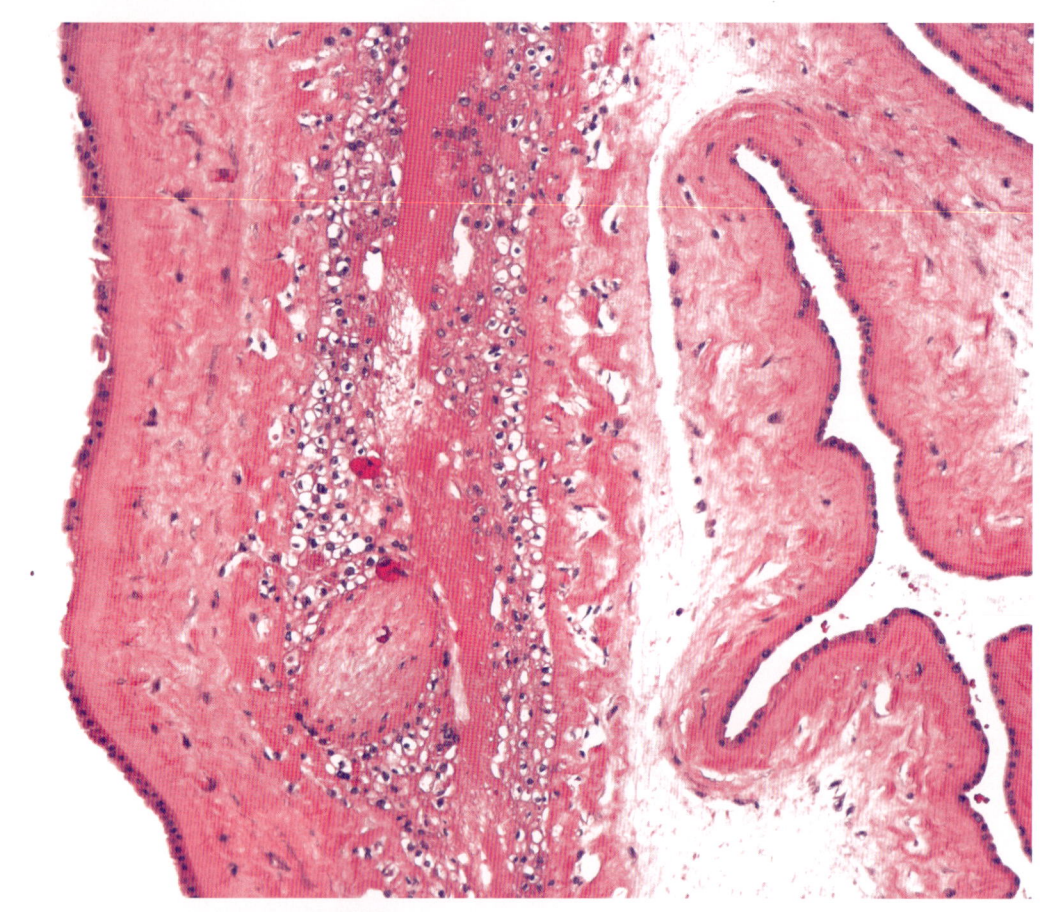

図 9-14　DD 双胎の膜の顕微鏡像

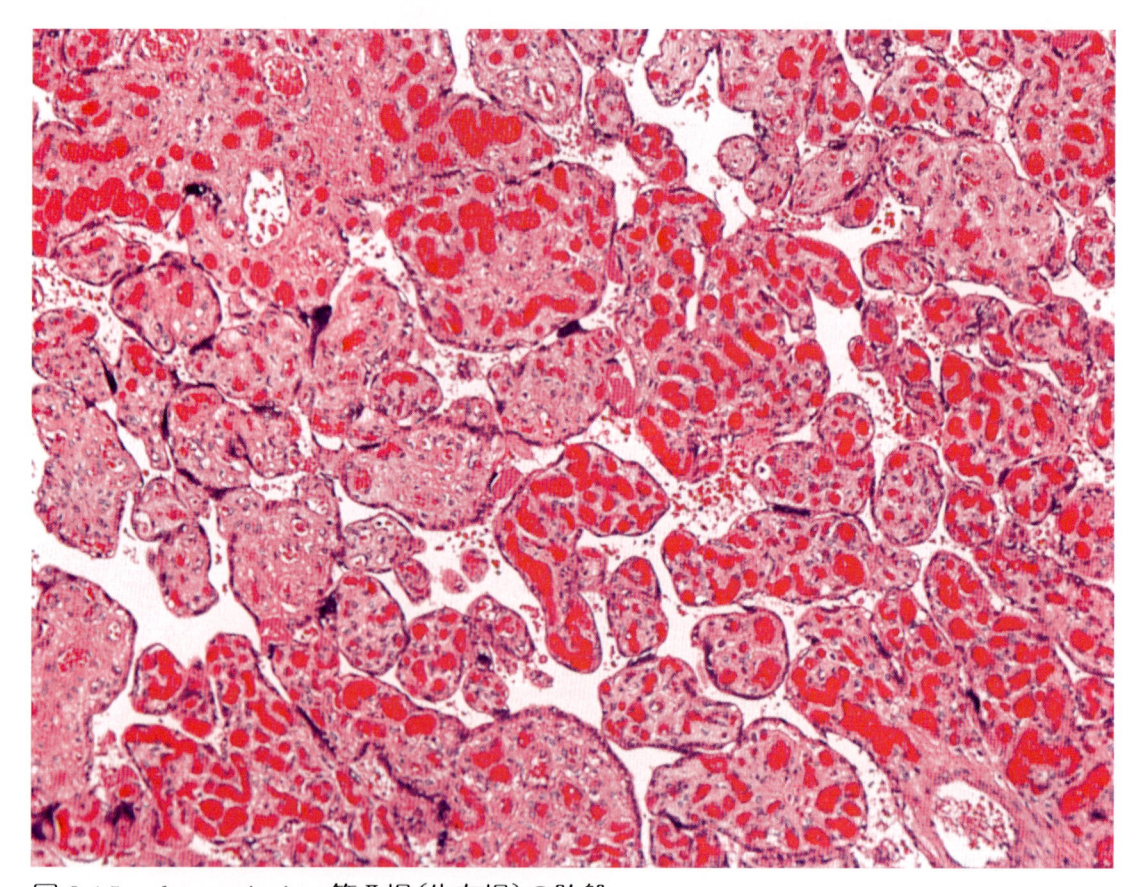

図 9-15　chorangiosis　第Ⅱ児(生存児)の胎盤

　膜が厚く，肉眼でも DD 双胎の胎盤(図 9-12)であることがわかる．胎盤母体面は第Ⅰ児側が貧血様を示している(図 9-13)．図 9-14 では 2 絨毛膜 2 羊膜，図 9-15 は第Ⅱ児の豊富な血流，図 9-16 は第Ⅰ児の VUE，図 9-17 は第Ⅰ児の循環不全を示している．第Ⅰ児の死亡原因は VUE と循環不全であると報告した．

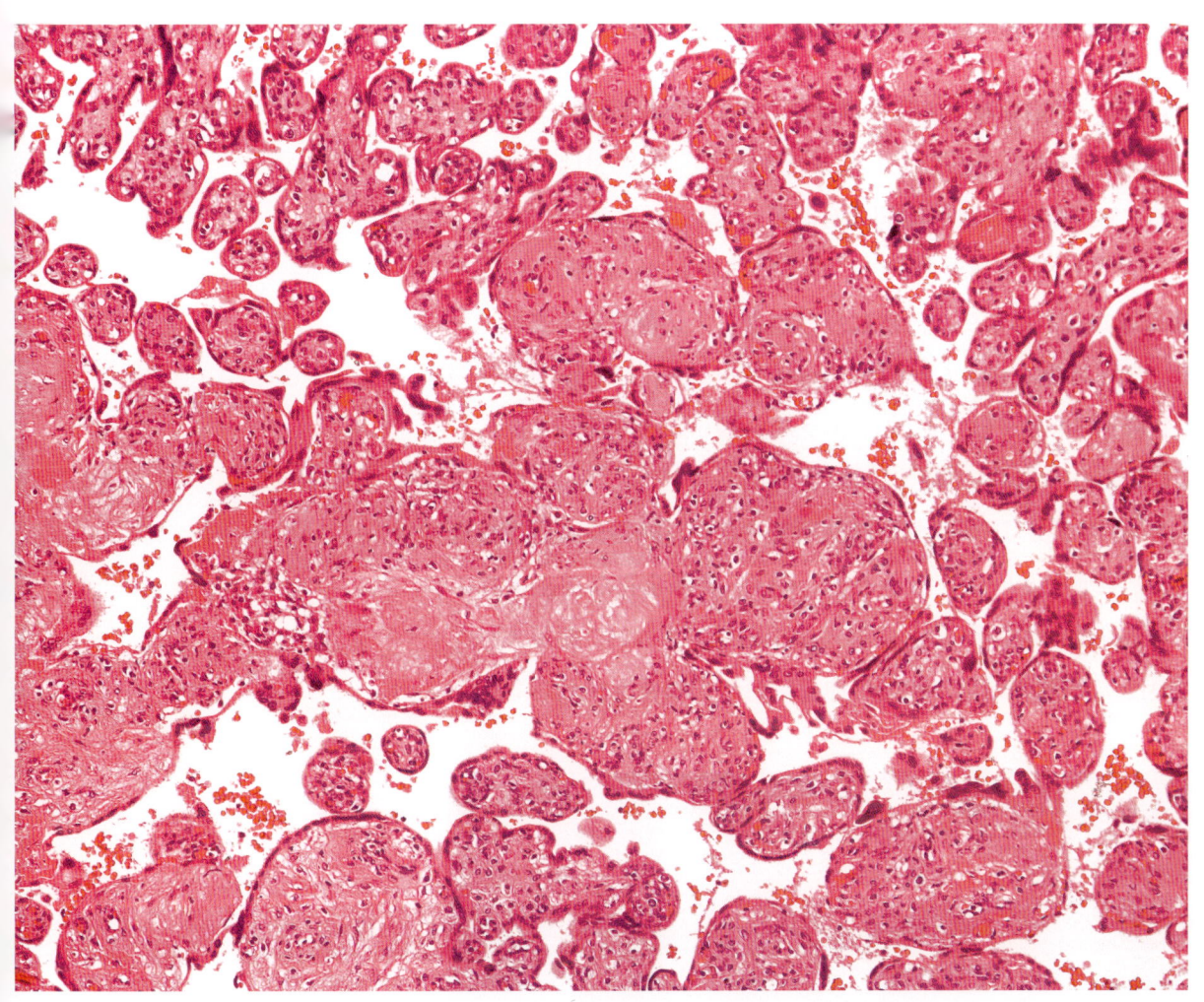

図9-16　VUE　第Ⅰ児(IUFD, 死産児)の胎盤
リンパ球の絨毛への浸潤だけでなく，末梢絨毛の血管の消失が認められる。

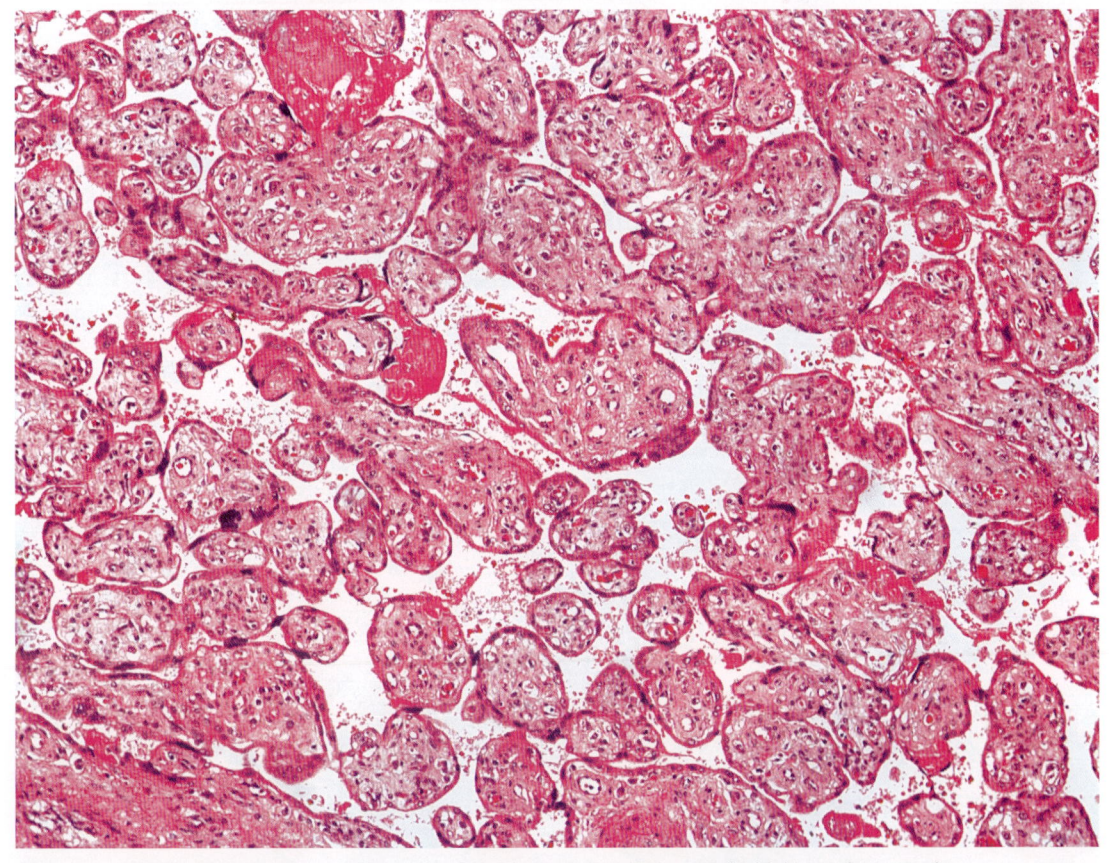

図9-17　第Ⅰ児(IUFD, 死産児)の血流の悪い絨毛は胎盤機能不全を示す。
VUEによる胎盤機能不全が胎内死亡の原因と考えて矛盾しない。

症例 5

妊娠 29 週，MD 双胎。切迫早産にて母体搬送となる。子宮口全開大のため，分娩の方針とした。来院時両児ともに児心音を認めたが，先進児（第Ⅰ児）が IUFD となったため，29 週 2 日緊急帝王切開を施行した。

第Ⅰ児（IUFD，死産児）：出生体重 1,200 g，女児，Apgar score 0/0。付属する約 20 cm の臍帯に絞扼などはないが，かなりうっ血し，辺縁付着であった。

第Ⅱ児（生存児）：出生体重 1,100 g，女児，Apgar score 4/7，AFD，RDS の Bomsel 分類Ⅱ度，修正 40 週 5 日で退院となった。臍帯は側方付着（正常），提出されたものでは捻転が少なく，異常は認めない。

臍帯の回転は 1.5 cm 以上あり，過捻転とは診断できない。臍帯長は病理検査室では第Ⅰ児 27 cm，第Ⅱ児 22 cm となっていたので，臍帯全長が提出されていない可能性があり，絞扼，過捻転，過長，過短の診断はできない。産婦人科医からは IUFD の原因となる臍帯所見，胎盤の血管吻合等の検索を依頼された。

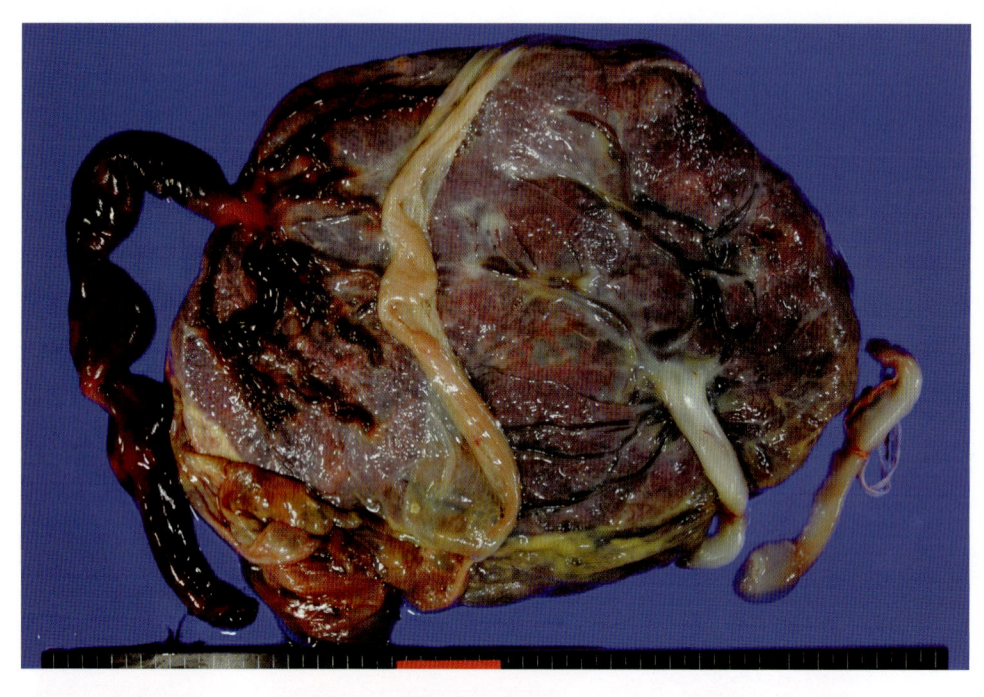

図 9-18　MD 双胎
1 児死亡の胎児面。膜は薄く組織でも MD であることは確認した。

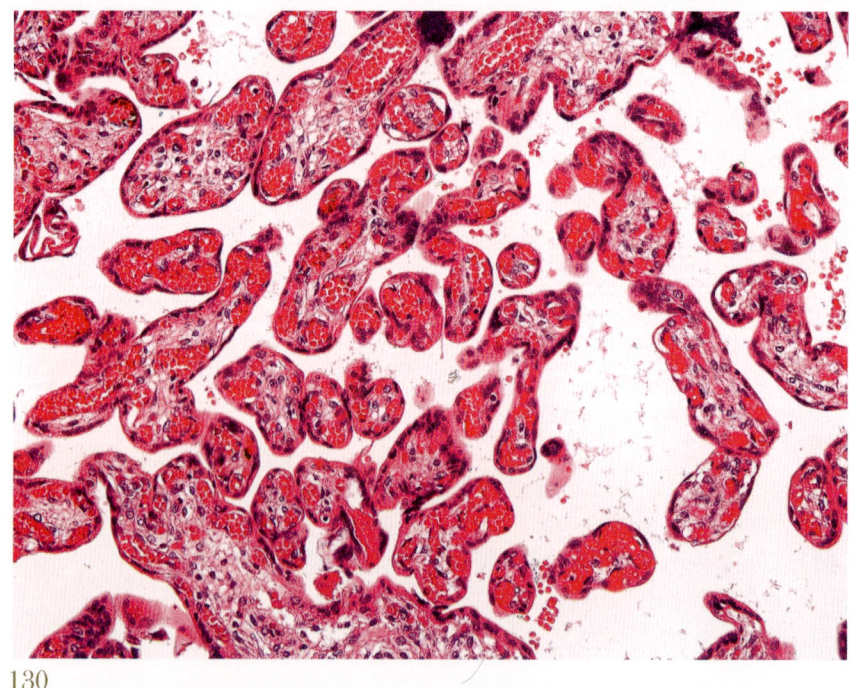

図 9-19　第Ⅱ児（生存児）側の絨毛
絨毛内血管に血流を認める。

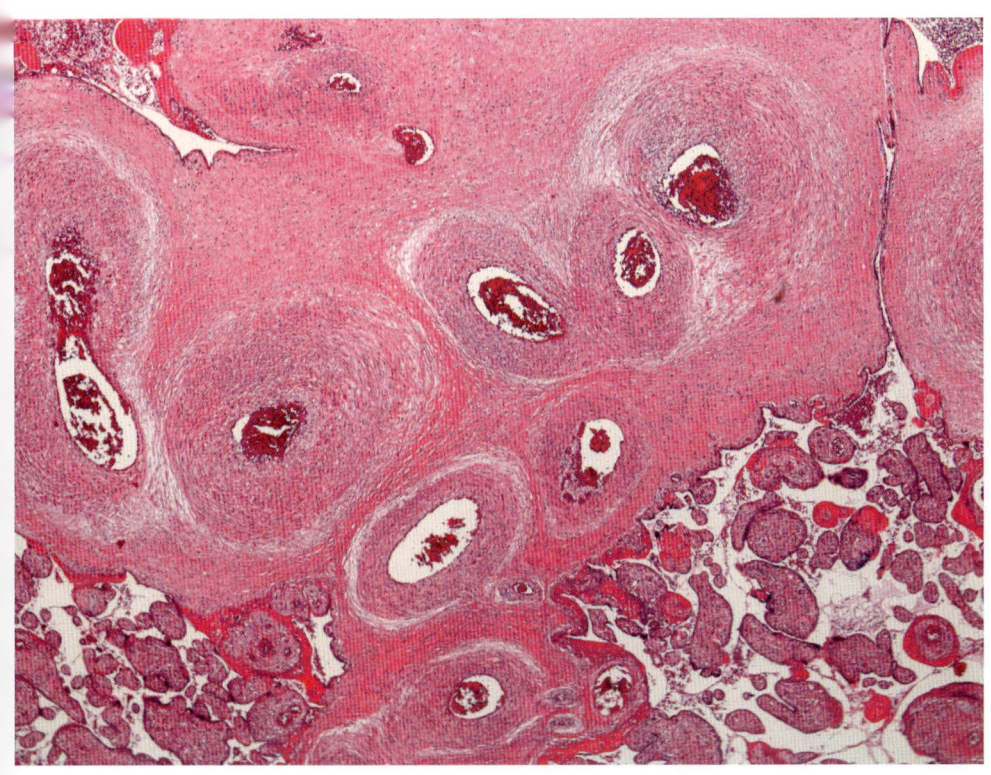

図 9-20　第Ⅰ児(IUFD,死産児)側の胎盤
拡張した曲がった幹絨毛血管と血流の悪い末梢絨毛

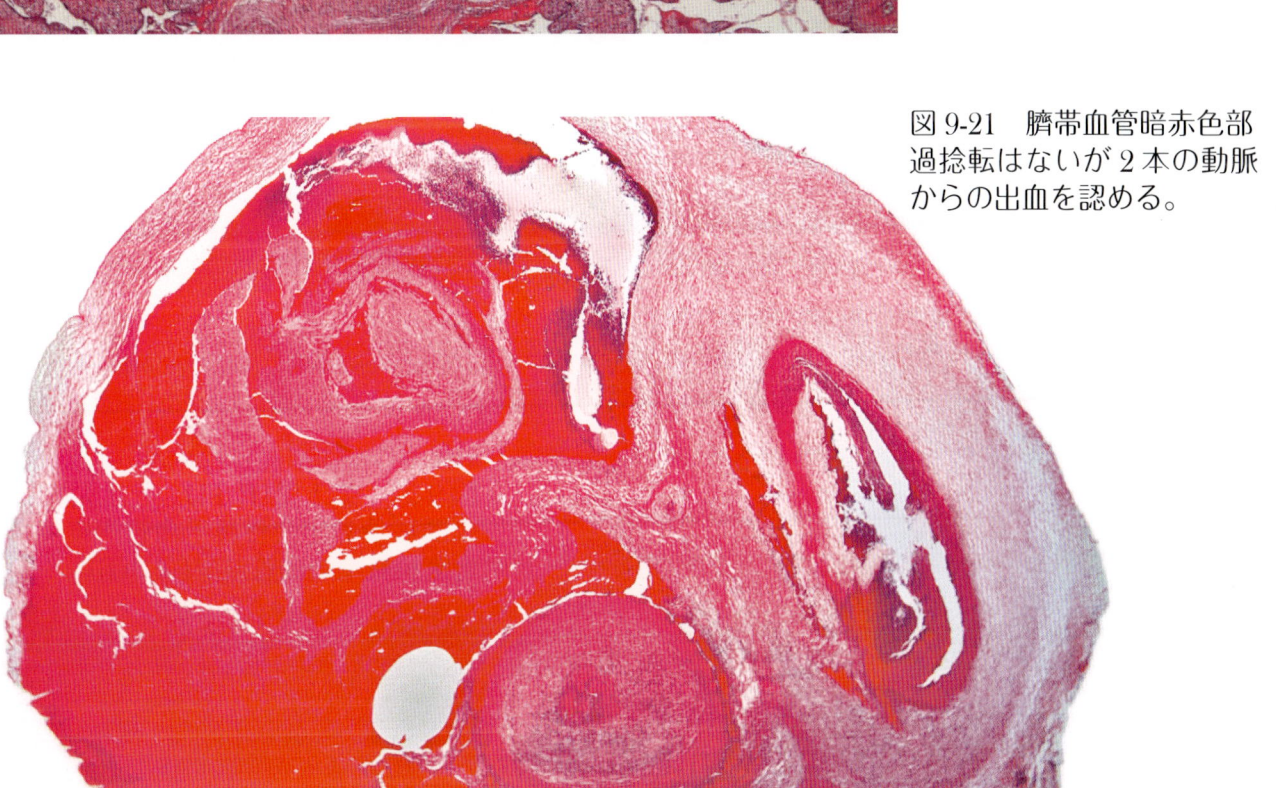

図 9-21　臍帯血管暗赤色部
過捻転はないが2本の動脈からの出血を認める。

　図 9-18 をみると，胎盤表面の血管は拡張していることがわかる。図 9-19 の曲がった幹絨毛血管は，その下位の血管の閉塞を疑わせる。図 9-20 の中間絨毛，および下位の末梢絨毛血管の閉塞を示す。これでわかるのは末梢絨毛・中間絨毛の狭窄や閉塞，その上位の血管の拡張，臍帯血管動脈の出血である。
　死産の原因は臍帯動脈からの出血(図 9-21)，あるいは胎盤機能不全(図 9-20，9-22，9-23，9-24)が可能性としてあげられる。

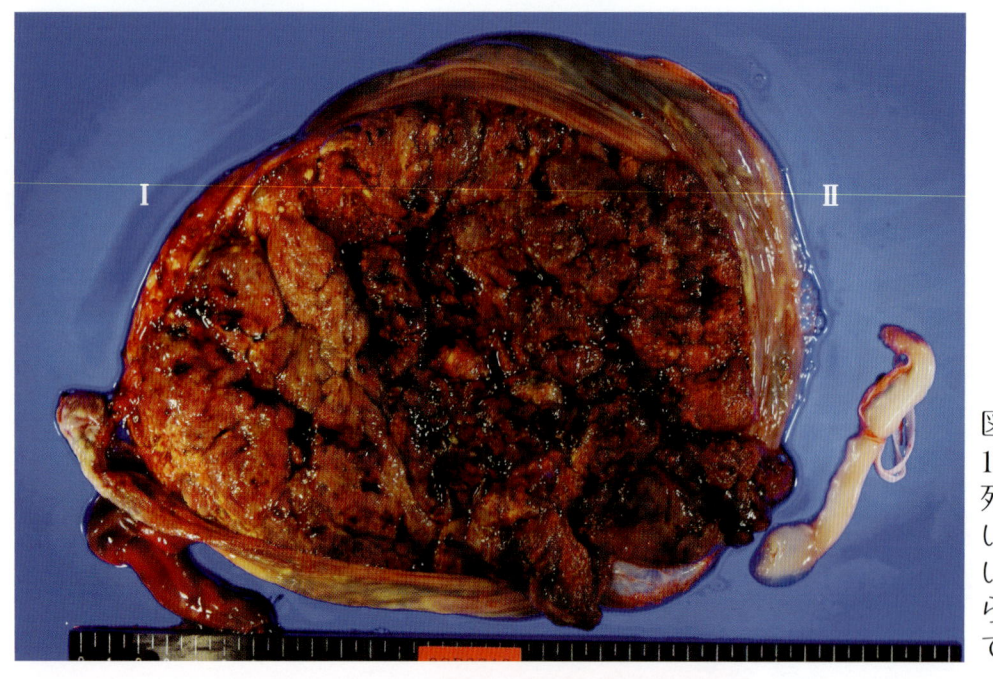

図 9-22 MD 双胎
1児死亡の母体面。第Ⅰ児(IUFD, 死産児)側がやや白色調(色が薄い)である。第Ⅱ児側は破損していた。注入法では,第Ⅰ児側からは色素が胎盤の中に全く入っていかなかった。

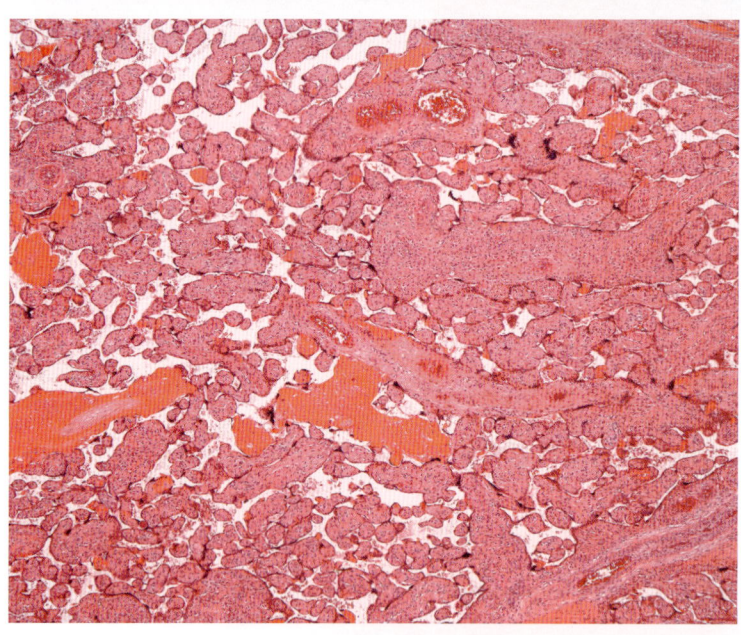

図 9-23 第Ⅰ児(IUFD, 死産児)側の末梢の絨毛は血管が萎縮し,血流がほとんどないが,この倍率では末梢血流不全としか判断できない。

図 9-24 第Ⅰ児(IUFD, 死産児)側の胎盤中間絨毛の出血性絨毛血管内皮炎(矢印 a)と末梢絨毛の血管減少(矢印 b)

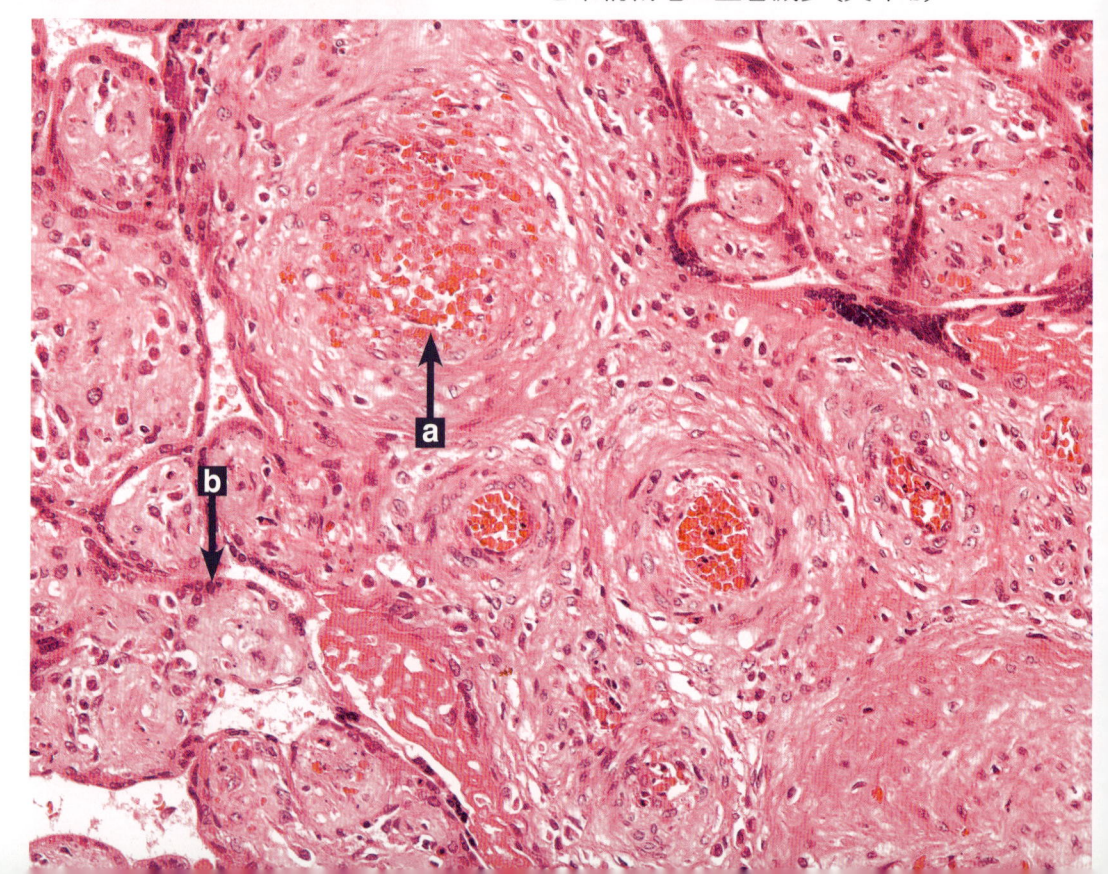

132

症例 6

　FLP 施行後，両児とも羊水過少を合併した例である。顕微授精（ICSI）妊娠，MD 双胎，TTTS。妊娠 24 週 2 日，前医にて FLP を施行された。母体血圧上昇傾向と尿蛋白増加で PIH の増悪を認め，31 週 5 日で当院へ母体搬送，32 週 0 日，母体の肺水腫増悪を認め緊急帝王切開術が施行された。母体は CRP 0.22 mg/dL，Alb 2.6 mg/dL であった。

　第 I 児：出生体重 1,700 g，男児，Apgar score 7/8，Hb 16.1 g/dL。

　第 II 児：出生体重 700 g，男児，Apgar score 5/9，Hb 12.7 g/dL，呼吸や循環で介入はなかった。4 歳 4 か月時の新版 K 式発達検査全体で 1 歳 11 か月と評価された。

　病理検査では，第 II 児の臍帯膜付着および胎盤機能不全による FGR，貧血の合併と診断した（図 9-25 〜 9-32）。

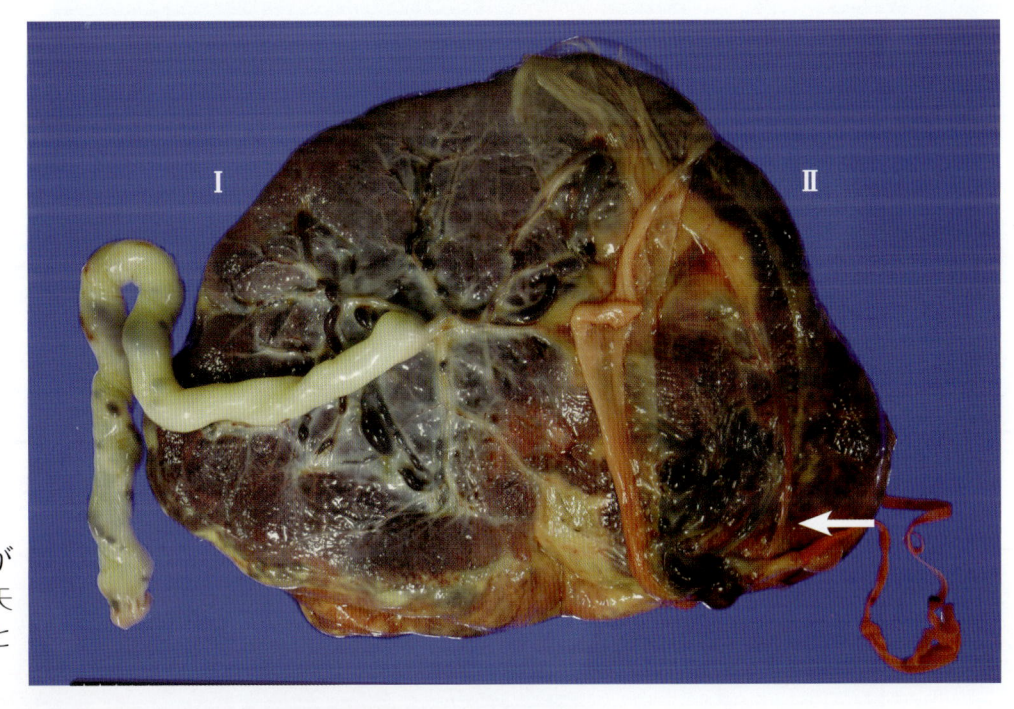

図 9-25　MD 双胎
第 II 児側膜付着臍帯にはひもがついている。第 II 児の臍帯（矢印）は第 I 児の臍帯に比べると細い。

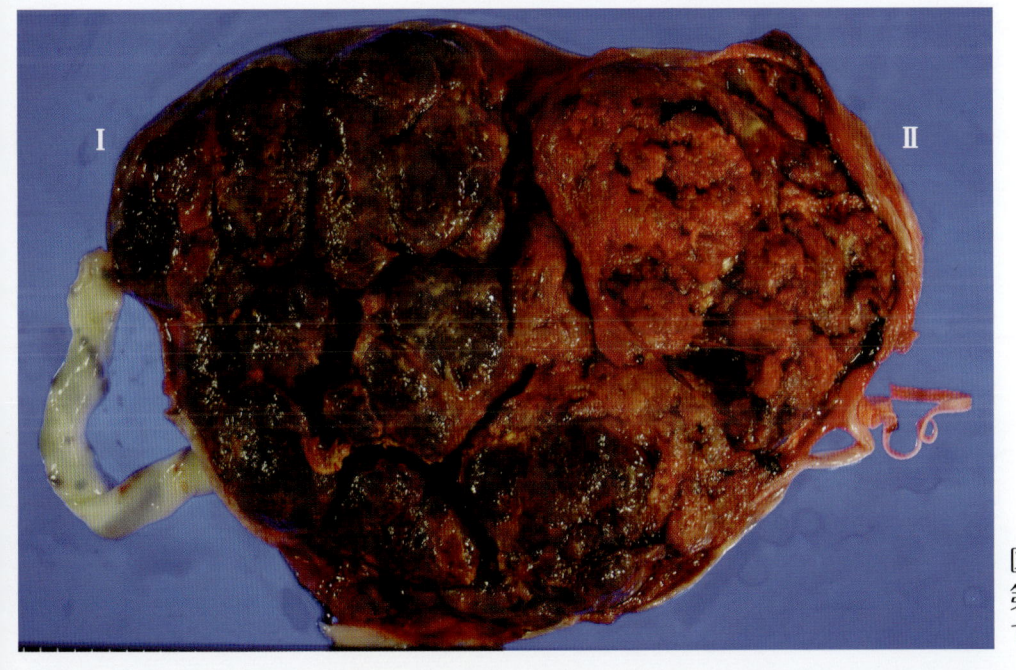

図 9-26　MD 双胎の母体面
第 II 児側の母体面が白色調である。

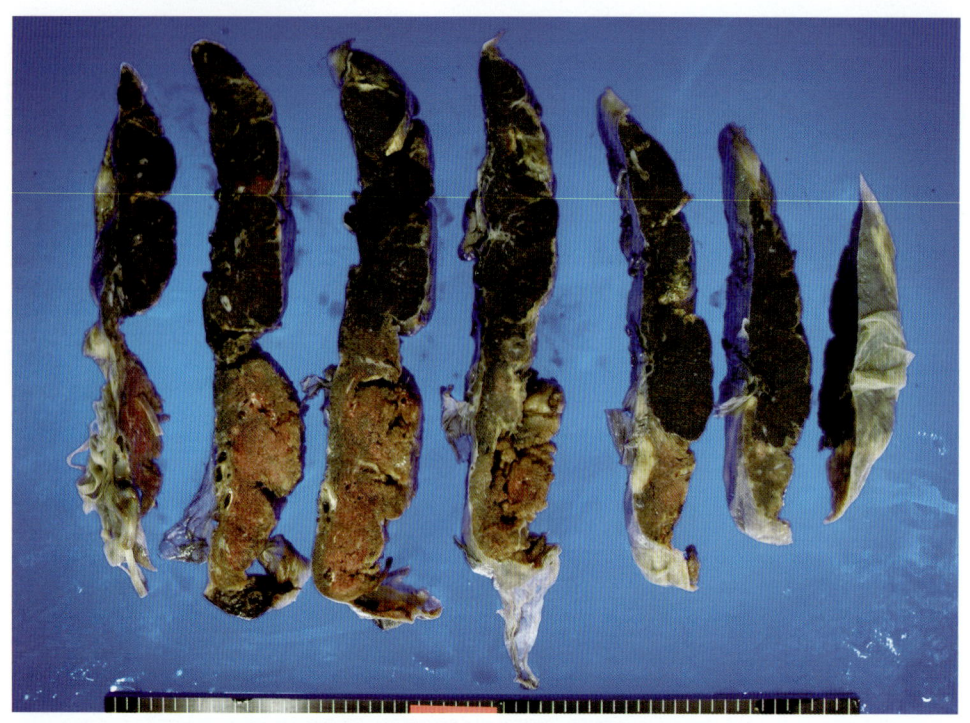

図 9-27　注入法では FLP による吻合の消失を確認した。

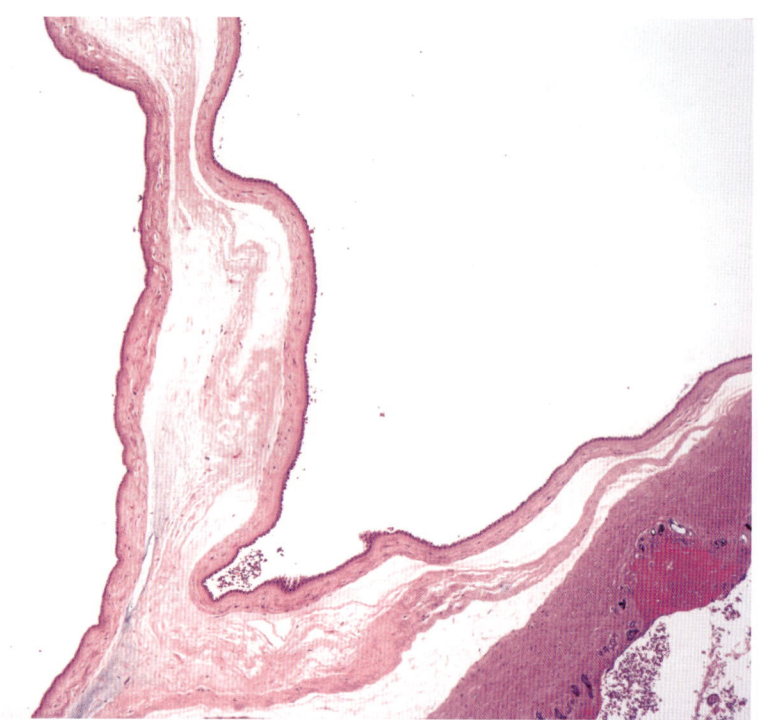

図 9-28　MD 双胎の膜

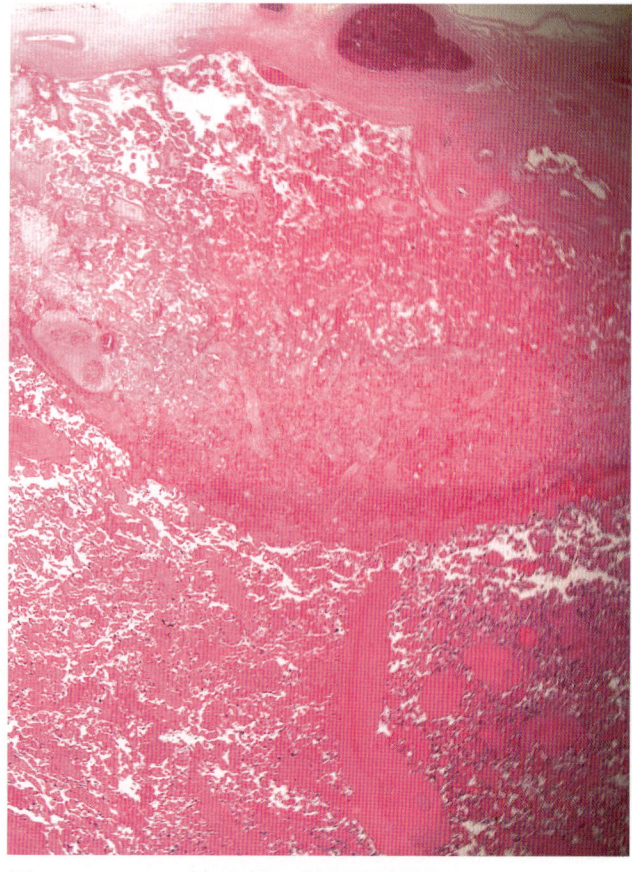

図 9-29　FLP 焼灼部の壊死性梗塞

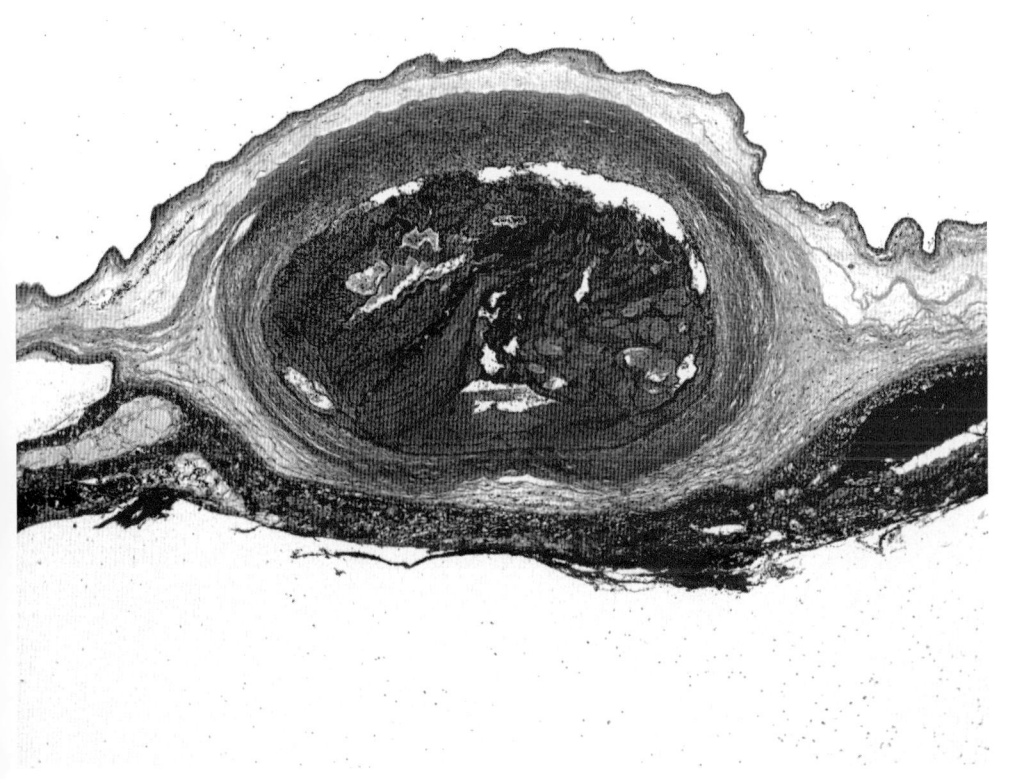

図 9-30　第Ⅱ児側焼灼部近くの血栓

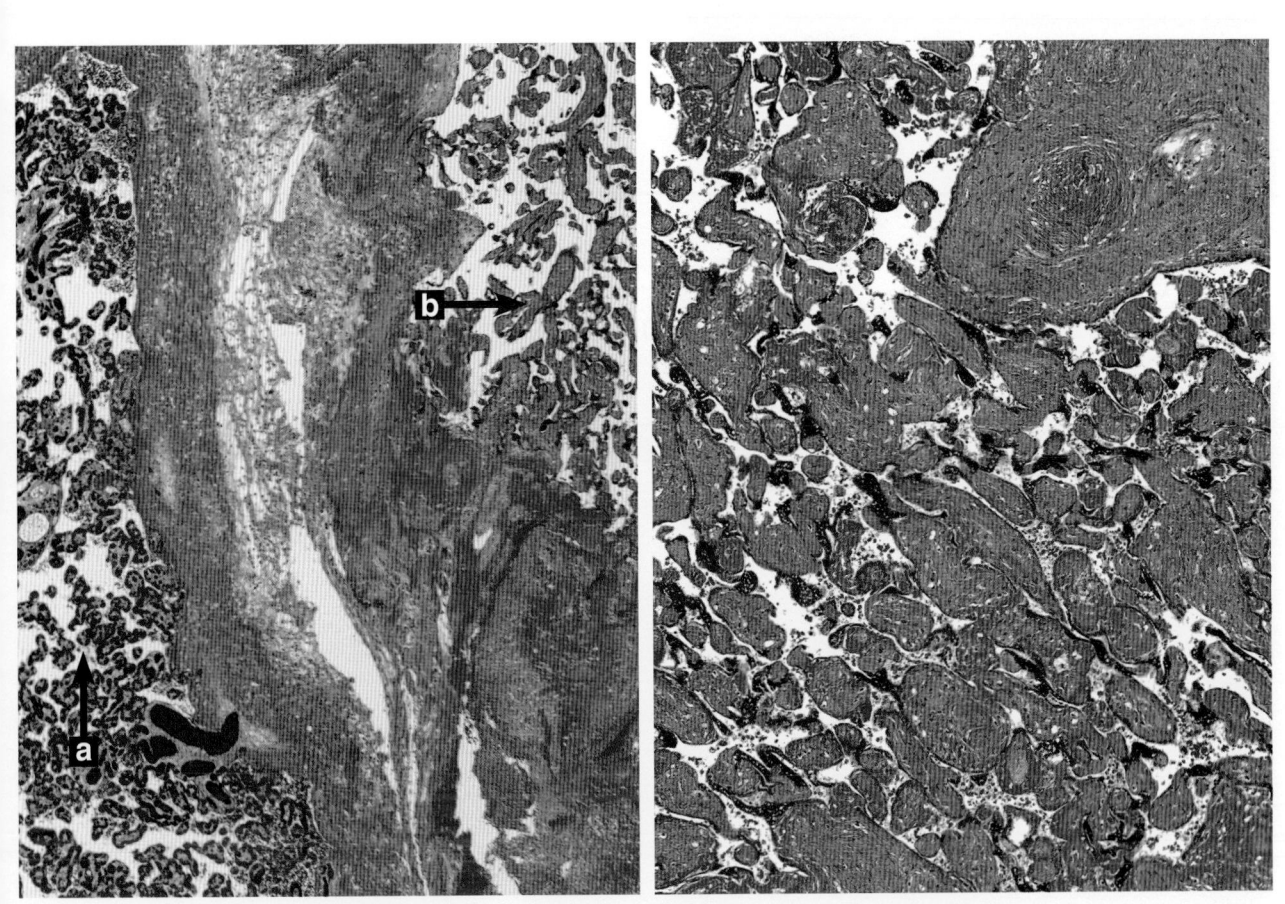

図 9-31　矢印 a：第Ⅰ児は血流が良好，矢印 b：第Ⅱ児は血流が悪い

図 9-32　第Ⅱ児の無血管絨毛

症例7

前置血管，切迫早産管理をしていたが，子宮収縮抑制できず妊娠29週4日帝王切開術を施行された。児は出生体重1,400 g，Apgar score 2/6であった。産婦人科医からは胎盤の検索を依頼された。RDS Bomsel分類Ⅳ度，3歳2か月時の新版K式発達検査全体で2歳11か月と評価された。

この症例は前置血管ばかりに目がいっていたが，実はDD双胎であり，紙様児がみつかった（図9-33，9-34）。

図9-33 膜付着の前置血管症例にみつかった紙様児（矢印）

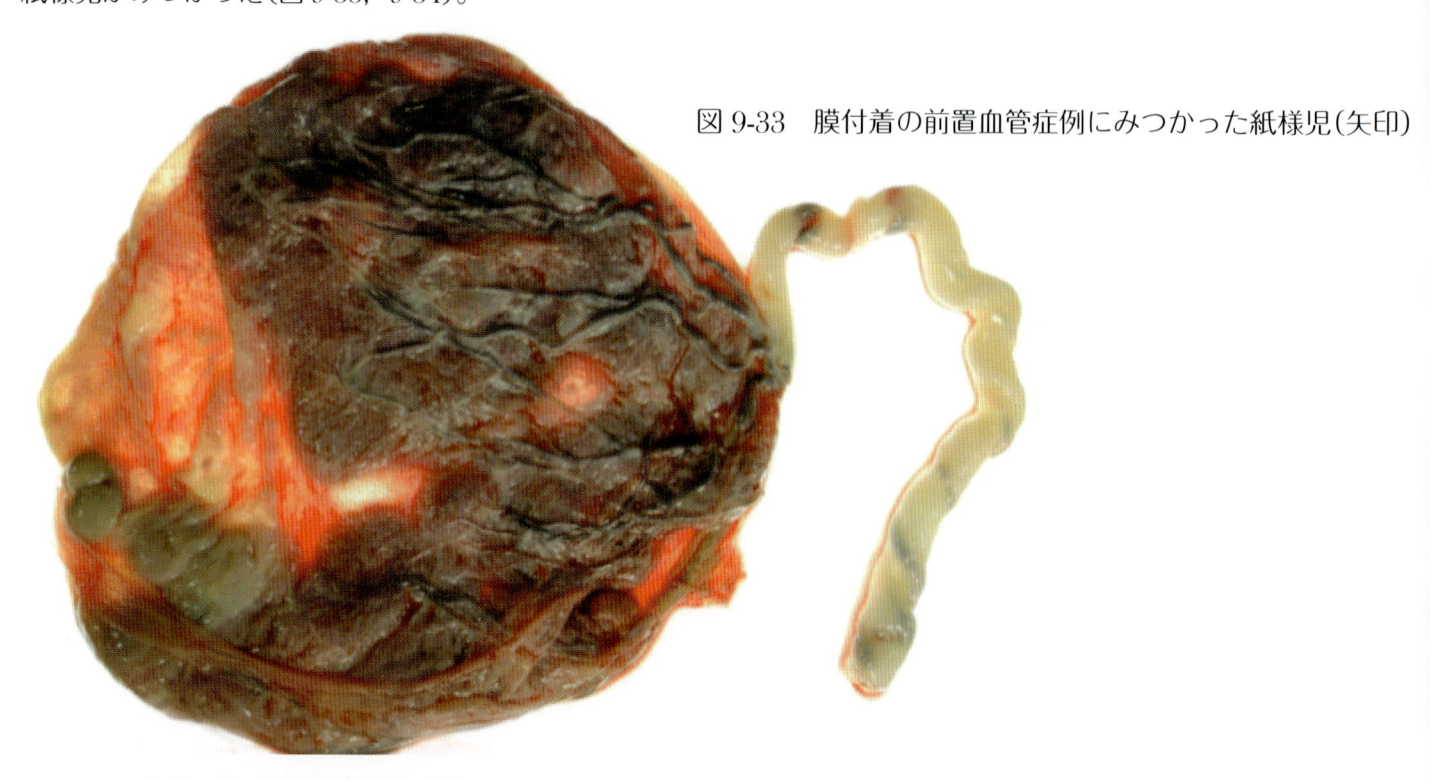

図9-34 肉眼所見でみつかった紙様児
頭殿長（CRL）2.5 cm。胎盤検索では前置血管の未破裂，DD双胎と診断した。

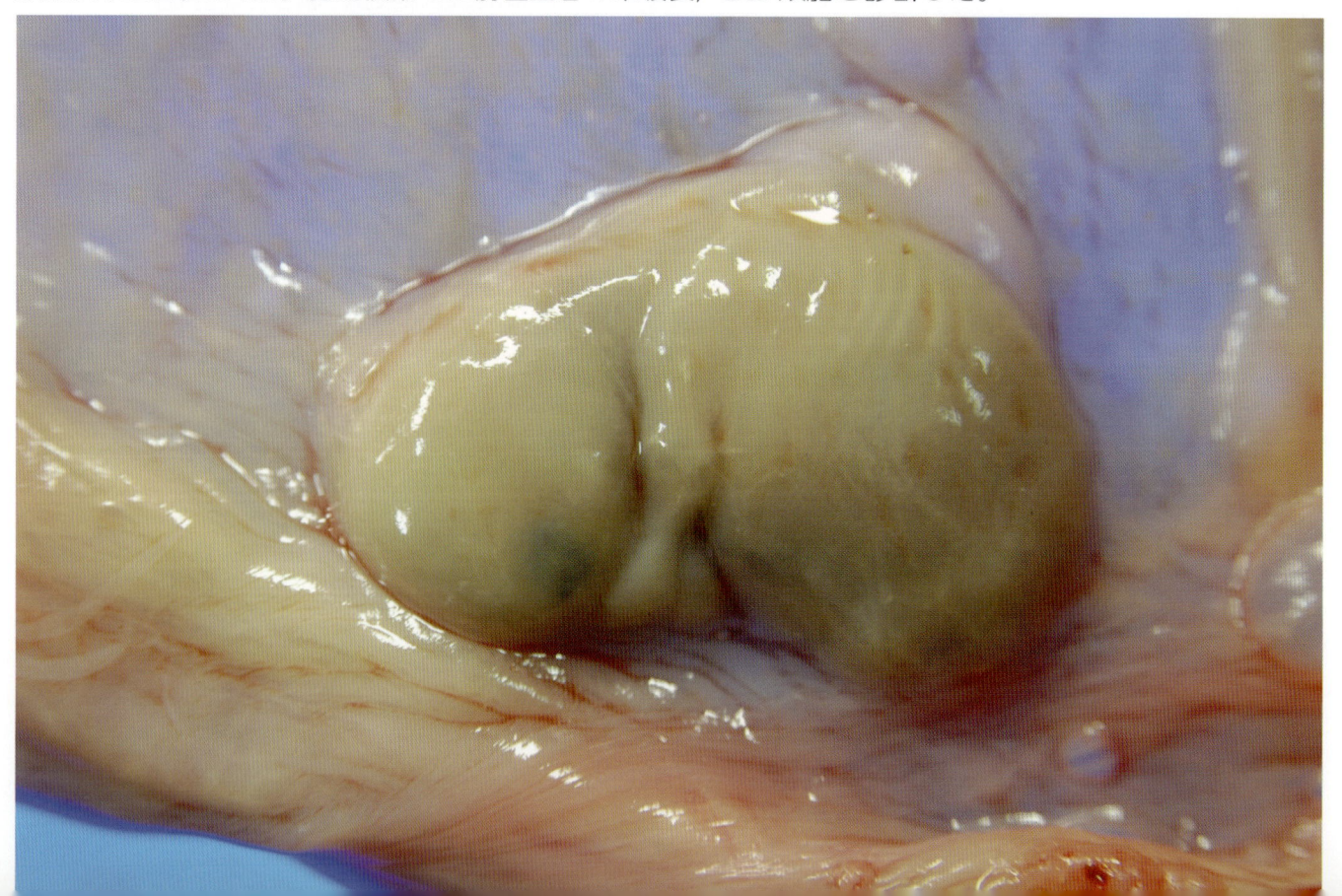

双胎は胎盤が大きく，児が2人いることにより，妊婦には単胎以上に負担がかかる。そのためGDMやPIHの発症が高率になることや，子宮内のスペースが不足するため児の発育が悪くなり，子宮筋の伸展により早産の確率が増えることも説明がつく。それだけでなく，母体からの酸素供給が少なくなることにより胎盤が反応し，絨毛血管を増殖させることでchorangiosisを合併することも当然である。やはりスペース不足などから臍帯の付着異常が高率となり，これらもFGRの原因の1つである。

　この章では7つの症例を示した。
　症例1：DD双胎，小さい児の胎盤に機能不全を合併するVUEを認める。
　症例2：DD双胎，体重差のある例である。小さい児の胎盤に少ない絨毛血流を認めた。
　症例3：MD双胎で大きい児側にchorangiosisを認めた。
　症例4：DD双胎で死産児側の胎盤にVUEを認めた。
　症例5：死産児側の臍帯付着部付近あるいは胎盤表面の血管からの，出血のための死産である。
　症例6：FLPは成功したが，膜付着による胎盤機能不全は治らなかった。
　症例7：前置血管症例に合併していた紙様児であった。

　今回示した双胎胎盤はすべて，私が肉眼所見をとり，顕微鏡検査までを行った。うち，数例は臨床医とともに肉眼所見をとった。今後は臨床医も病理医と肉眼所見をとり，さらには肉眼所見と顕微鏡像が臨床経過に合致することを各施設で確認してほしい。特にFLP施行例は，施術した医師自らが肉眼所見，注入法までを病理医とともに行うことを期待する。
　TTTSの病態は羊水過多・過少と定義することができる。これは胎盤機能不全の結果なので，今回あげた症例の胎盤病理をみれば理解できる。対処法としてはFLPも1つの選択肢であるが，もっと胎盤をみてほしいと思う。双胎で発症する体重差や死産は，ほとんどが患児側の胎盤に異常があるからである。血管吻合も大切ではあるが，それぞれの病理像をみてもらいたい。
　どのような証拠があるかを熟知することが，新たなガイドラインを作るきっかけとなり，ハイリスクと呼ばれる例のリスクを少しでも下げることになる。
　双胎は新生児管理になる例も多いので，臨床病理検討会（CPC）を行い，よりよい結果をめざすことが望まれる。

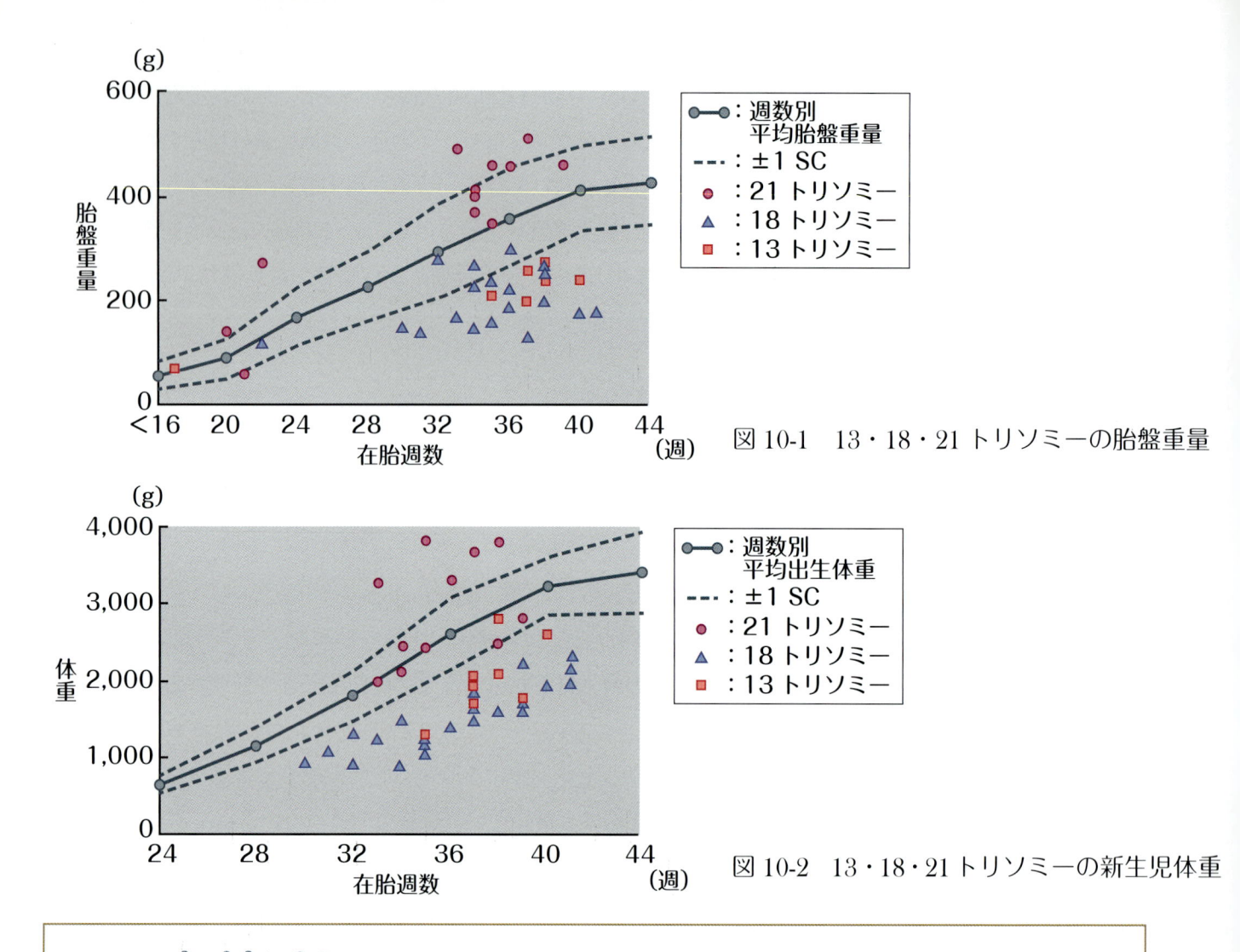

図 10-1　13・18・21 トリソミーの胎盤重量

図 10-2　13・18・21 トリソミーの新生児体重

10. トリソミー

　1992 年日本産科婦人科学会雑誌で，13・18・21 トリソミーにおける絨毛組織所見と胎盤重量について報告した。トリソミーの 48 例を検討した結果，13，18 トリソミーと比較して 21 トリソミーの胎盤重量(図 10-1)，新生児体重(図 10-2)がともに重いことがわかった。トリソミーの胎盤には異型絨毛の合併が多い。21 トリソミーは血管数の増殖が認められ，13，18 トリソミーは絨毛の血管数が少ないことが特徴であった。

　本章では新たに最近診断した 45 例のトリソミーについて検討し，その胎盤について示した。21 トリソミー 28 例，18 トリソミー 9 例，13 トリソミー 8 例で，1992 年日産婦誌に報告した例は 1 例も含まれていない。

・どのトリソミーの胎盤にも異型絨毛の合併が多い。
・21 トリソミーには血管の増殖が認められ，13，18 トリソミーの絨毛の血管は少ない。
・13・18・21 トリソミーの絨毛基底膜に鉄沈着を認めた。
・13 トリソミーに幹絨毛の嚢胞化(偽 PMD)を認めた。
・18 トリソミーに虚血性絨毛を認めた。
・21 トリソミーに TAM(一過性異常骨髄増殖症)を認めた。
・21 トリソミーに immature villi choragiosis などの特徴的な所見を認めた。
　これらについて症例をあげ説明する。

症例1 13トリソミーの胎盤

妊娠21週4日，児は約200g，Apgar score 0/0であった。全前脳胞症および心奇形などの胎児奇形あり。顔面正中の低形成，鼻腔1個，耳介低形成および低位，四肢拘縮，手関節拘縮，rocker bottom footなどの所見と，染色体検査により13トリソミーと診断された。

病理検査によって得られた絨毛浮腫，異型絨毛(図10-3)，嚢腫性絨毛(図10-4)の像を示す。

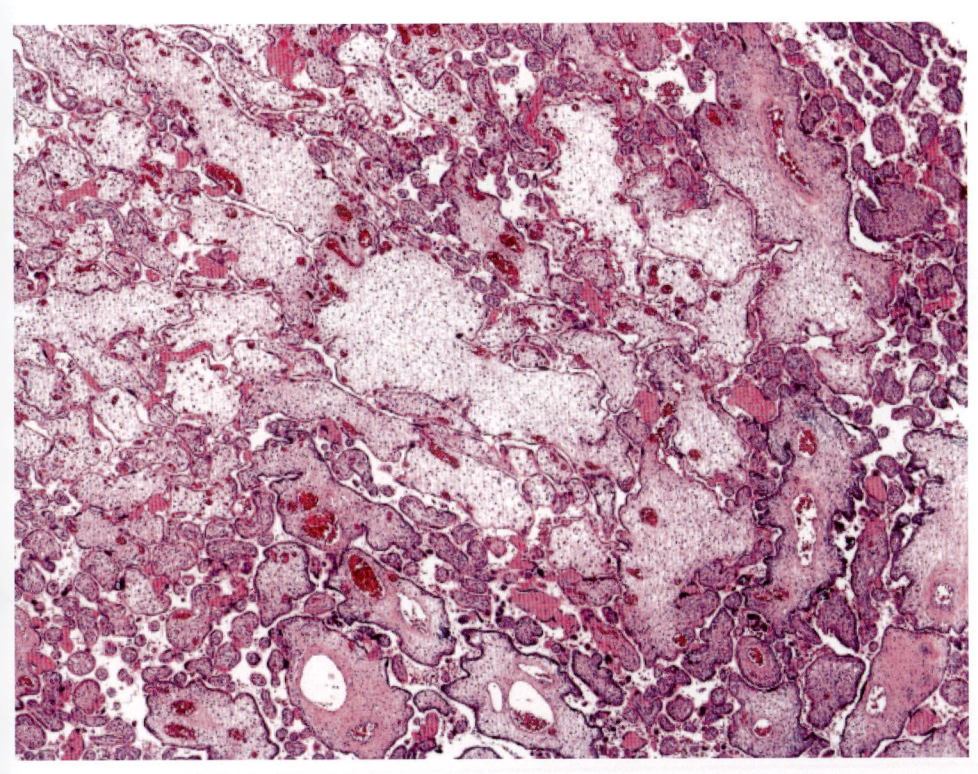

図10-3 絨毛浮腫と異型絨毛
絨毛血管が少ない。

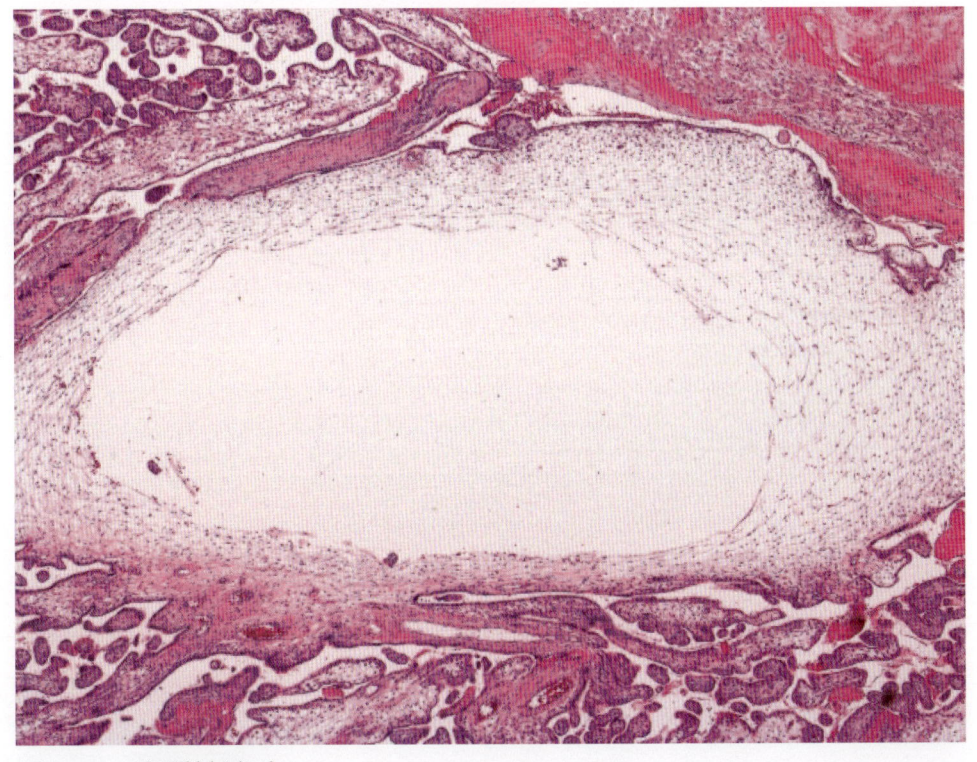

図10-4 嚢腫性絨毛
現在は間葉性異形成胎盤(PMD)とは呼ばず，偽PMDあるいはPMD類似と呼んでいる。13トリソミーの偽PMDの合併は，8例中2例にみられた。

症例2　18トリソミーの胎盤

　妊娠38週1日，羊水染色体検査で18トリソミーと診断された。モニターにて遷延一過性徐脈（prolonged deceleration）を認めたため，緊急帝王切開術を施行された。児は出生体重 1,700 g，男児，Apgar score 7/9 であった。

　18トリソミーの血管異常としては，児の大血管の走行異常や心奇形が特徴的である。成書では胎盤の石灰化が特徴として記されているが，この例にはみられなかった。胎盤病理によって，中枢からの血管内血栓，さらに胎盤床の血栓が認められた（図10-5，10-6，10-7，10-8，10-9）。

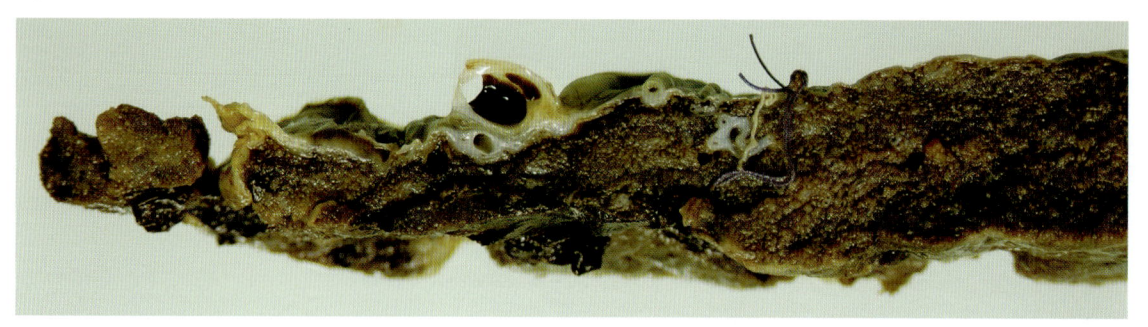

図 10-5　胎盤表面の血管に血栓がみられる。

図 10-6　図 10-5 の顕微鏡像
血管内に層状の血栓がみられる。

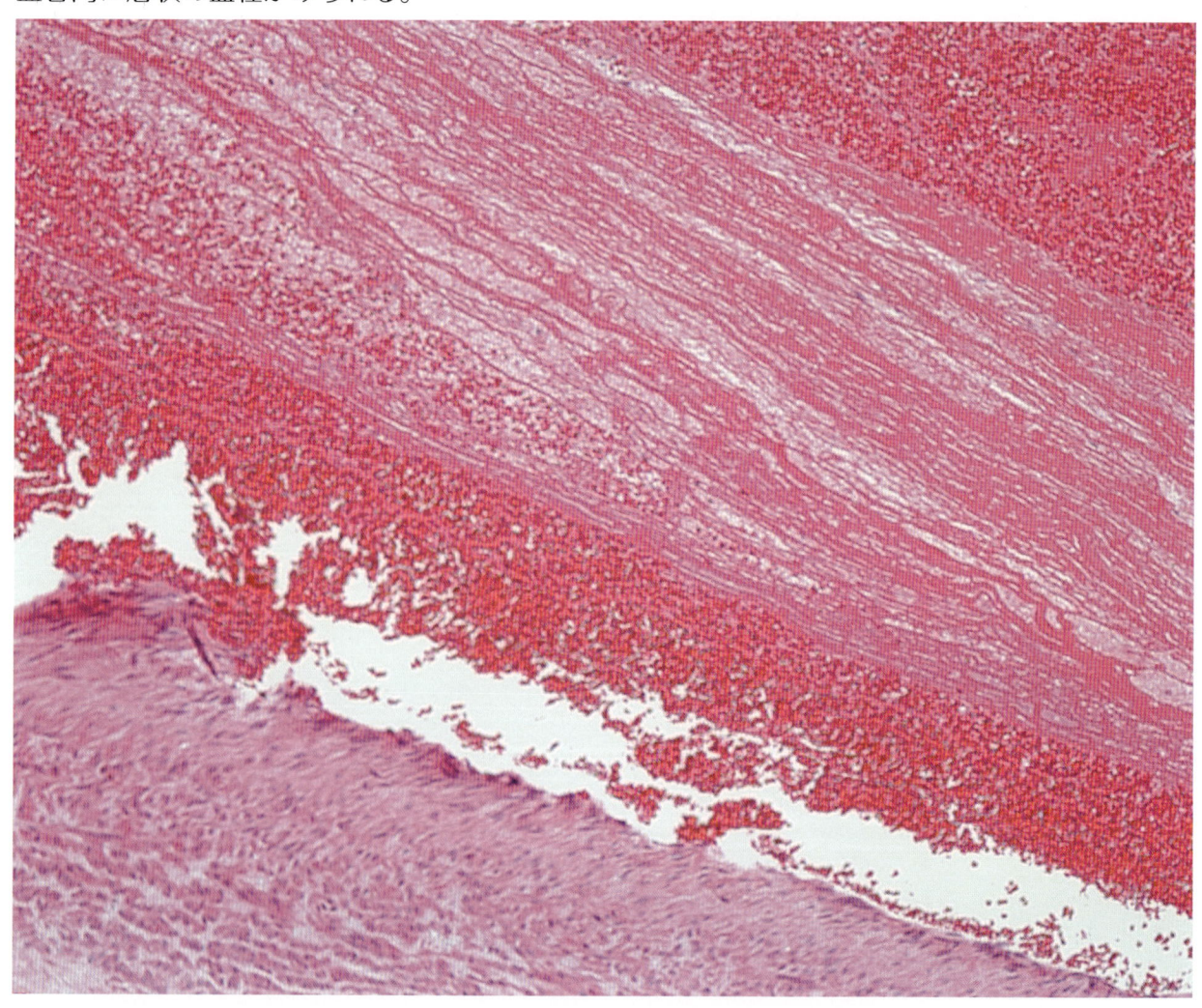

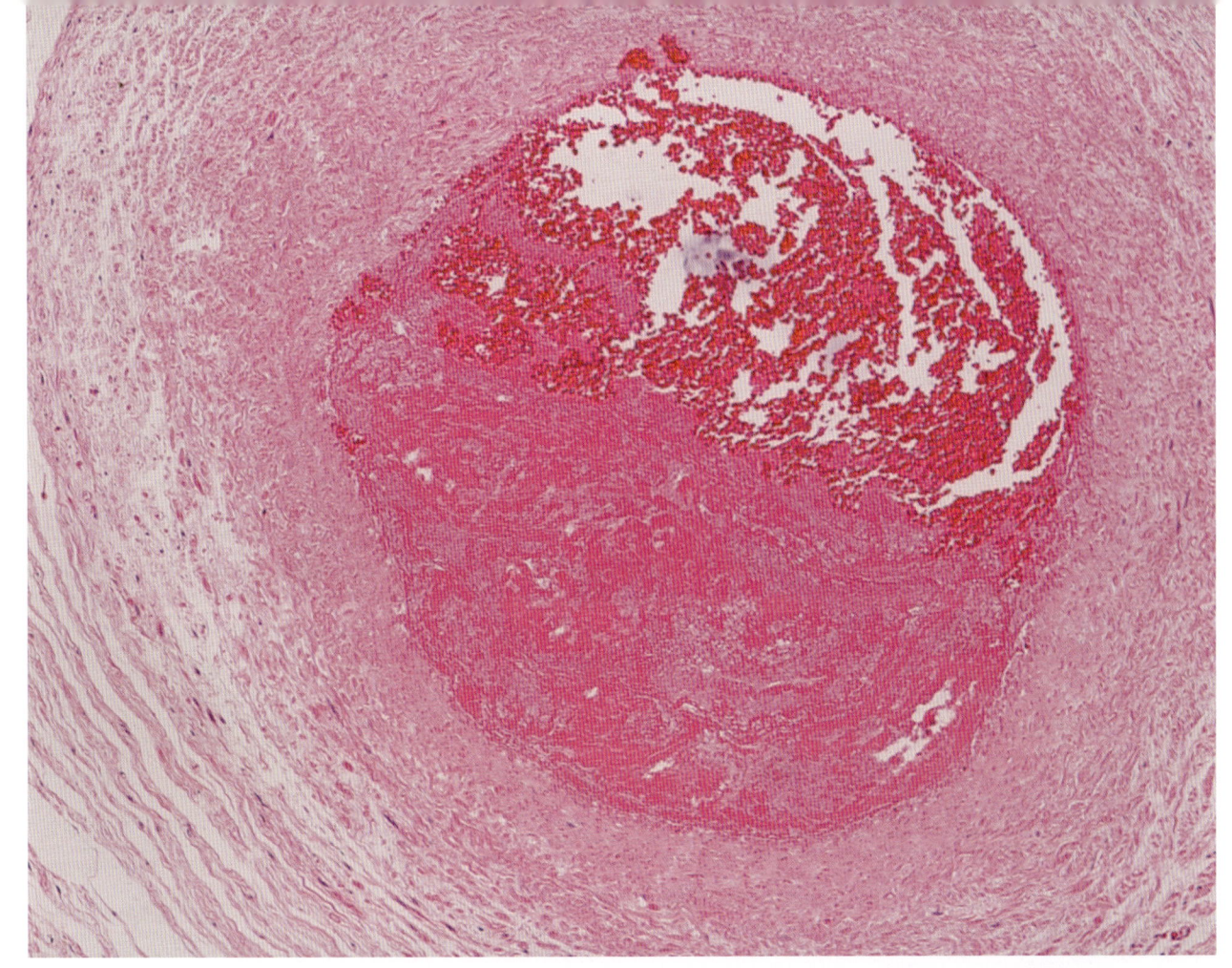

図 10-7　臍帯動脈内の血栓

図 10-8　幹絨毛血管の閉塞(矢印 a)と無血管絨毛(矢印 b)
syncytial knots の増加を認める。絨毛内の間質の線維化だけでなく，好酸性物質の沈着も認めることから，syncytial knots の増加は中枢血管の閉塞による可能性がある。

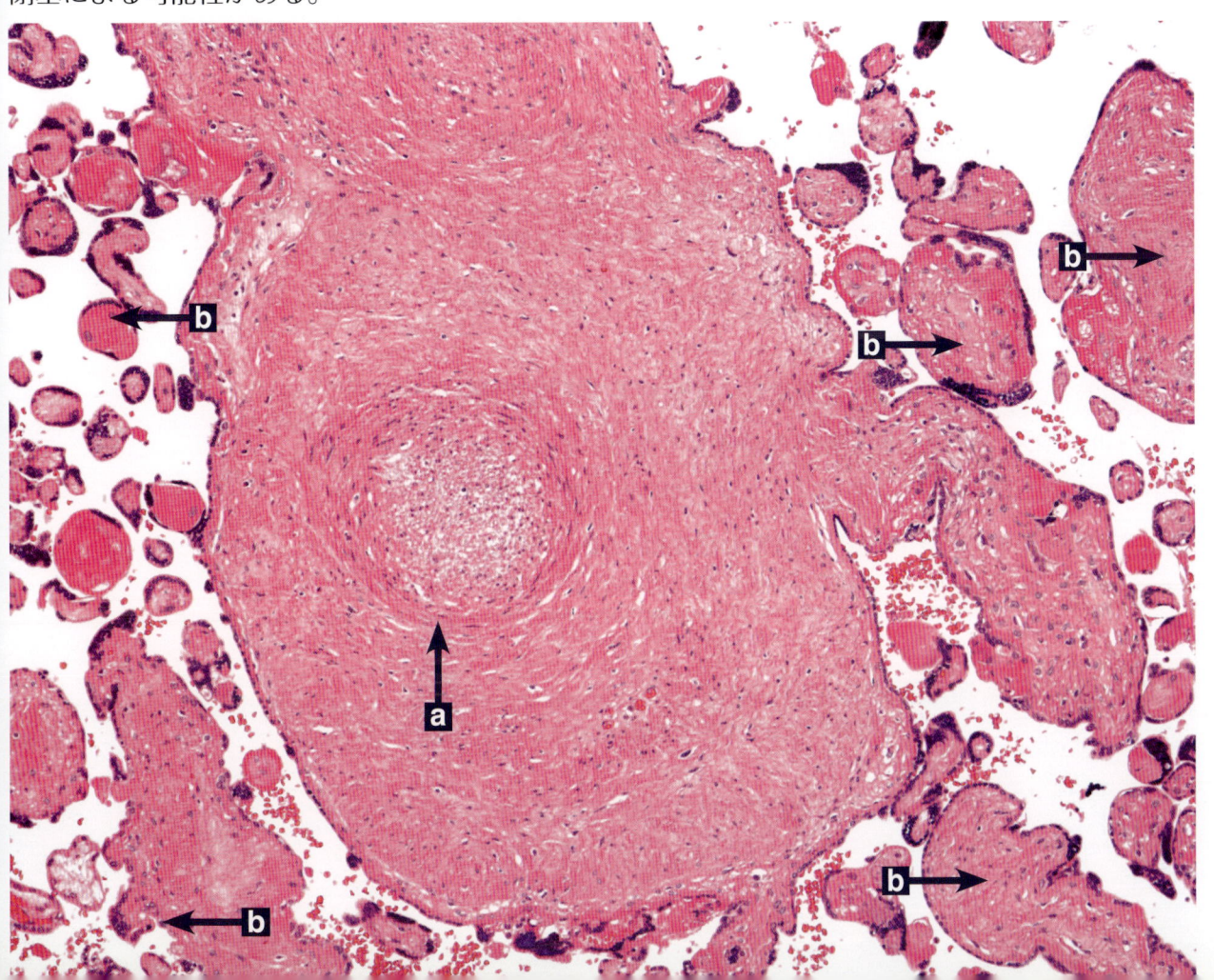

141

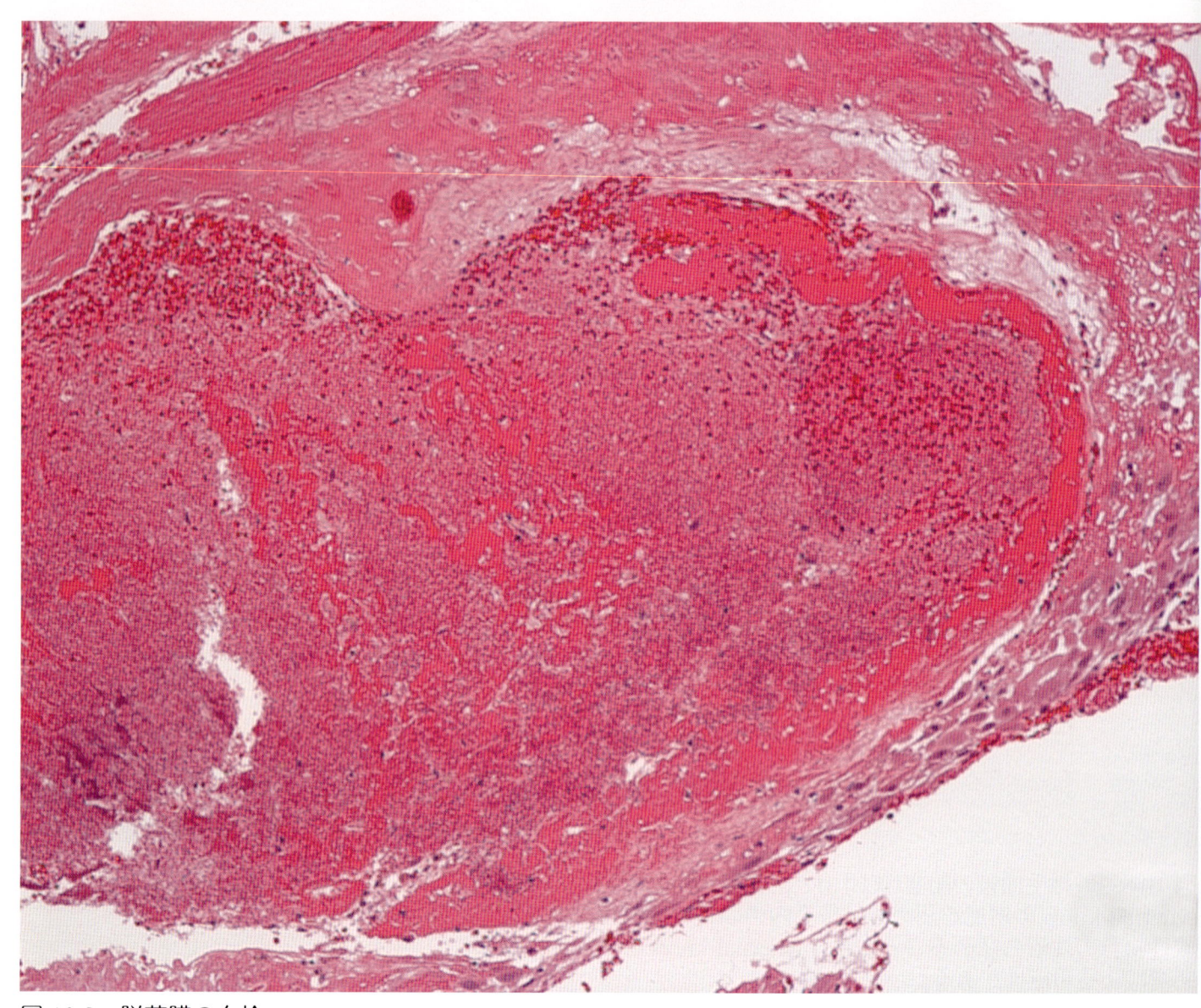

図 10-9 脱落膜の血栓

　syncytial knots が増加した状況は，第 3 章に示した胎盤内への母体血流の不足が胎盤絨毛の低酸素状態を招いた状況と一致している。
　ここで考えたいのは，症例 2 の 18 トリソミーで示した胎盤表面血管から末梢絨毛血管の閉塞に至る血管病変についてである．私は上位から起こる胎児胎盤血流異常について，2 つの過程を考えている．1 つ目は，18 トリソミーのように臍帯あるいは胎盤表面の血管の閉塞から発生し，末梢絨毛まで血管異常を認める dysmature villi により合併する胎児胎盤血流異常である．2 つ目は，臍帯過捻転や臍帯付着異常により発生する胎盤絨毛血管の閉鎖から起こる胎児胎盤血流不全および NRFS である．その他の NRFS の発生は，「おわりに」にまとめて記載した．

症例3　21トリソミーとTAM

　妊娠34週6日，胎児水腫，前期破水で，帝王切開術を施行された。出生前より胎児に心嚢水，腹水の貯留がみられた。児は出生体重1,900 g，Apgar score 7/8，ダウン症様顔貌を呈していた。

　絨毛は未熟で，血管の増殖，血管内の異型細胞を認めたことで21トリソミーを疑った。さらに使用されない鉄の沈着，末梢絨毛血流の悪さからとみられる幹絨毛血管の蛇行が認められた。染色体検査で標準型トリソミーが確定された。日齢74日で死亡した。

　図10-10，10-11，10-12の未熟絨毛とchorangiosisは典型的で，21トリソミー

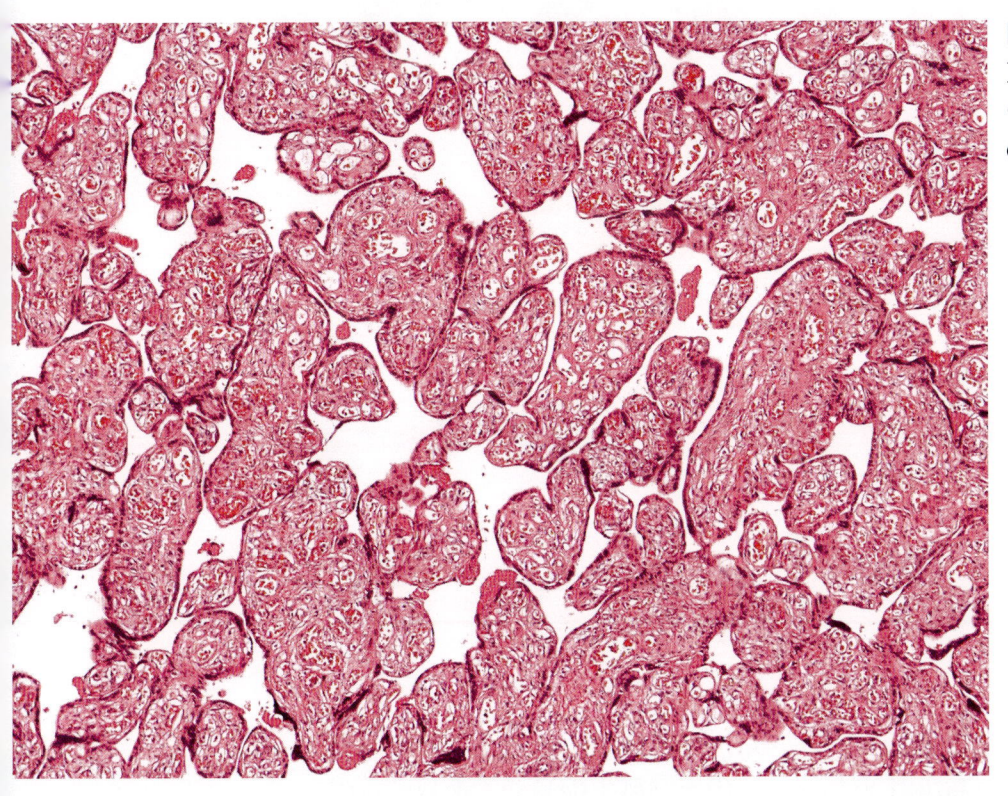

図10-10　34週としては大型の末梢絨毛で，隙間がみえ，血管の増殖がみられる。chorangiosisを疑う。

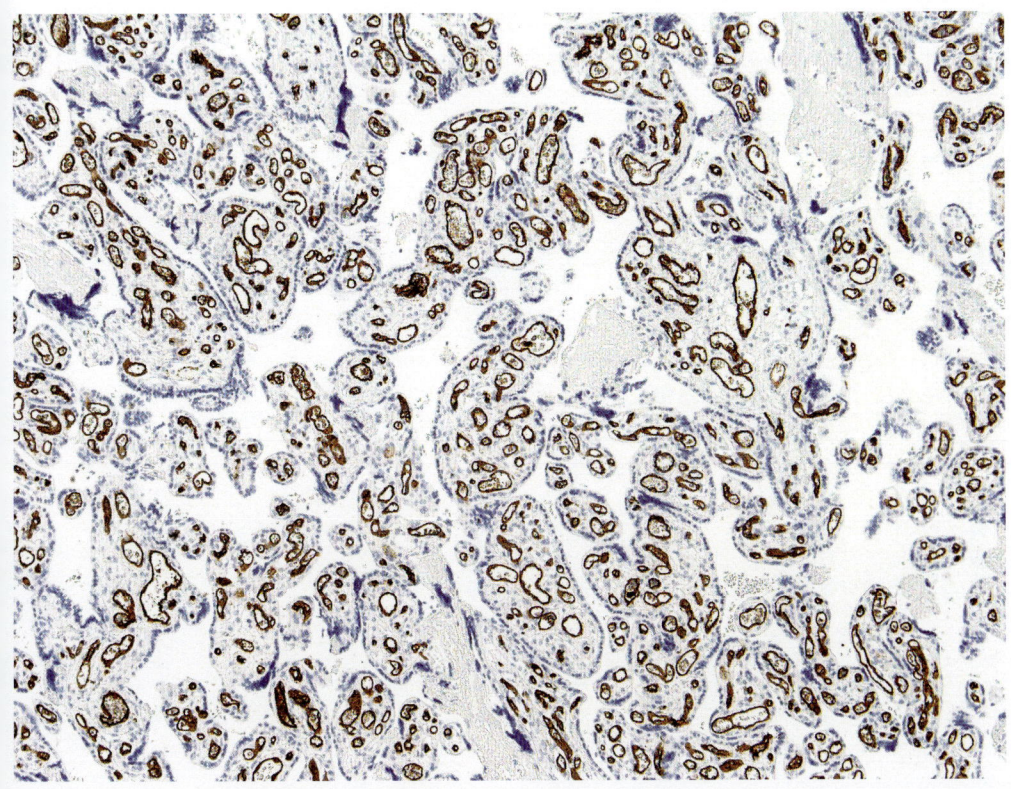

図10-11　CD34で染色し，10倍の対物レンズで観察した。10本以上の血管を認める絨毛がこの視野で10個以上認められ，しかも10か所以上でこのような所見が得られる（10ルールズセオリー）。
絨毛が大型ということを合わせchorangiosisと診断した。

の可能性が高い。21トリソミーのほぼ全例に未熟絨毛が認められ，chorangiosis は半数を超える。図10-13の芽球が加われば21トリソミーと確定できることが知られている。図10-14，10-15は補足であり，ほかのトリソミーやFGR例にもみられる像である。

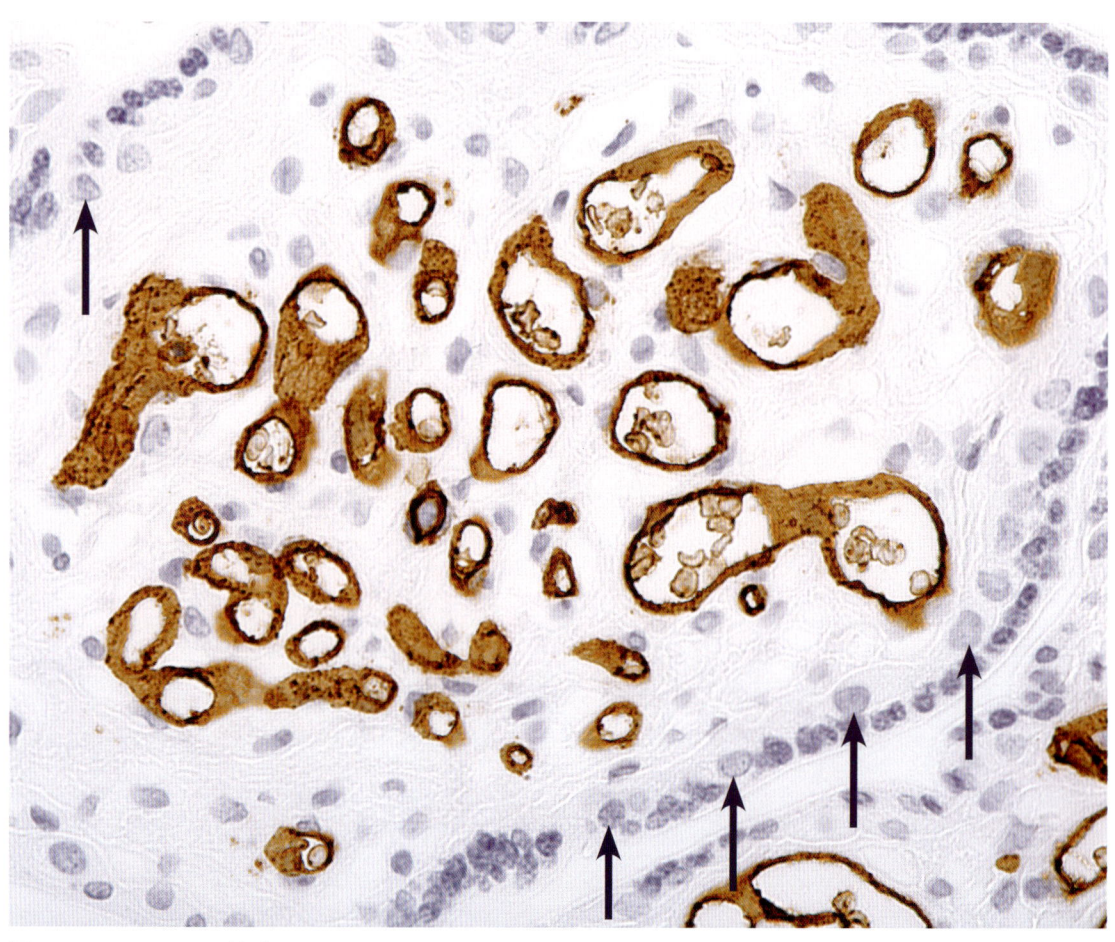

図10-12　CD34染色
21トリソミーでみられるchorangiosisは，低酸素で合併するchorangiosisより血管の増殖が明らかである。妊娠中期を過ぎるとほとんどみられなくなる細胞性栄養膜細胞(矢印)が多数残っていることも，21トリソミーの未熟絨毛の特徴であり，この像でもう1つ，大切な所見である。

図10-13　TAM
幹絨毛血管内に大型の異形細胞を認める。

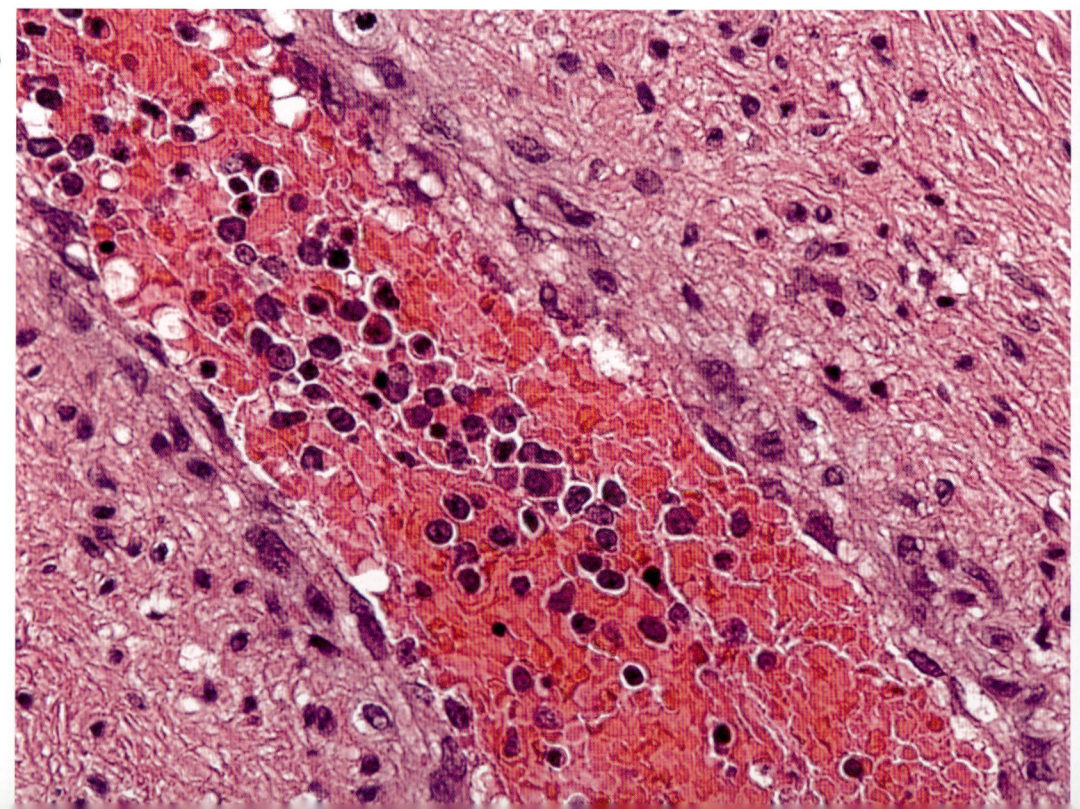

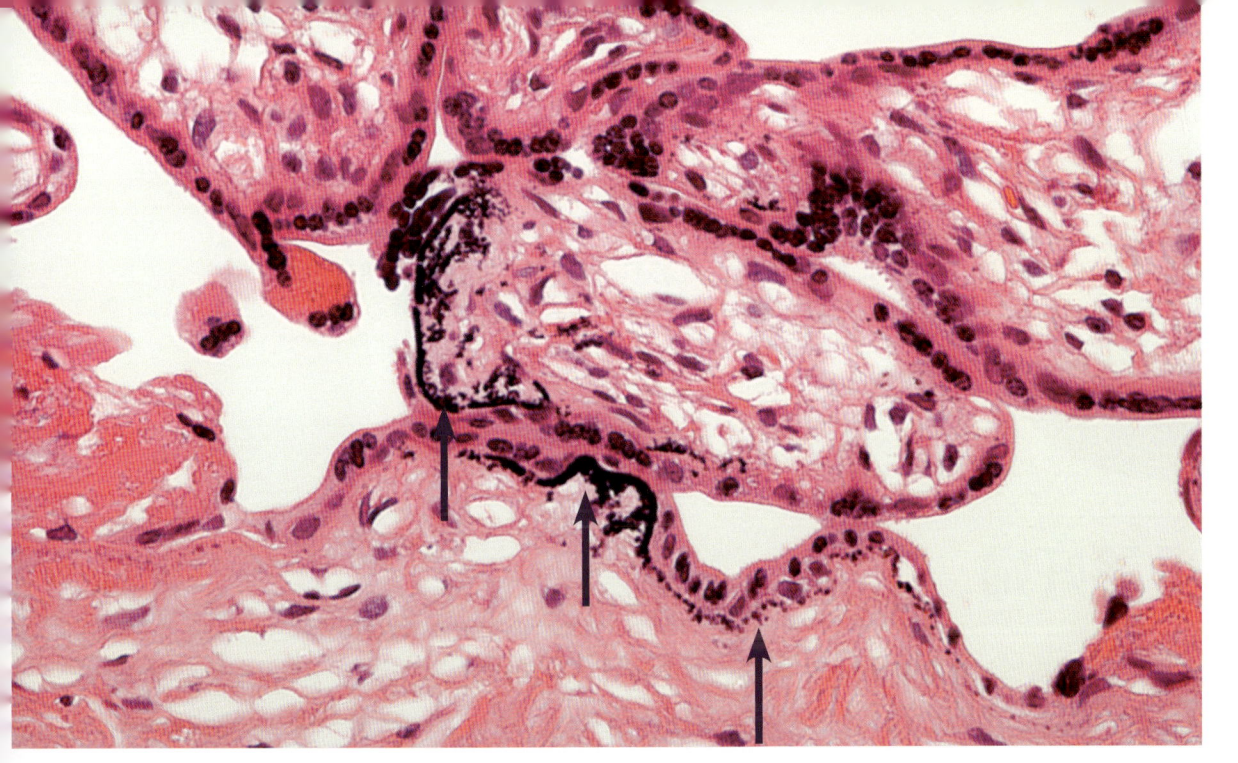

図 10-14　BMM（basement membrane mineralization）
吸収されない鉄が，母体から胎児に移行する時にtrophoblastの基底膜に沈着する（矢印）。

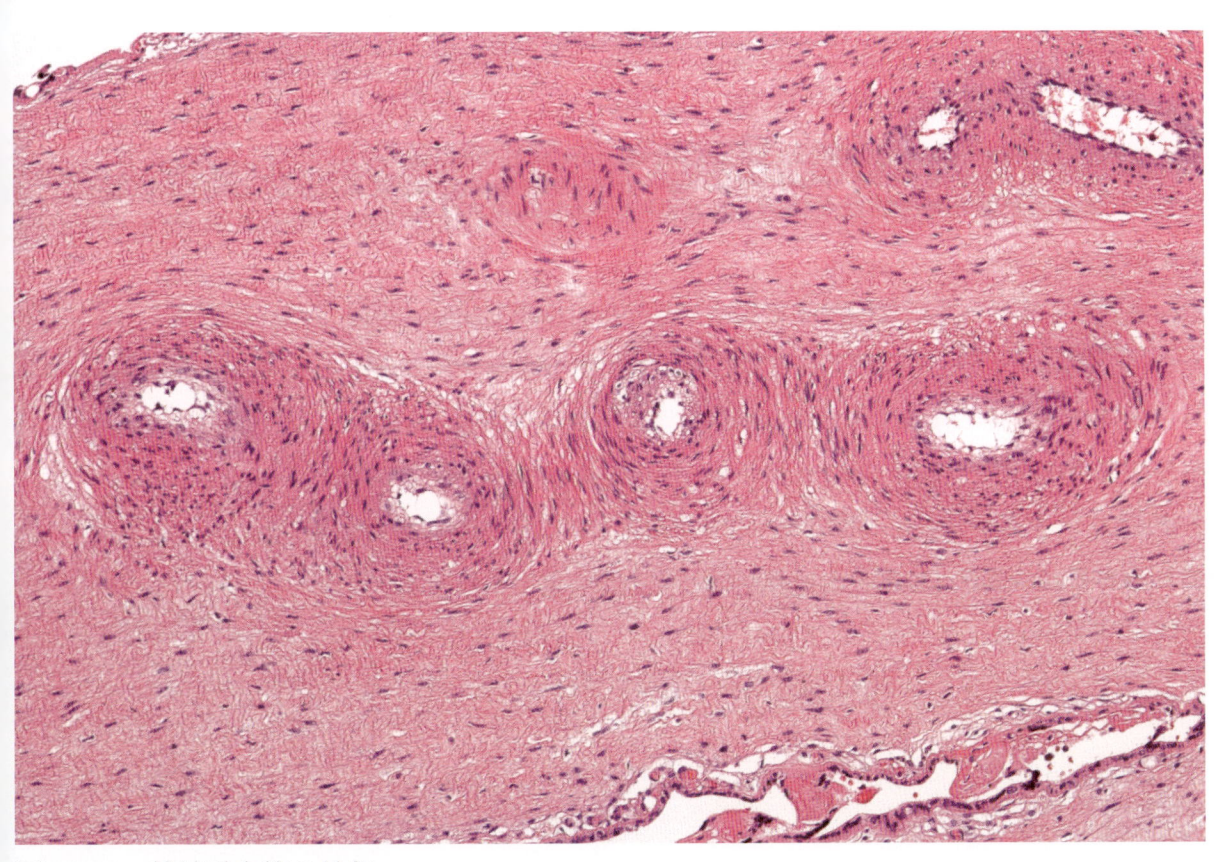

図 10-15　幹絨毛血管の蛇行
末梢絨毛の血流がスムーズでないと，中枢の血管が蛇行したり閉塞することもある。

　　図10-10，10-13は21トリソミーに特徴的な像である。病理医としての30年間で，TAMと診断した約20例が21トリソミーでなかったことは1例もない。ただし異型細胞が胎盤検査ではっきりしなかった例が1例のみあった。TAMが肝臓の髄外造血で発症することは知られており，成書に記されているように，出生前，発症前から肝臓の線維化を診断することが胎児治療につながる。
　　胎盤病理が少しでも21トリソミー児の役に立てばと考え，特徴を述べた。

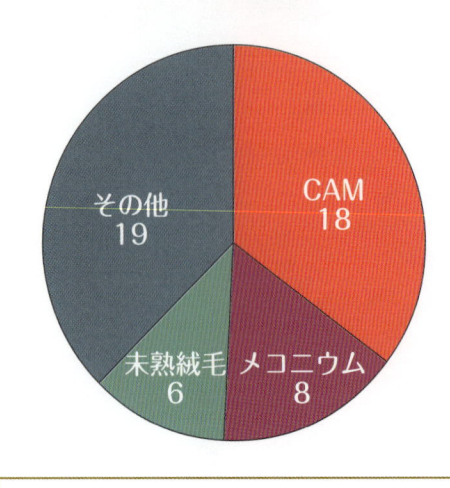

図 11-1　私が再検査した 51 例の未受診妊婦の胎盤病理結果

未受診妊婦の場合，すべての症例が劇的である。CAM の程度が強いだけでなく，GBS のスクリーニングも行われていないことを忘れてはいけない。未熟絨毛が高率で，GDM，DM が隠れている可能性もある。メコニウム沈着の症例も多い。すべての未受診妊婦症例について，CPC をすべきと考える。

11. 未受診妊婦

　2011 年 12 月 27 日，東京都福祉保健局は「未受診妊婦の 4 人に 1 人が低出生体重児を分娩する。4 割の児が NICU・GCU への入院を要した」と発表した。未受診妊婦については未婚，無職，若年者，多産など社会的な問題も多数報道され，死産，新生児死亡，児が小さい，妊娠高血圧症，常位胎盤早期剥離などのリスクが問題となっている。

　この章では再検鏡した未受診妊婦の胎盤(図 11-1)に，どのようなリスクが隠れていたかを述べる。胎盤検査依頼書の妊婦情報に，未受診妊婦，あるいは飛び込み分娩と記されている 51 例の未受診妊婦の胎盤を検討し，そのうち未受診妊婦のリスクが明らかな 5 例を紹介する。

　未受診妊婦は，週数が正確にわからないだけでなく，背景も明らかでない。胎盤検査でわかったのは，高率に CAM を認めることはもちろん，あらゆるリスクを抱えているということである。特に感染，メコニウムから考えられる NRFS，未熟絨毛と関連する耐糖能異常が問題となる。前置胎盤や常位胎盤早期剥離のリスクもあるので，児の予後についても検討されなければならない。

　これから望まれる対策は，啓蒙・支援・医療連携などである。低出生体重児が 1 人生まれれば多額の保険医療費がかかることは自明であり，ここで紹介するのは 51 例のうちわずか 5 例であるが，すべての症例が行政を交えて検討されるべきと考える。

症例1

母体は未受診・未婚，20代，初産，糖尿病合併，最終月経は不明である。妊娠に気づかず自宅トイレで出産後，救急車で搬送された。

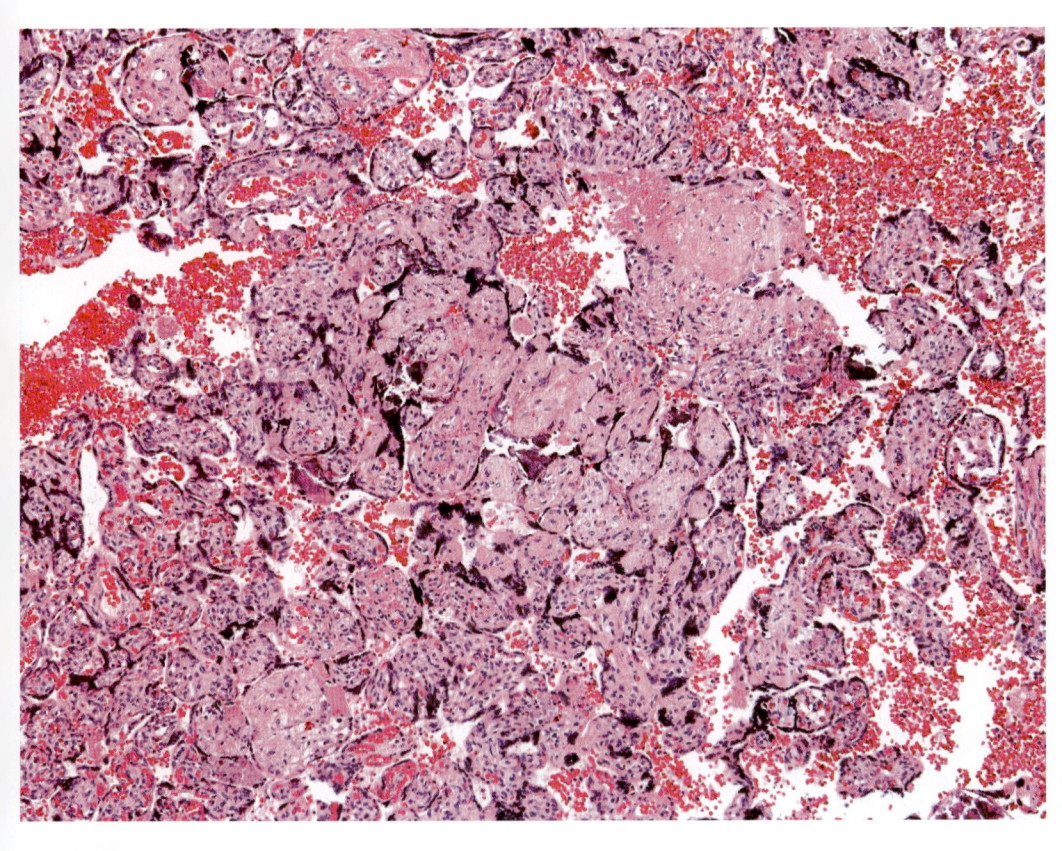

図11-2　末梢絨毛の虚血性病変

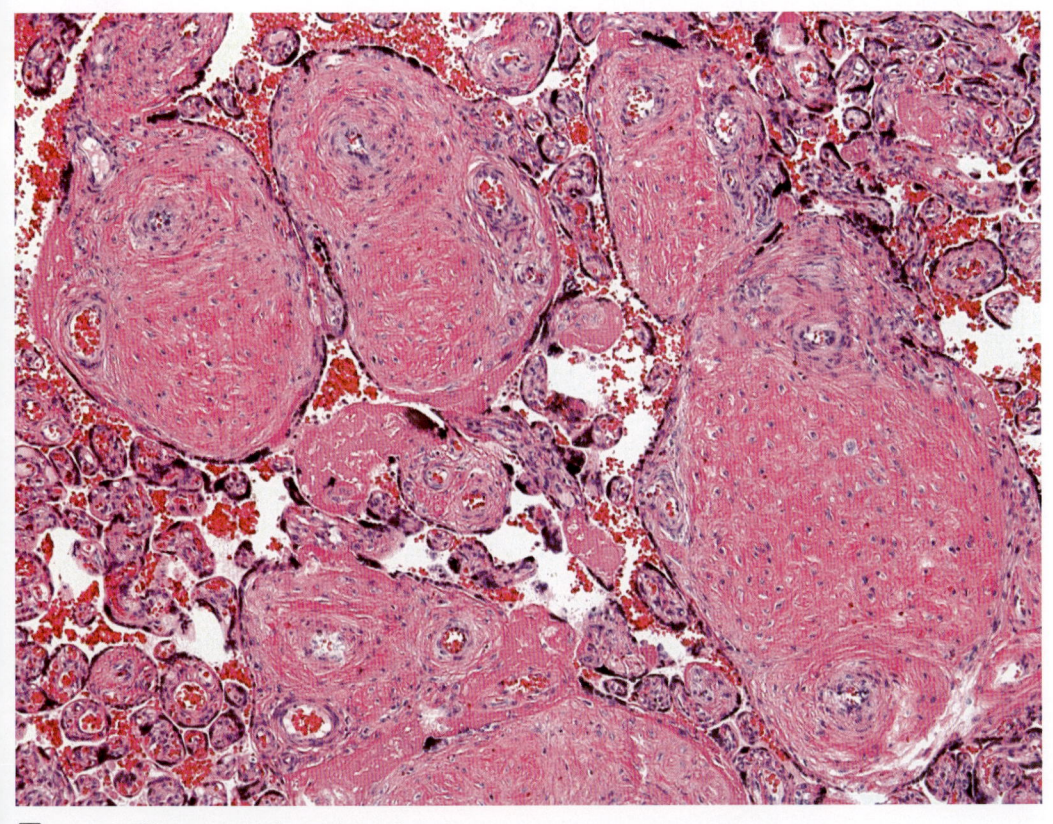

図11-3　fibromuscular sclerosis
幹絨毛の血管は内腔が狭くなり，辺縁に寄っている。間質は線維化し，幹絨毛の重要な役割である胎児循環が損なわれている。

母体の糖尿病はもともと当院で治療していたが，内服治療中に治療中断（ドロップアウト），来院時 WBC 30,000/μL，CRP 1.34 mg/dL，血糖 188 mg/dL，HbA1c 8.4%（来院時）と炎症反応がみられ，血糖コントロールは不良であった。児は出生体重 2,400 g，女児，出生 17 分後 Apgar score 10 点で GCU 入院となった。

　末梢絨毛は接着し，母体血の接触が減少している（図 11-2）。絨毛は正期産と仮定すると大型で，syncytial knots が目立つ。絨毛内の血管が少なく，胎児循環不全がある（図 11-3）。絨毛の線維化も明らかで，胎盤病理診断の結果は胎盤機能不全である。

　新生児科での出生時週数評価は，ニューバラードスコア 42 点で 40 週相当であり，糖尿病の母体から出生した SFD 児ということになる。新生児科入院時の児の血糖値は 49 mg/dL，CRP 0.02 であった。呼吸が不安定であったため酸素は 2 日間必要であった。

　母はコントロール不良の糖尿病を背景にした未受診妊婦，児は NRFS を合併しており，SFD という結果であった。

　胎盤病理検査では，通常の末梢絨毛が小さくなって発生する虚血性病変ではなく，大型の絨毛が虚血性変化を起こしていたと診断した。第 6 章でも同様の所見を示した，耐糖能異常に合併が多いと報告されている末梢絨毛の線維化も認められた。幹絨毛の fibromuscular sclerosis は，耐糖能異常で頻度が高いと報告されている。週数については，胎盤からわかるのは 40 週前後としかいえなかった。

　単に未受診妊婦というだけでなく糖尿病の治療も中断していた例で，母体と児双方の予後への影響が懸念され，今後の社会的な問題の解決が望まれる。

症例 2

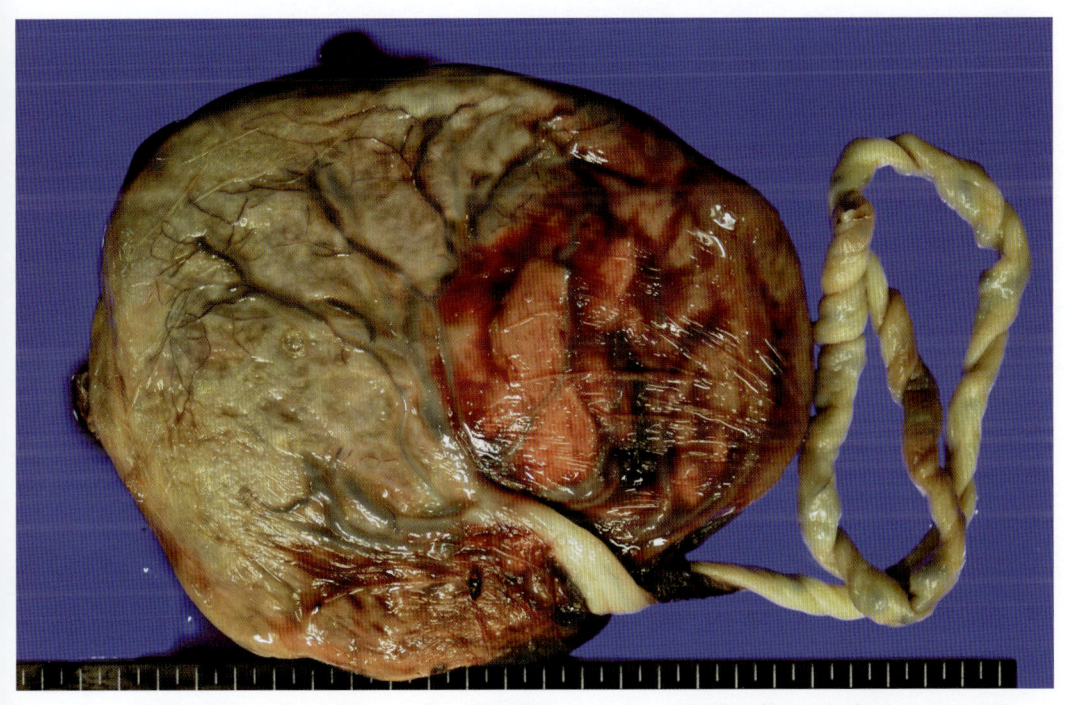

未受診，自宅トイレで出産後，当院に搬送された。児は出生体重 2,000 g，女児。数日前から 39℃ 程度の発熱があり，来院時の母体の採血では WBC 35,000/μL，CRP 15.52 mg/dL，HbA1c 6.5% であった。胎盤は肉眼的にやや白色調で，悪臭があり，感染を疑う。産婦人科からは病理学的な週数の推定，CAM，常位胎盤早期剥離の有無などの診断を依頼された。

図 11-4　胎盤表面の色は濁った色で浮腫状である。臍帯も濁った色をしている。

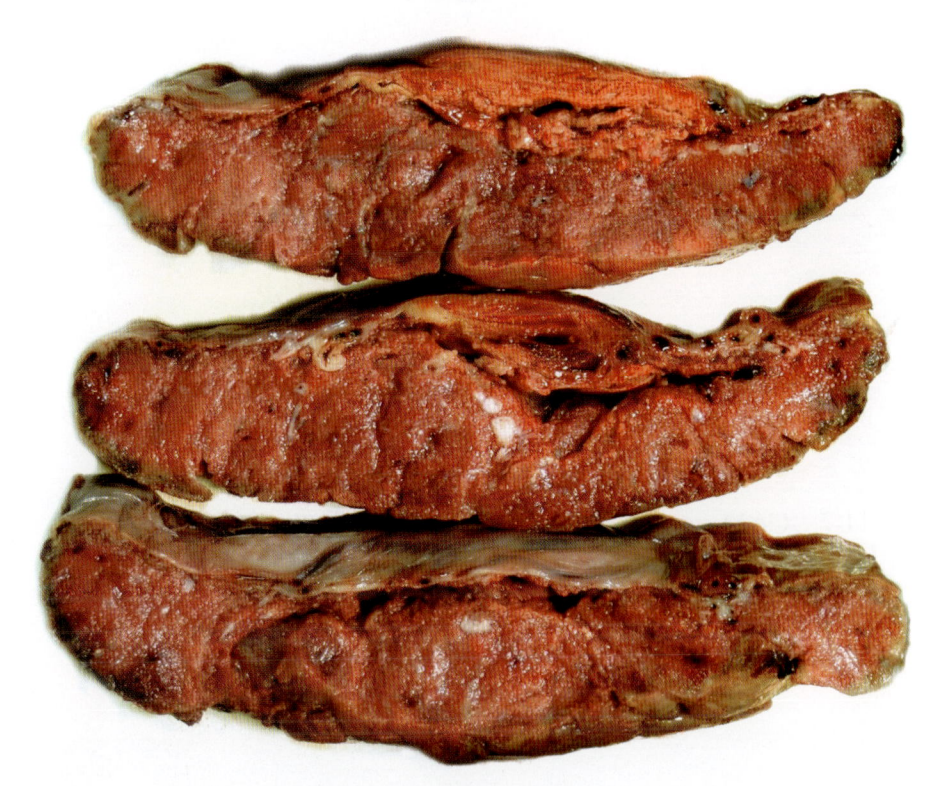

図 11-5　胎盤実質は浮腫状で貧血調である。

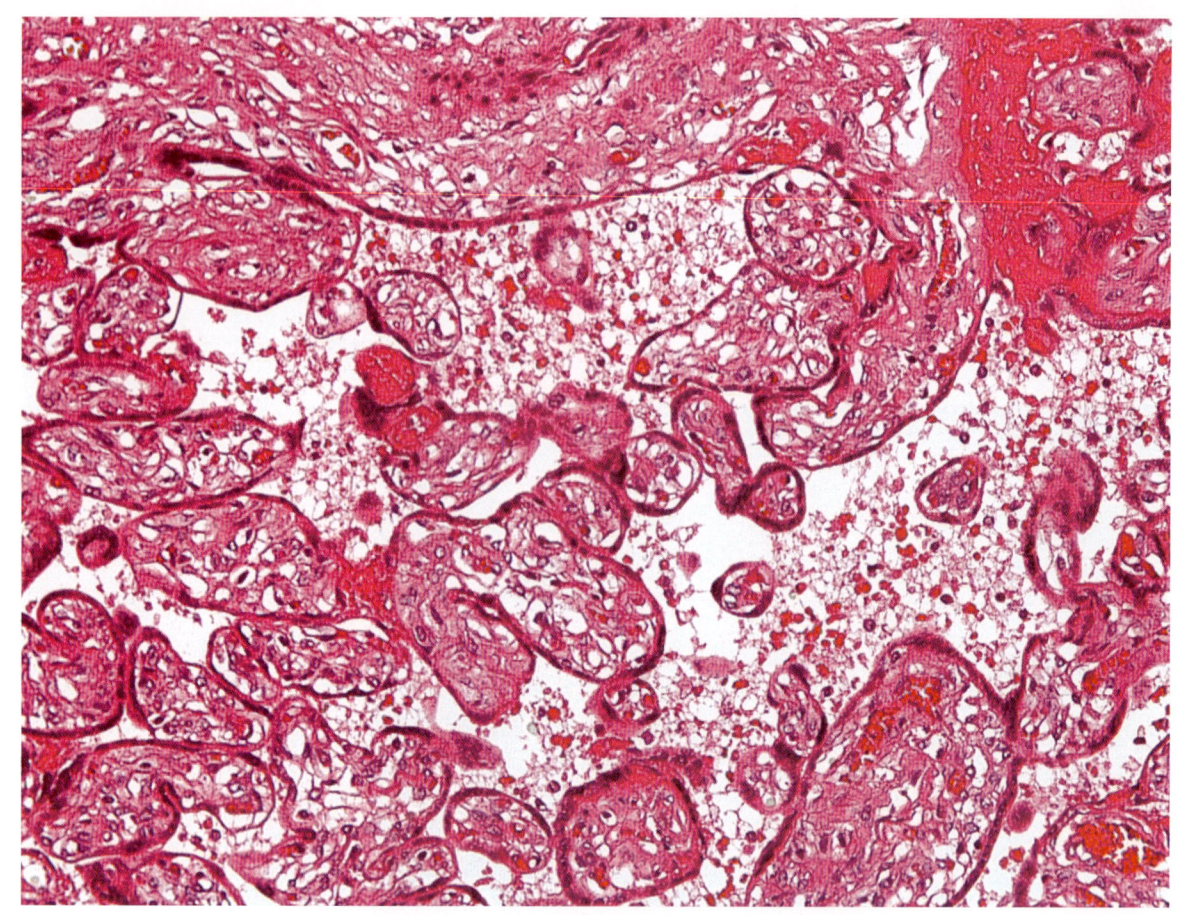

図11-6 絨毛は浮腫を強く示しているが，未熟であるかは不明である。

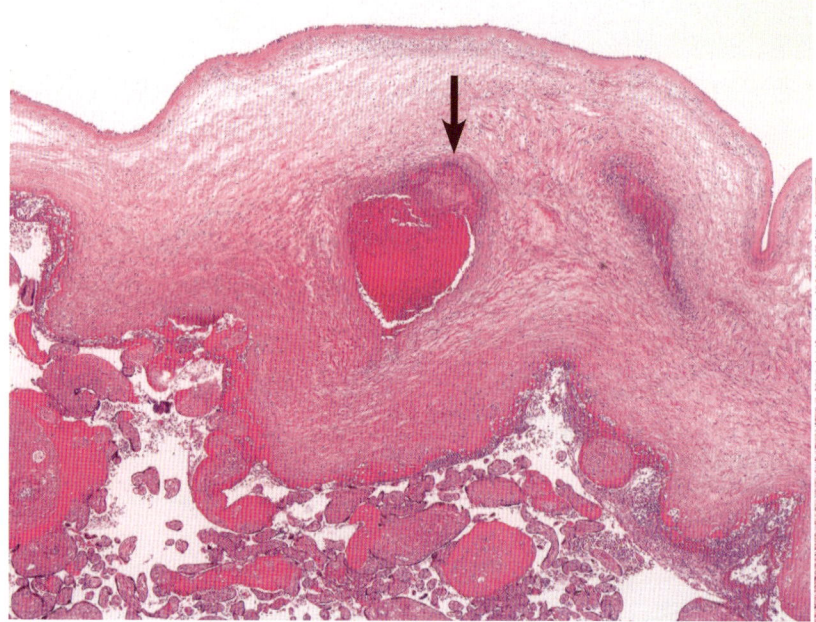

図11-7 CAM stage3 絨毛膜羊膜の浮腫
胎盤表面の血管に血栓を認める(矢印)

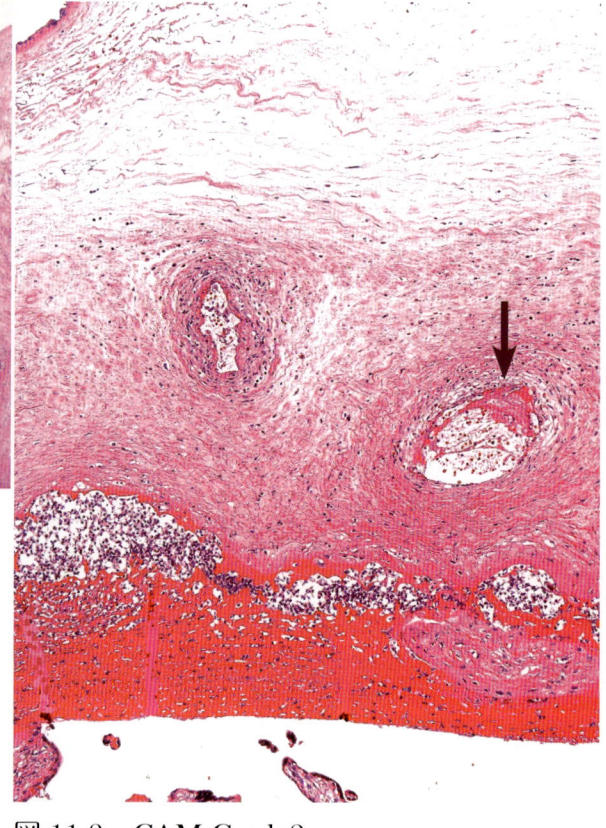

図11-8 CAM Grade2
血管内に血栓を認める(矢印)。

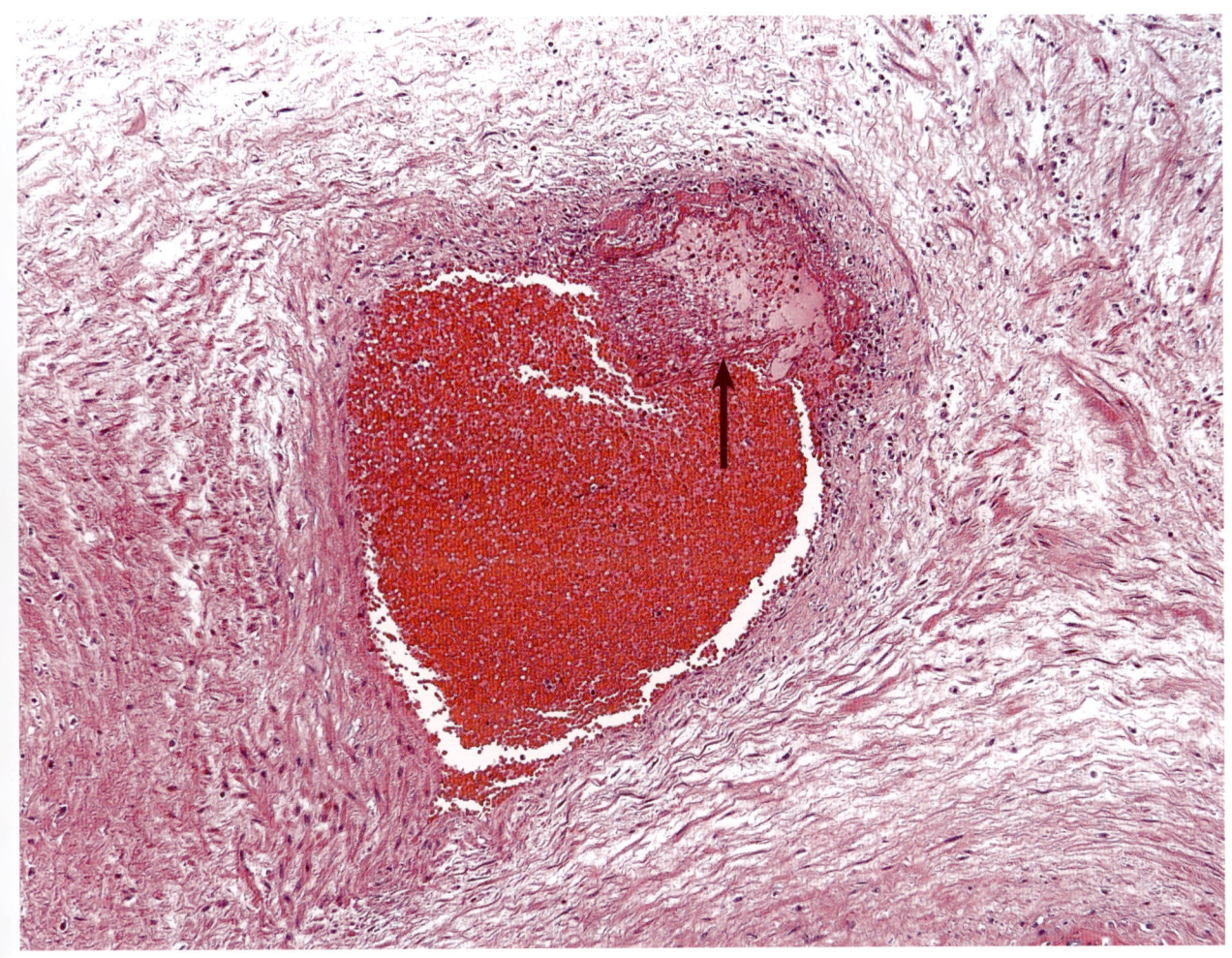

図11-9　胎盤表面血管に血栓（矢印）を認める。

図11-10　グラム染色
グラム陽性球菌を認める。腟培養からB群溶血性レンサ球菌（GBS）が検出された。

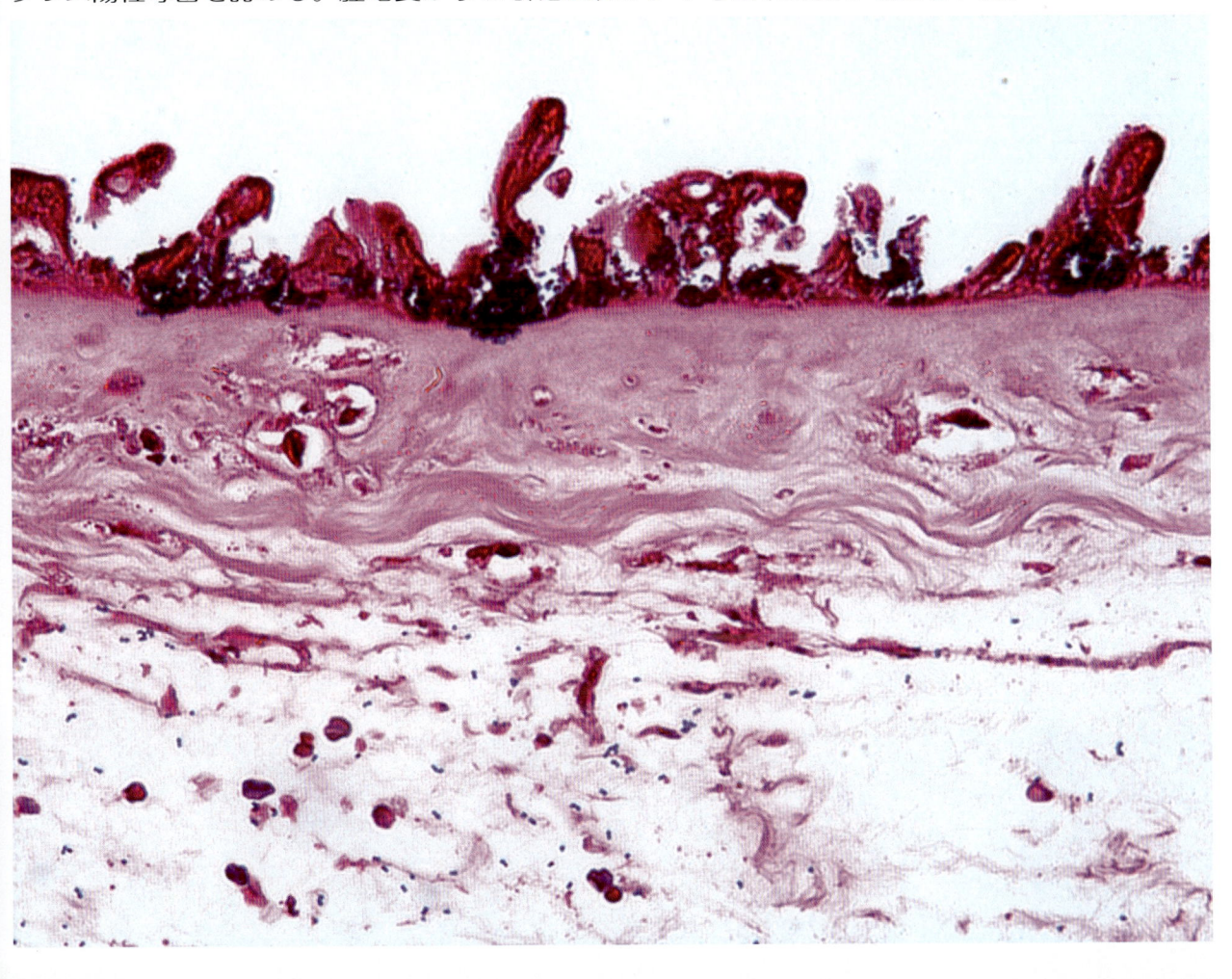

151

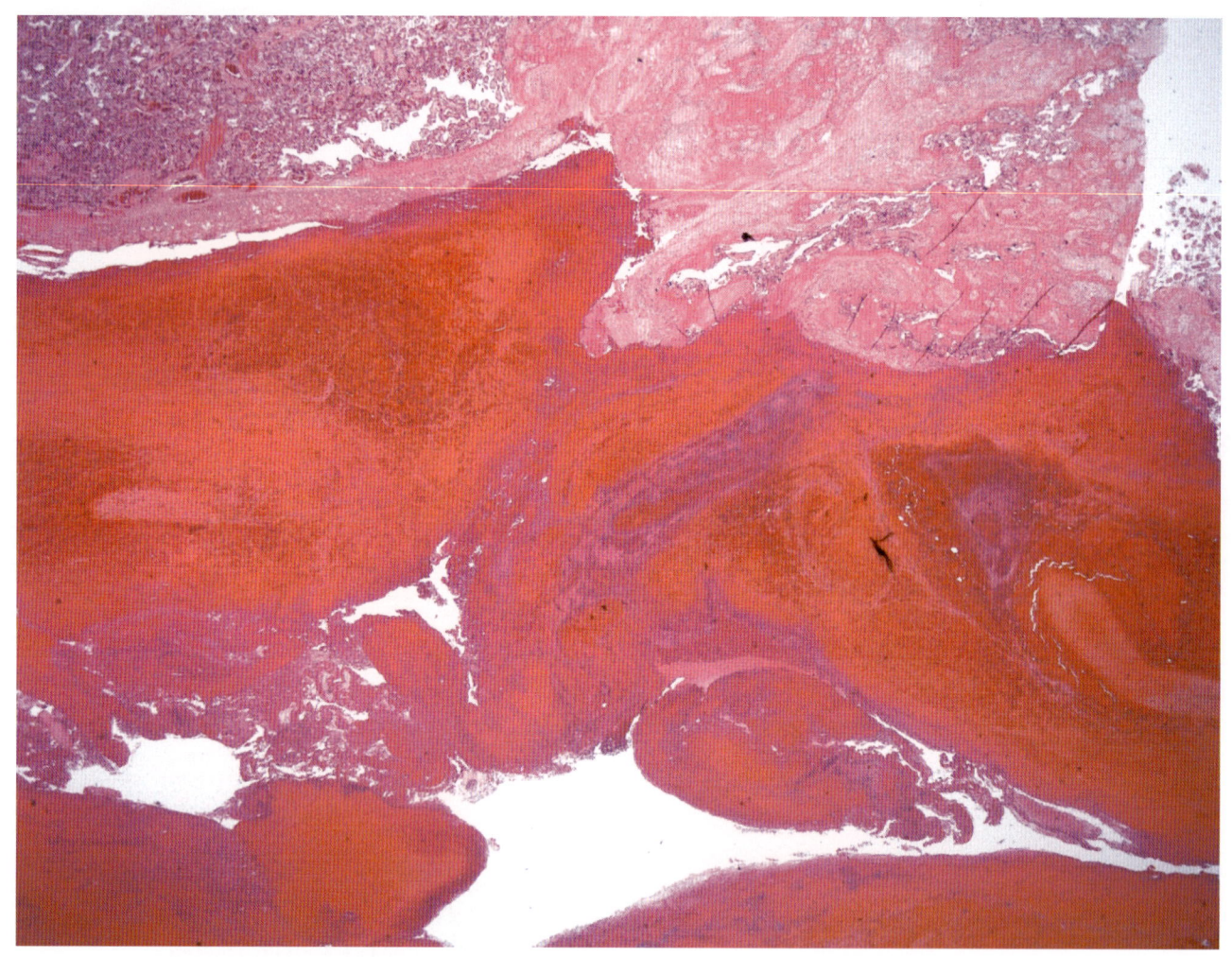

図11-11 胎盤母体面に付着する出血を認めるが，これだけでは常位胎盤早期剥離と診断していない。

　胎盤病理でわかることは，絨毛浮腫(図11-4, 11-5, 11-6)，胎盤表面血管の血栓(図11-7, 11-8, 11-9)，グラム陽性球菌(図11-10)の感染，胎盤母体面の出血(図11-11)である。

　新生児科での週数評価は，ニューバラードスコアで37週相当であった。新生児科入院時CRP 4.94 mg/dLで，入院後B群溶血性レンサ球菌が新生児髄液から培養されたので新生児髄膜炎であることがわかった。

　病理検査からは単にCAM, GBSだけではなく，胎盤が浮腫状で循環不全があり，胎盤表面の血管に血栓形成を認めることが診断できた。新生児科医は，児の血栓に対するfollowが必要であることを認識しなければならない。

　2歳11か月の健診時の診療録には，「身体発育曲線に沿う発達月齢相当，多動なし」と記されている。

症例 3

未受診のため週数不明だが，出生した児の状態からは満期と推定される。胎盤での週数評価，梗塞巣などの所見の検索を依頼された。母体の入院時 CRP は 3.55 mg/dL，児は出生体重 3,000 g，Apgar score 7/9 であった。

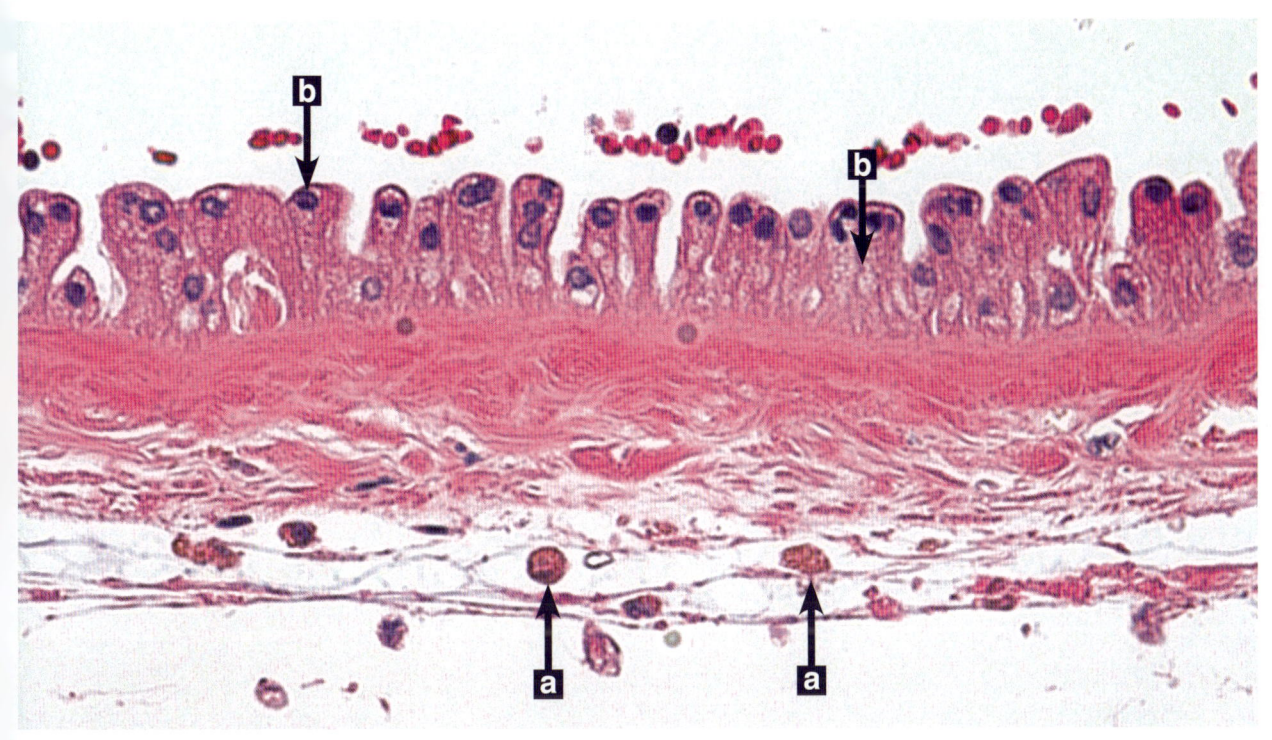

図 11-12　メコニウム(胎便)
茶色のメコニウムを貪食したマクロファージ(矢印 a)が散見される。通常立方状の羊膜上皮は反応性に高円柱化し，内部で粘液を産生している像を認める(矢印 b)。

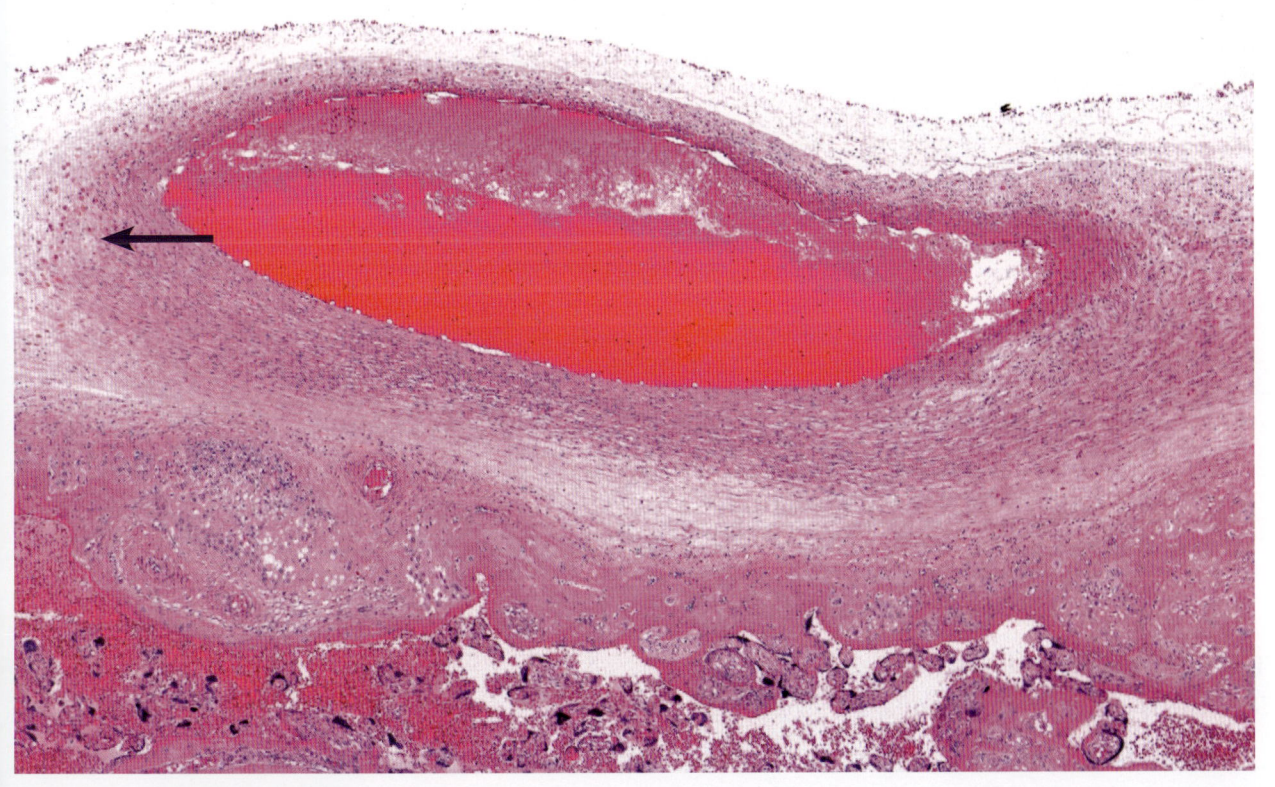

図 11-13　胎盤表面の血管
筋層の一部が変性(矢印)している。

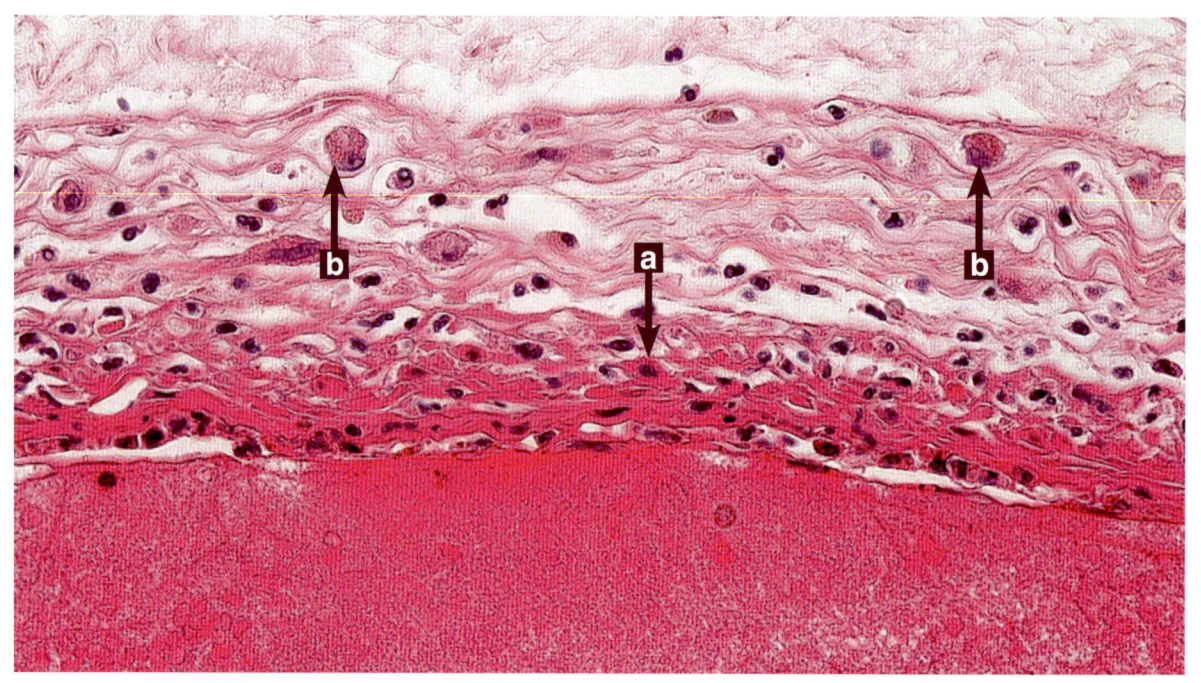

図11-14 血管筋層の変性
血管筋細胞は好酸性(矢印a)に変性している。メコニウムが筋層まで浸潤し，
マクロファージがメコニウムを貪食(矢印b)している。

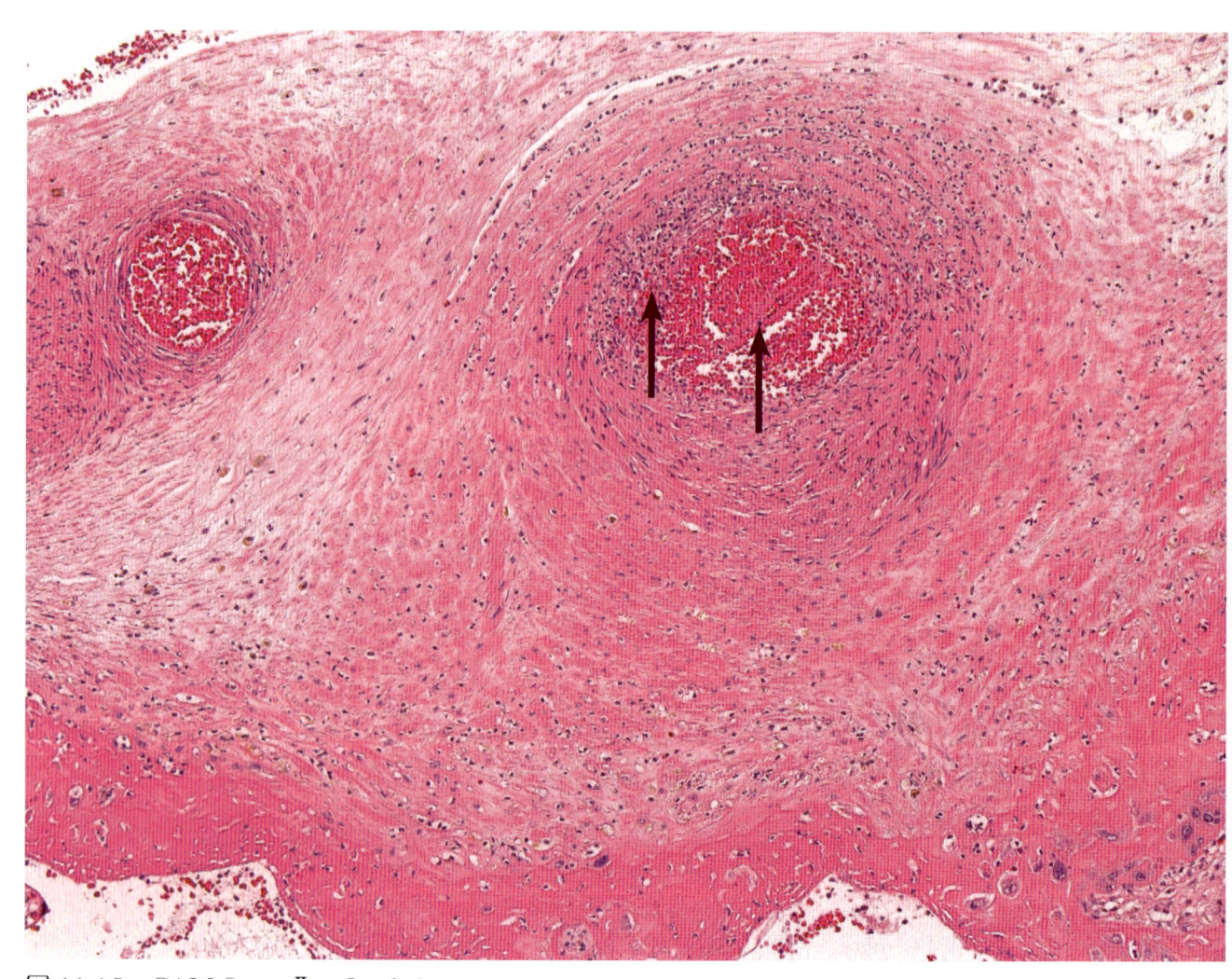

図11-15 CAM Stage Ⅱ，Grade2
胎盤表面血管内に初期のfibrin形成(矢印)を認める。

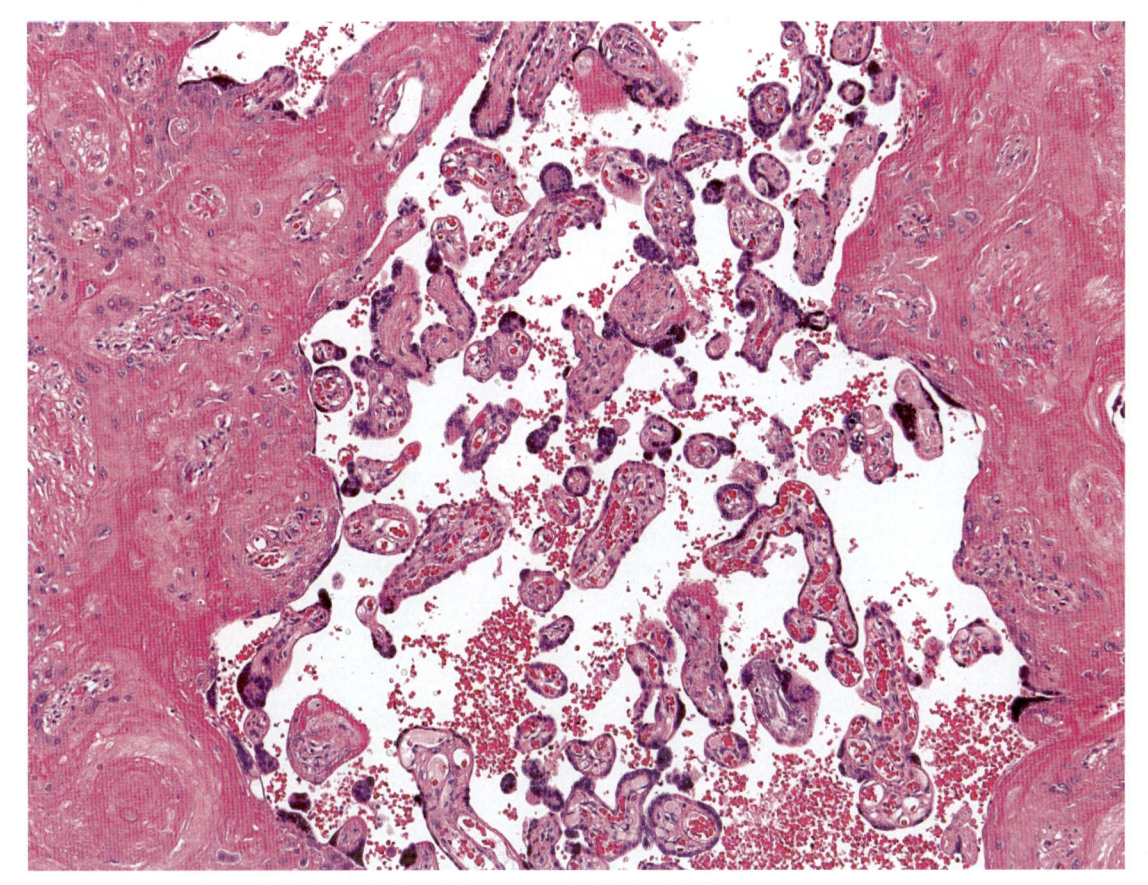

図 11-16　梗塞と線維化，血管形成の悪い末梢絨毛を認める。

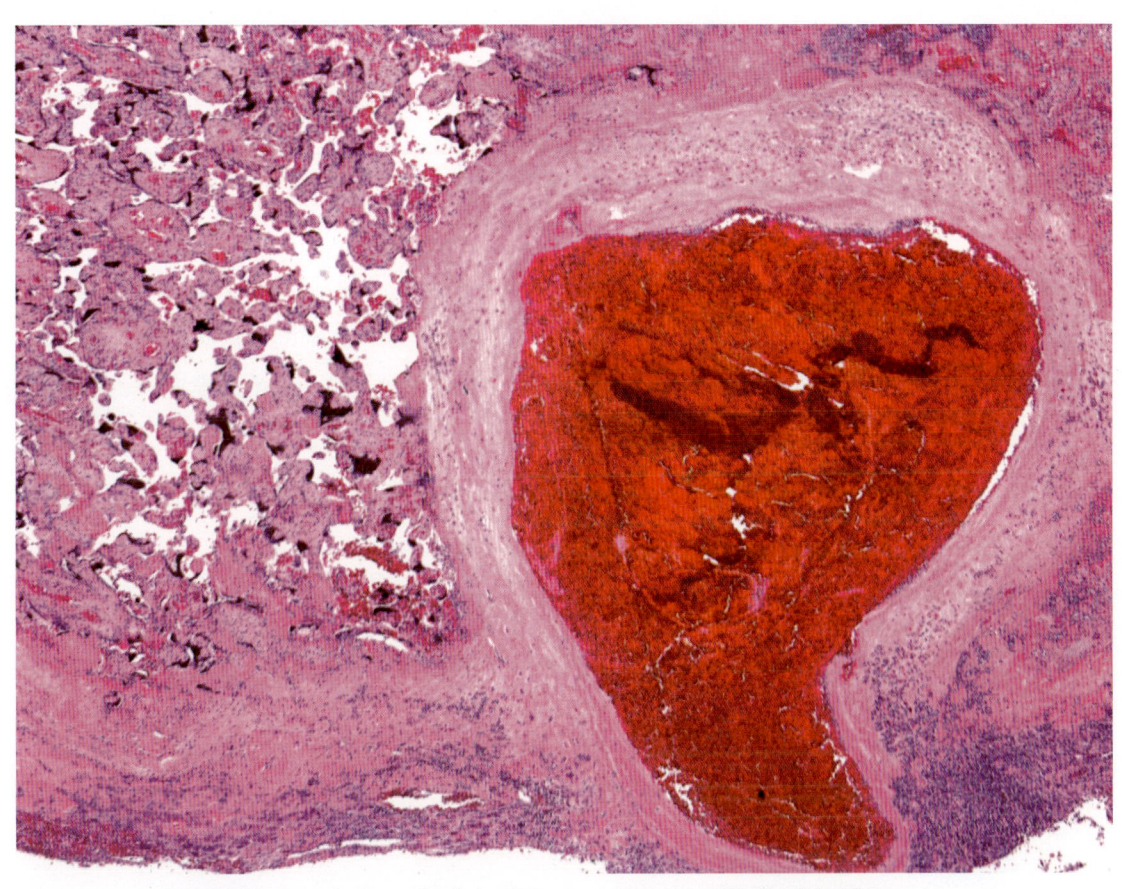

図 11-17　脱落膜血管に血流の停滞を認める。その上に梗塞が広がる。

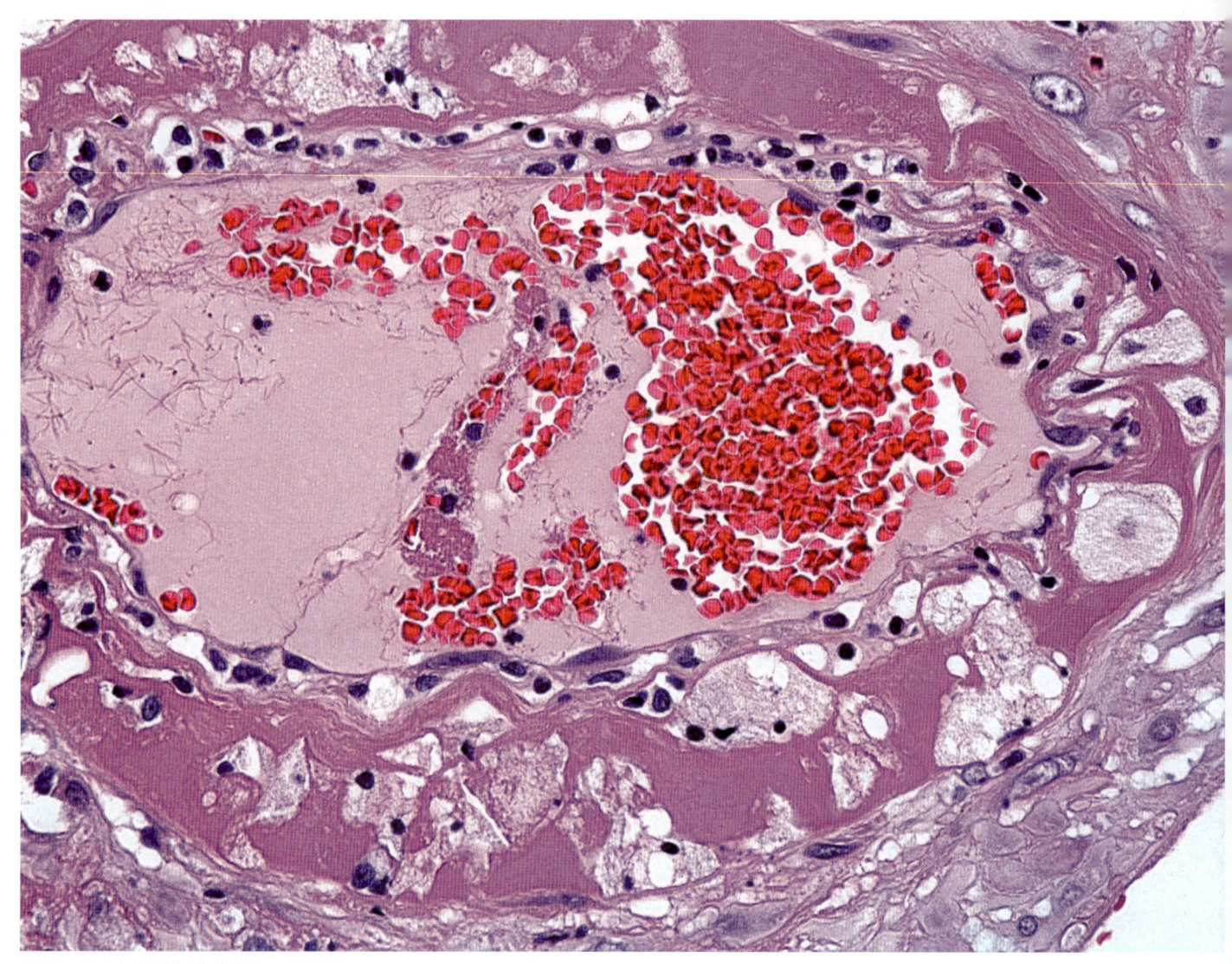

図 11-18　脱落膜血管の fibrinoid necrosis
血管壁は好酸性に変性している。trophoblast の浸潤も生理的変化も認められない。

　胎盤病理診断によって，胎便の沈着（図 11-12，11-13，11-14），高度の CAM（図 11-15），絨毛の虚血性病変（図 11-16），脱落膜の atherosclerosis が認められた。背景に脱落膜の血管異常が認められ（図 11-17，11-18），絨毛の虚血および梗塞から胎盤機能不全および NRFS となり，子宮内で胎便が排出されたことがわかる。胎便により胎盤表面の筋層がさらに変性を起こし，胎盤機能不全，NRFS が進行した。さらに CAM も合併していた。
　児は乳児院入所となった。

症例 4

母体は 2 経妊 0 経産，38 歳，自宅分娩，週数不明（推定 26 週）である。児は体重 100 g，Apgar score 0/0 であった。この症例では胎盤表面の血管に病変が

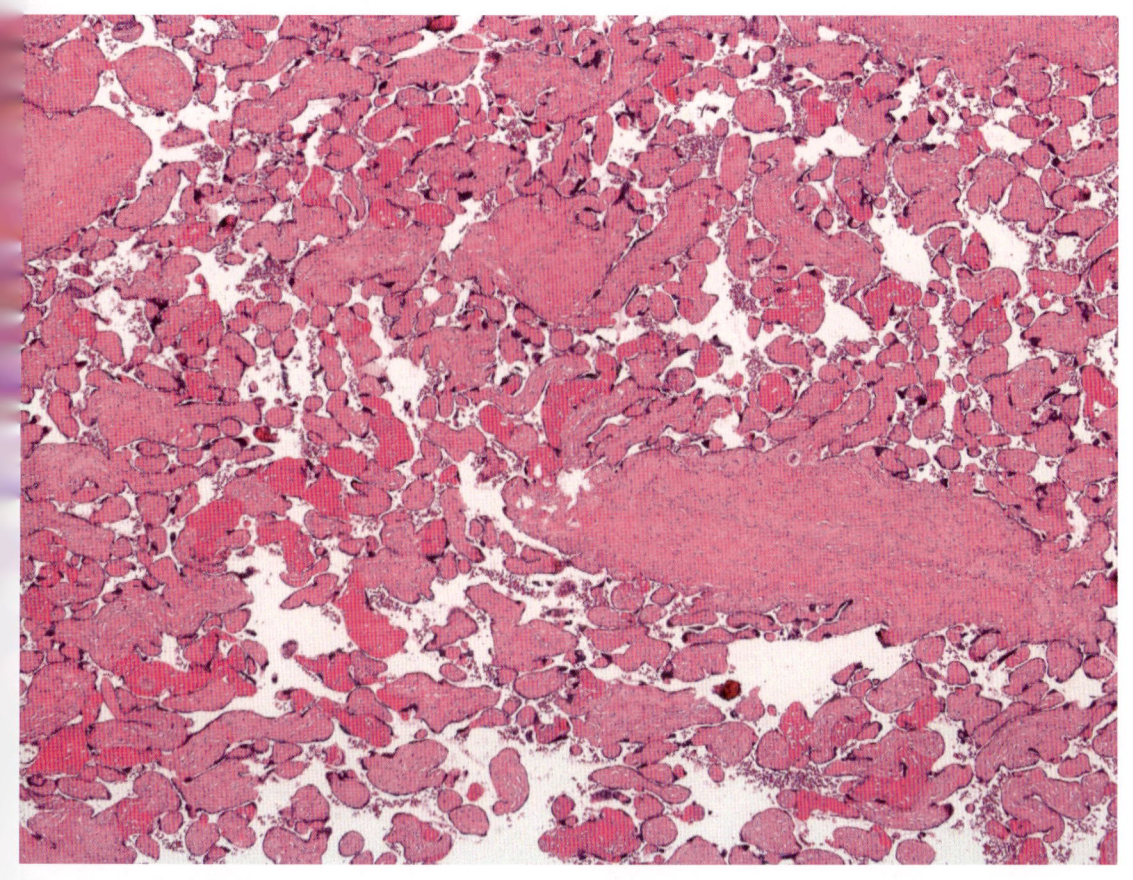

図 11-19　無血管絨毛

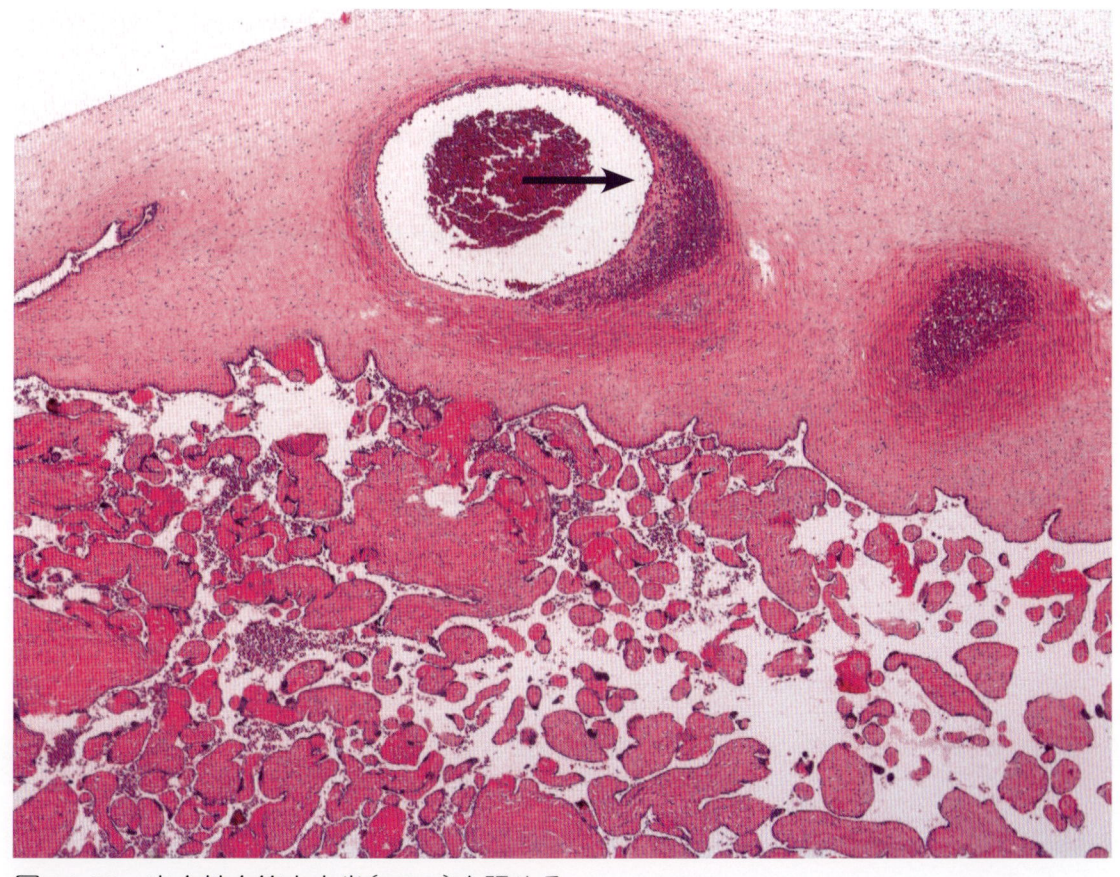

図 11-20　出血性血管内皮炎（HEV）を認める。

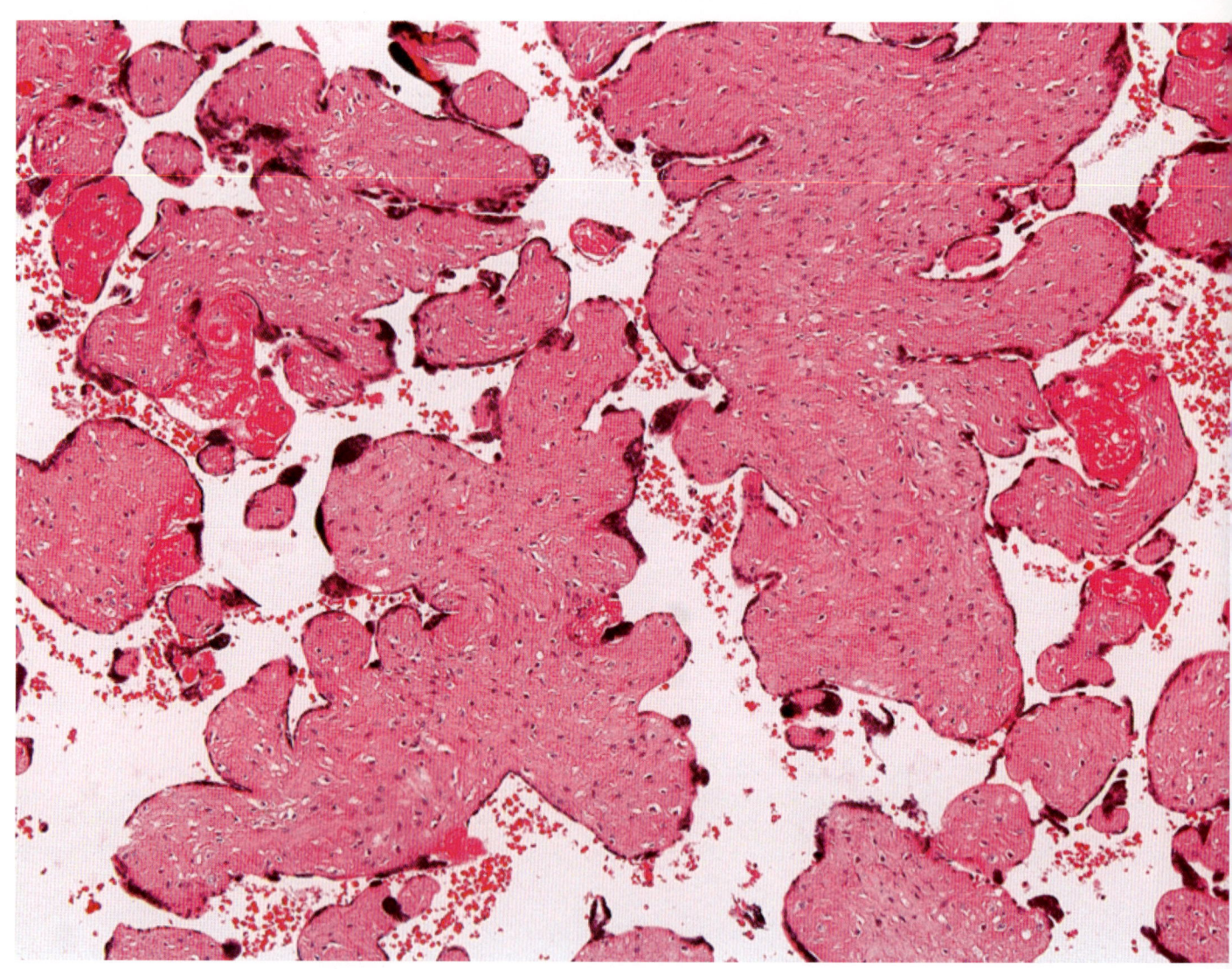

図11-21 血管の消失した中間絨毛および dysmature villi を認める。

あり，幹絨毛，中間絨毛，および末梢絨毛に至るまで血管が消失しており，上位血管の閉鎖が下位血管を閉鎖させているように思われる（図11-19，11-20，11-21）。

しかし，これまで胎盤床の血管異常から起こる絨毛の虚血，末梢絨毛の血管消失という所見は多数例をみてきた。

この症例は母体血管には異常がない。あるのは，胎盤表面の血管病変，中枢から末梢に至るまでの血管病変を伴った異型である。よって，この症例は血管病変を伴った異型絨毛の胎盤機能不全による胎内死亡と診断した。

既往分娩歴にある流産の子宮内容物，および詳しい既往歴による今後の方針も大切と考える。

症例 5

　未受診，飛び込み分娩のため妊娠週数は不明（推定 36 週）である。母体の入院時血液検査では，WBC 18,200/μL，Hb 11.2 g/dL，CRP 1.16 mg/dL であった。児は出生体重 2,900 g，女児，Apgar score 8/8，臍帯動脈血ガス：pH 7.072，BE －10.0 mmol/L であった。新生児科の評価ではニューバラードスコアで 38 週相当，妊婦健診未受診児・呼吸障害で GCU に入院した。

　胎盤病理では VUE の所見（図 11-22）がみられた。

　この母親は，その後再び未受診飛び込み分娩となっている。妊娠 40 週 5 日推定で，児は出生体重 3,100 g，Apgar score 8/9，乳児院で管理されている。この時の胎盤は，残念ながら病理検査されていない。

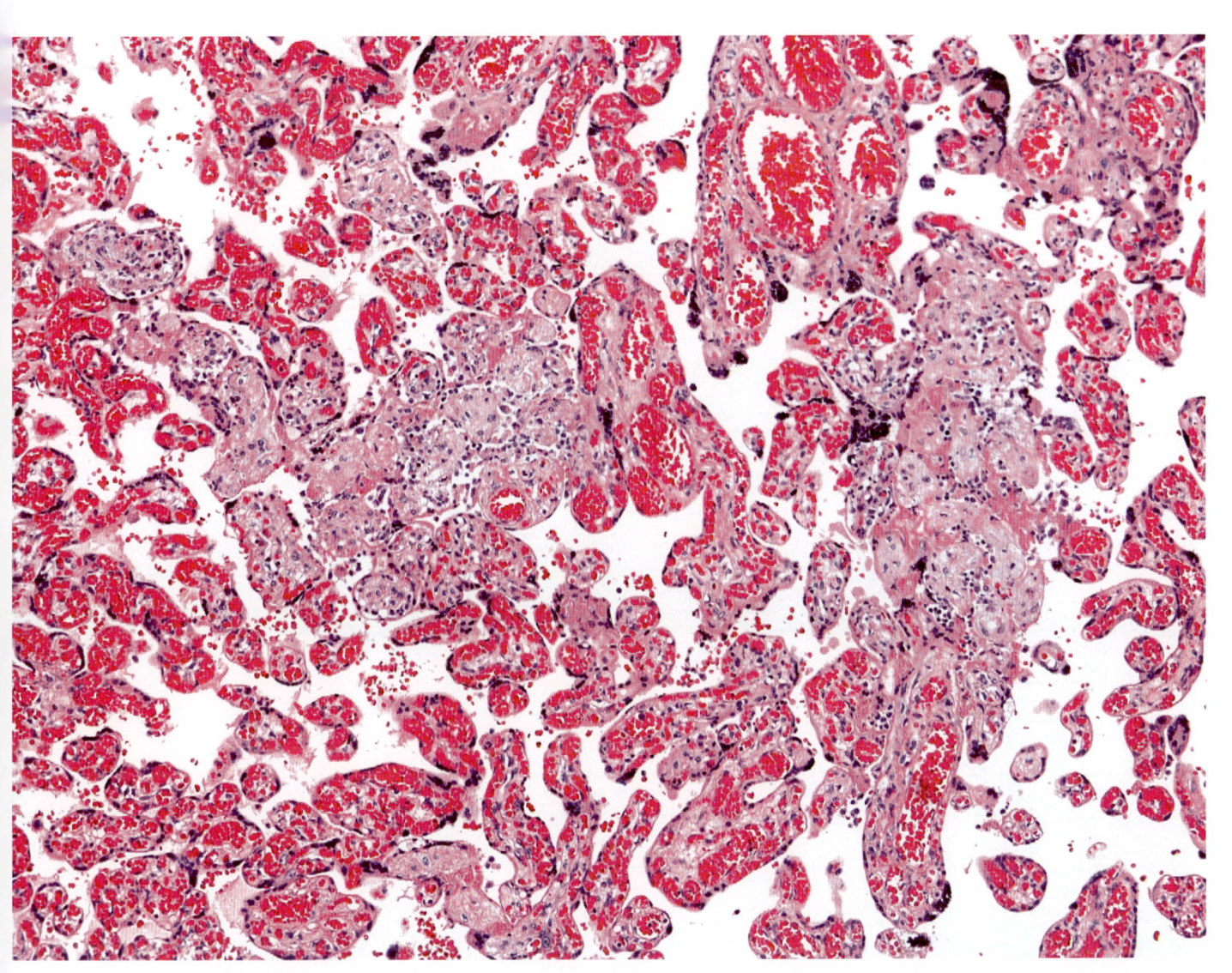

図 11-22　VUE
母体のリンパ球が末梢絨毛に浸潤している。この症例の胎盤，絨毛から推測される週数は，正期産あるいは少し前の 36 ～ 39 週である。VSM の形成が十分成熟しているが，syncytial knots が目立たない，絨毛間腔がまだ狭い，絨毛がやや大きいなどの理由があげられる。

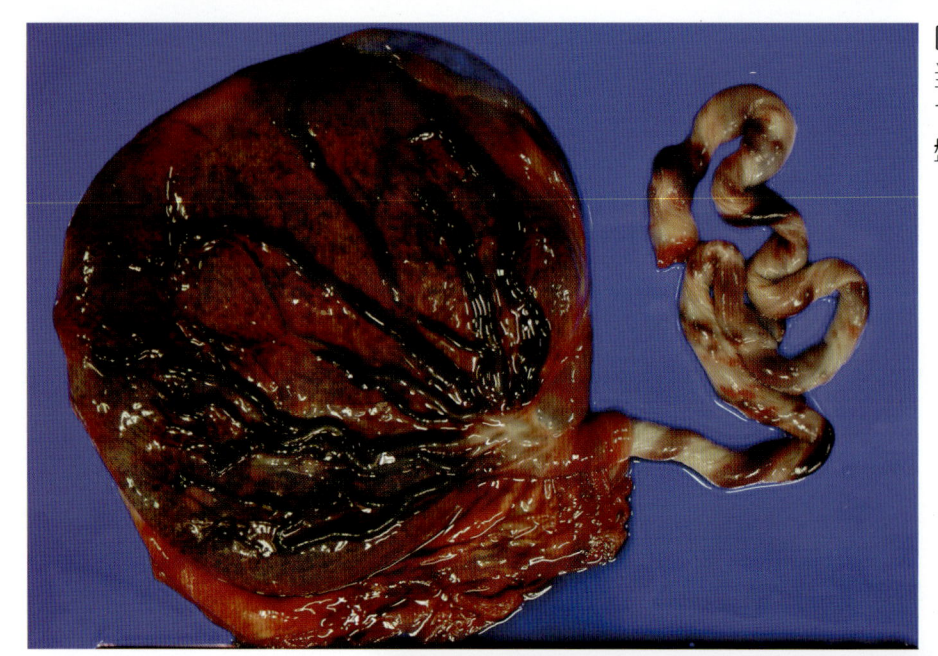

図 12-1　凍結胎盤
当初この胎盤は病理検査に提出されず，凍結されていたが解凍された。胎盤表面の怒張を認める。

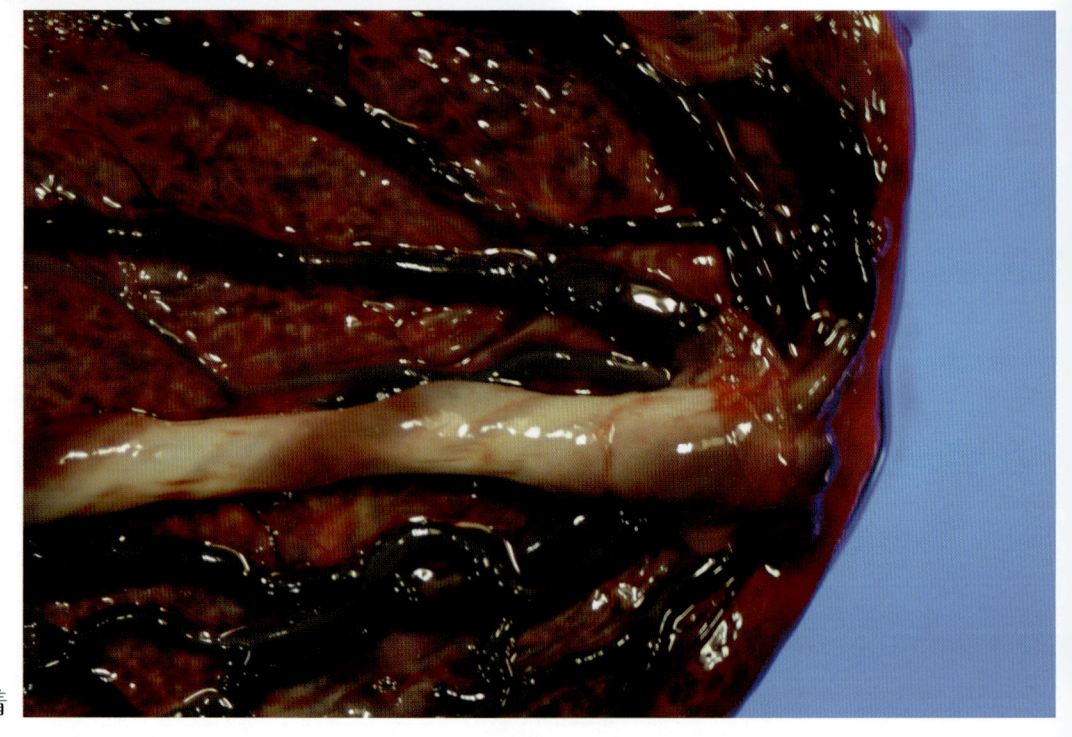

図 12-2　臍帯の辺縁付着

12. 凍結胎盤

　凍結された胎盤は，病理検査はほとんどできないといわれている。絨毛内の液体が凍結し，それが解凍される時に artifact をつくるからだ。

症例

　母体は初産，妊娠 41 週 3 日で分娩となった。児は出生体重 3,400 g(AFD)，Apgar score 8/9，嘔吐，脱水が続いたため，GCU に入院となった。哺乳に問題はなく，4 日目に母児同室となった。

　この症例に CAM は認めなかった。分娩後の 75 g OGTT 検査では，92-112-89 mg/dL，現在の基準では 1 点陽性の GDM であった。その後，胎盤を解凍し，病理検査をした(図 12-1, 12-2)。結果は，artifact(図 12-3)は認められるが，無血管絨毛(図 12-4)，fibrin cushion(図 12-5)などの所見をとった。GDM 合併

による末梢絨毛の血流不全，中枢絨毛の血管の障害から考えて胎盤機能不全であり，辺縁付着もハイリスクと考えた。胎児あるいは新生児のストレスによる嘔吐でGCU入院となっている。入院時の血糖 51 mg/dL で低血糖は認められなかった。

この症例はハイリスクにもかかわらず胎盤検査が行われず，凍結されていた。胎盤検査では，血管病変を伴う胎盤機能不全でGDMの胎盤所見と一致することがわかった。後日「あの胎盤はどうだったのか」ということもあるので，もしものために病理検査ができるよう4℃の冷蔵庫で1週間程度は保存したほうがよい。このようにもし児の状態が悪くなったら，臨床医，病理医がなんとしてもその原因をみつけ，妊娠管理・分娩方法を振り返るのが，正しい姿勢ではないかと思う。胎盤の提出基準が多数報告されているが，それに従うと周産期センターであればほぼ40%を超える例が提出されるはずである。

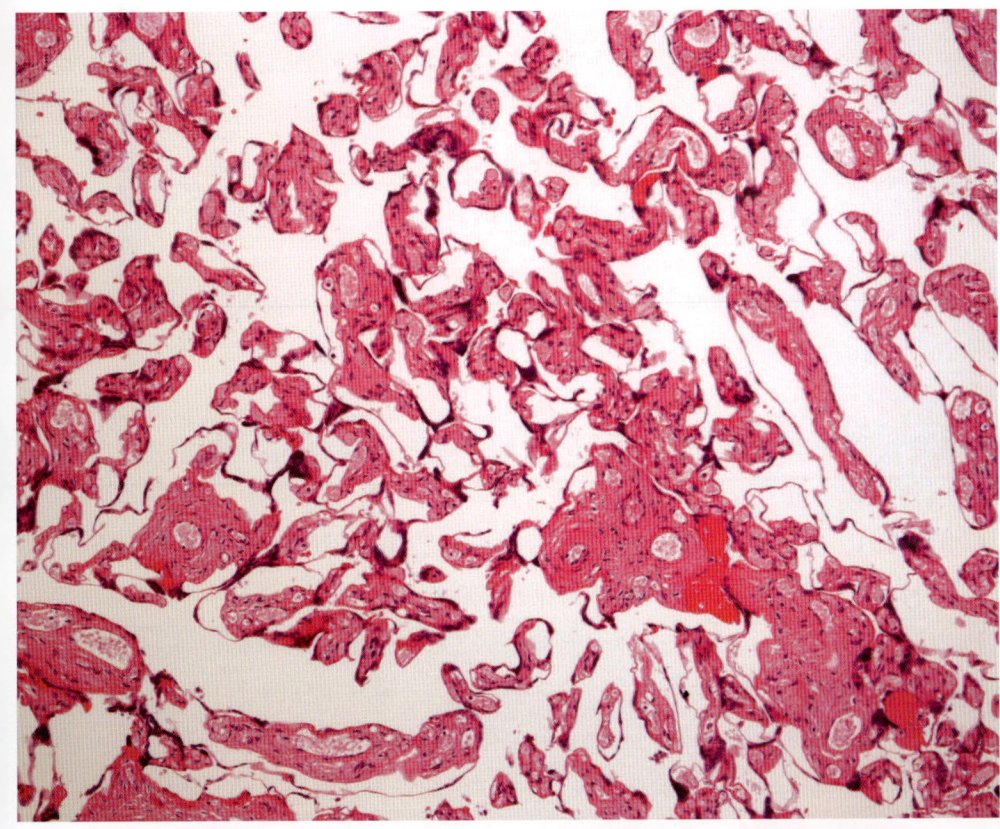

図12-3　凍結によるartifact
一度凍結したため解凍時に絨毛実質とtrophoblastの層が離れる。syncytial knotが目立つ。

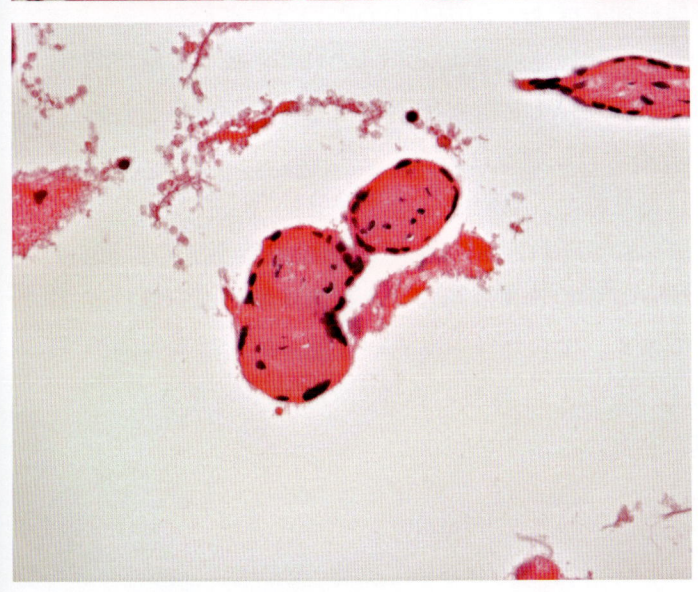

図12-4　絨毛内の血管が乏しい。

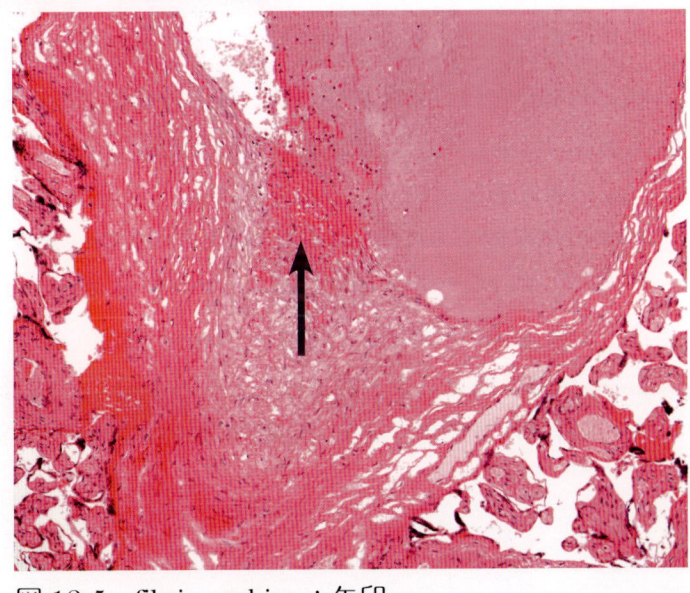

図12-5　fibrin cushion：矢印

おわりに

　私はこの数年間，下に書いた2つの法則にもとづいて臨床をし，胎盤をみてきた。また，学会発表では病理医や産婦人科医，新生児科医，内科医の意見を広く求め，改めて診療録，胎盤病理を見直した。その結果から，以下に記す自分の2つの法則は間違っていないことを確信している。
　I believe just two laws
1. 周産期の異常について，胎盤には必ずその証拠がある。
2. 胎盤を病理検査することにより，周産期異常解明の糸口・胎児の治療・母体の管理だけでなく，女性や児の将来の病気を予測し，治療に貢献できる。
　よって私は，異常な妊娠経過，分娩経過のある胎盤を病理検査しなければならないと考えている。

　この4年間で約80の学会発表や論文発表をし，今まで知られていなかったことを明らかにしようとした。
1) CAMの血管異常と胎盤機能不全
2) 常位胎盤早期剥離の血管病変
3) 未受診妊婦が非常にハイリスクであること
4) 臍帯，幹絨毛あるいは中間絨毛の血管病変は進行性で，臨床的にも胎盤機能不全から新生児仮死，さらにIUFDと進行していくこと
5) 胎盤床の血管病変から始まる虚血性病変，それに続く幹絨毛血管の閉鎖および胎盤機能不全
6) 胎盤中枢の血管あるいは臍帯過捻転から発症する末梢絨毛異常・胎盤機能不全あるいは辺縁付着などから発生する胎盤機能不全
7) VUE，異型絨毛は末梢絨毛の異常から始まる胎盤機能不全
8) 広範囲に広がる絨毛周囲のfibrin沈着のため胎盤機能不全に陥ること

　4)の血管閉鎖について，病理の先生から「血管閉鎖は死後の変化ではないか？（過去の論文に記載がある）」との貴重な御意見（日本病理学会学術講演会）をいただいた。第3章症例1，第5章症例1，症例6などに示したように，NRFSや少し小さめの症例にも血管閉鎖は認められる。このことから，死後だけの変化ではないことが明らかである。この質問のおかげで，私の胎盤の見方も進化した。
　5)については，産婦人科の先生から「6)があるのではないか？（動物実験で臍帯を縛ると末梢の絨毛に変化が起こる）」という重要な御意見をいただいた（日本胎盤学会）。第7章症例4，第9章症例5，第10章症例2をみると確かにそうである。また，4)，5)の混ざった例もあることは第6章症例7をみていただければわかる。一番多い胎盤機能不全を考えると母体からの血流が悪く，絨毛が虚血性変化を示す第3章症例2，第6章症例2，第7章症例2である。つまり，実際の胎盤病理では4)，5)両方あるということだ。
　大阪府立母子保健総合医療センターの中山雅弘先生とこれらについて話しているときに，絨毛破壊型の病変もあるという考えを聞いた。絨毛破壊型，たとえばCMVやVUEなどの末梢絨毛を標的とするものである。それが7)で，原因として胎盤機能不全を考えられるようになった。
　この考えをまとめているときに，約25年前世界的に評価された，大阪府立母子保健総合医療センターの藤田富雄先生らによるPVFCのヘパリン療法を思い出した。これが8)にあげた胎盤機能不全である。症例としては第7章症例3である。PVFCは所見では多数の症例に含まれるが，本来臨床的には何度も流産や早産を繰り返すものを指し，fibrinの沈着も広範囲である。少しだけ，あるいは部分的な絨毛周囲のfibrin沈着は所見にとどめ，今のところPVFCとは診断していない。多数の病理医の診断をみてきたが，少しのfibrin沈着をPVFCと診断する人はほとんどいなかった。

児の予後に影響のある胎盤機能不全をもう一度まとめなおす（図）。
　（1）中枢絨毛の血管病変から始まる胎盤機能不全（CAM Grade3 も含む）
　（2）胎盤床の血管から始まる胎盤機能不全
　（3）臍帯過捻転や臍帯の付着異常から始まる胎盤機能不全
　（4）末梢絨毛を破壊する胎盤機能不全
　（5）広範囲に fibrin が沈着する胎盤機能不全

　一番多い（2）の胎盤機能不全について少し説明を加える。
　（2）の胎盤機能不全は胎盤床の血管の異常により母体血の量が減少することではじまる。末梢絨毛は何とか母体から酸素を得ようと絨毛内の血管を増やしたり（chorangiosis），絨毛を小さくしたりする（ischemic change）。私はこの現象を絨毛の進化と考えている。
　自然界に目を向けるとまったく同じことが起きている。紅葉という現象である。日照時間が短くなると樹木にとって葉っぱはお荷物となる。最後の役目として，葉緑素が分解して，アントシアニンが合成される。この紅葉の色は，ある種のアブラムシが寄生するのを防ぐといわれている。冬になると茎の離断部分（写真矢印）が完全に閉鎖して落葉する。
　胎盤の役目を考えると，減少する母体血流に対応するために（日照時間が短くなるのと似ている），絨毛血管の数を増やし，絨毛血管を少しでも母体血流に近づけようとする最後の進化とみることができる。最後にモミジなどの離断層が閉鎖し，落葉するように，絨毛の上位も離断し幹絨毛が閉鎖し，分娩が余儀なくされる。何らかの異常により母体血流が正期産以前に減少すると，絨毛は ischemic change や chorangiosis で頑張った後，中枢の血管の閉塞過程を起こしつつ胎盤機能不全になると考えることができる。

かけがえのないもの

　私のところにある患者さんから直接電話があり，流産2回，死産1回の既往がある胎盤をみてもらいたいという依頼があった。直接では，状況がわからないので紹介状をいただき，標本をみせていただいた。主治医に返事を書き，ご本人に説明をしたという経緯であった。この方はどうしても私に産婦人科医としてみてもらいたいといわれたが，私は検査科に所属していてみることができなかったので，自院の産婦人科の先生にみてもらった。高血圧や静脈瘤の既往，胎盤の虚血性変化があったが，妊娠前の血圧コントロールをしているうちに妊娠された。少し小さいが正期産で分娩となった。妊娠中の低用量アスピリン療法も成功の一つの理由ではないかと思っている。この方は，分娩後，小児科診察があると私のところに会いに

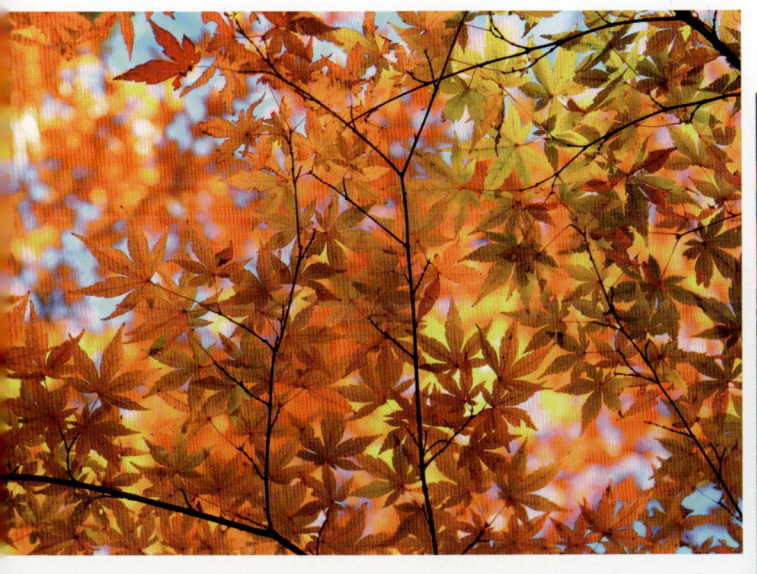

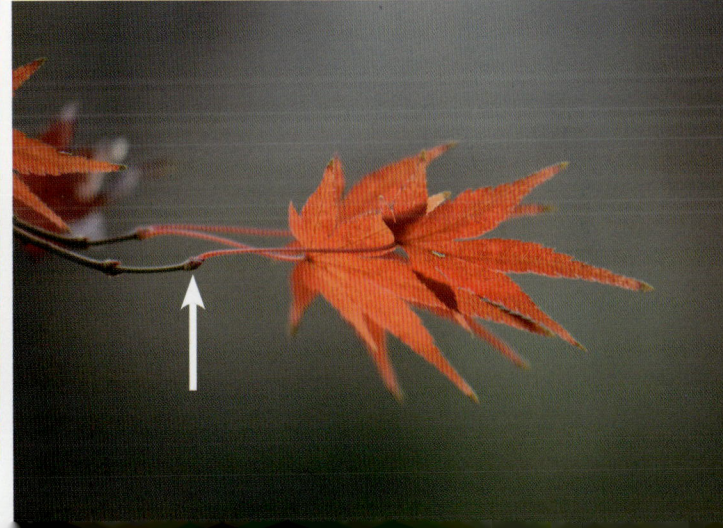

来てくれる。産婦人科の診察のときも来てくれる。私は妊婦健診をしたわけでもなく分娩に立ち会ったわけでもない。それだけ，胎盤が私たちに教えてくれる内容は，臨床に直結したものだということを証明してくれていると思う。掲載した症例は，周産期センターであれば半年で9割経験できると本書のはじめに書いた。また，病理診断ができるようになるまでに少し時間がかかるとも書いたが，かけがえのないものを得るには30年かかるということを最後に読者の方々にお伝えしたい。しかし30年かかっても，価値のある仕事であることも付け加える。

I examine placentas every day, to discover the reason for problems.
This is difficult work, which can be physically, mentally and emotionally demanding.
However, I feel privileged to be able to participate in such a valuable task.

ある患者さんから読者の方々へ

大塚病院で診てもらえることになり，1か月ほどで新たな命を授かりました。胎盤病理で過去のことがわかって治療法が定まったという安心感が早い妊娠につながったのだと思います。心拍が確認できても，胎動が感じられても安心できず，28週以降アスピリンを止めてからは子どもがなかなか大きくならず，無事に生まれるまで気が気でありませんでした。陣痛の際に赤ちゃんの心拍が下がってきて緊急帝王切開に切り替えることになったとき，自分はどうなってもいいから子どもを助けてということしか頭にありませんでした。幸いにも子どもが「ママのお腹を切られたら大変」と思ったのか，急にお産が進んで経腟分娩となりましたが… 生まれてきた我が子は小さかったけど，4年前に37週で死産したお姉ちゃんにそっくりでした。これまでに何度も悲しくて辛い思いをして，一生夫婦二人で暮らしていくことも覚悟していましたが，有澤先生に胎盤を診ていただき，大塚病院で治療できたことで，ようやく我が家にも新しい家族を迎えることができました。今回，夫婦で苦しかった日々を思い出し，有澤先生に診ていただけたこと，子どもが無事に生まれて元気に育っていることを改めて幸せだと思いました。

Placental pathology is not just an academic subject,
 it has a real and positive effect upon mothers and babies.

2015年3月

有澤 正義

索引

あ
亜急性壊死性臍帯炎　16, 19, 26

い
異型絨毛　71, 90, 91, 92

う
ウイルス　112

え
炎症　18

お
嘔吐　161

か
カプロシン　53
間質の線維化　52
幹絨毛　10
幹絨毛血管内に血塊　103
幹絨毛血管に血栓　36
幹絨毛血管のオニオンスキン　59
幹絨毛血管の閉塞　27

き
「汚い背景」が重要　120
機能不全　123
キャッチアップ　54
虚血性変化　32

け
血塊　20
血管が破裂　49
血管筋層の変性　28
血管形成の悪い末梢絨毛　155
血管腫　31
血管周囲に石灰化　29
血管内腔の狭窄　18
血管の増加にばらつき　28
血管の走行異常　140

血管の閉鎖　18
血管壁の変性　18
血栓　18, 23, 27, 151
顕微鏡的梗塞　41

こ
梗塞　33, 69
梗塞の初期像　109
呼吸障害　23
コラーゲンの沈着　37

さ
再疎通　27, 59, 89
臍帯内に壊死　26
臍帯の肉芽　31
在宅人工呼吸指導管理　50
サイトカイン説　18
サイトメガロウイルス　112

し
子宮内胎児死亡　26, 122
充血　18
重症新生児仮死　23
終末絨毛　10, 36
絨毛虚血　69
絨毛内血管の閉鎖　71
絨毛内出血　30, 56, 90, 91
絨毛の虚血　52, 96
絨毛の浮腫　18
絨毛膜羊膜炎　16, 146, 149
出血性血管内皮炎　74, 157
循環不全　128
常位胎盤早期剥離　33, 46
硝子化動脈硬化症　92
心奇形　140
新旧の出血　51
新生児髄膜炎　152

せ
生理的変化　12

石灰化　120
線維化　36
染色体異常　112
前置血管　136

そ
双胎間輸血症候群　122
側方付着　13

た
胎児機能不全　51, 68, 96
胎児鏡下胎盤吻合血管
　レーザー凝固術　122, 133
胎児血　10, 12
胎児血の出血　57
胎児後腹膜腫瘍血管腫　112
胎児水腫　112, 143
胎児母体間輸血症候群
　　46, 57, 112
代謝性に血流　36
体重差　123
代償　38
胎盤機能不全　16, 89
胎盤床に梗塞　60
胎盤症の血管異常　32
胎盤小葉　10
胎盤の血管病変　100
胎盤の石灰化　140
ダウン症様顔貌　143
脱落膜血管の血流停滞例　155
脱落膜のfibrin沈着　61
脱落膜の血管病変　69
玉ねぎの皮様　59
単一臍帯動脈　65, 67

ち
中央付着　13
中間絨毛　10
中間絨毛の出血性絨毛血管内皮炎
　　132

165

超低出生体重児	23

て
低酸素状態	32, 89
低用量アスピリン	39, 53

と
頭蓋内出血	21
凍結胎盤	160
糖尿病合併	147
糖尿病性増殖型網膜症	76

に
肉芽	29

の
脳室拡大	120

ひ
非免疫性	112
評価	35
病変	36

へ
閉鎖	59
閉塞	89
ヘモジデリン沈着	46
ベルリンブルー染色	52
辺縁付着	13

ほ
泡沫状のマクロファージ	40
母体血	10, 12
母体面脱落膜欠損	55
発赤・発熱・腫脹・疼痛の「炎症の4徴候」	18

ま
膜性の確認	122
膜付着	13, 14
末梢絨毛	10, 36

末梢絨毛の血管減少	132
慢性早期剥離	46

み
未熟絨毛と chorangiosis	143
未受診妊婦	146, 147

む
無血管	33
無血管絨毛	41, 69, 157

め
メコニウム	146
免疫性	112

や
薬剤性	112

ゆ
有核赤血球	57

よ
羊水過少	46
羊膜壊死	16
羊膜壊死および血管病変	18
羊膜壊死を伴う CAM	49
羊膜結節	30, 46

ら
らせん動脈	12, 66
らせん動脈からしみだすような出血	42

り
リステリア感染	25

A
atherosclerosis	47, 90
atherosclerosis と児の長期予後	64

B
Blanc 分類	16
BMM：basement membrane mineralization	145
Bomsel 分類Ⅲ度	71
B 群溶血性レンサ球菌	151

C
CAM：chorioamnionitis	16, 146, 149
CAM の Grade 分類	16
CAOS：chronic abruption-oligohydramnions sequence	46
chorangiosis	76, 126
CLD Ⅲ型	19
CMV	112

D
DCH：diffuse chorioamniotic oligohydramnions sequence	46
DD	128
DM	92
dysmature villi	58, 158

F
FGR：fetal growth restriction	58, 122
fibrin cushion	20, 34, 38, 41, 59
fibrinogen	41
fibrinoid necrosis	156
fibrin 形成	154
fibrin の沈着	42
FMS：fibromuscular sclerosis	92
FLP	122, 133

G
GBS	151
GDM	92, 160

H
HbF の免疫染色	116

HEV 74, 157
hypoxia 32

I
immature villi 58
ischemic change 32
ischemic villi 58
IUFD 26, 122, 127

M
MFI：maternal floor infarction 39

N
NIHF 112, 143
NRFS 68, 96

P
PVFC：perivillous fibrin change 96, 104
PIH 58, 68

R
RDS 19
reparative villitis 43

S
SNF 16, 19, 26
stromal fibrosis 43
SUA 65, 67
syncytial knots 41, 68, 142, 141

T
TTTS 122
trophoblast island 71

V
VUE：villitis of unknown etiology 43, 58, 74, 76, 112, 127, 128, 159
VUEを伴った胎盤機能不全 124

W
WISC-Ⅳ 35

その他
1点でも超えればGDM 76
13トリソミー 138
18トリソミー 138, 140
21トリソミー 138, 143

* * *

胎盤が語る周産期異常　50症例の胎盤病理

定価（本体5,800円＋税）

2015年4月10日　第1版第1刷発行

著　者　有澤　正義
発行者　蒲原　一夫
発行所　株式会社 東京医学社　www.tokyo-igakusha.co.jp
　　　　〒113-0033　東京都文京区本郷 3-35-4
　　　　編集部　TEL 03-3811-4119　FAX 03-3811-6135
　　　　販売部　TEL 03-3265-3551　FAX 03-3265-2750
　　　　郵便振替口座　00150-7-105704
　　　　Printed in Japan ⓒ Masayoshi Arizawa

印刷・製本／三報社印刷
乱丁，落丁などがございましたら，お取り替えいたします。
URL：http://www.tokyo-igakusha.co.jp/　E-mail：hanbai@tokyo-igakusha.co.jp
・正誤表を作成した場合はホームページに掲載します。
・本書に掲載する著作物の複製権・翻訳権・上映権・譲渡権・公衆送信権（送信可能化権を含む）は（株）東京医学社が保有します。
・〈JCOPY〉（社）出版者著作権管理機構　委託出版物〉
　本書の無断複写は著作権法上での例外を除き禁じられています。複写される場合は，そのつど事前に（社）出版者著作権管理機構（TEL 03-3513-6969, FAX 03-3513-6979, e-mail：info@jcopy.or.jp）の許諾を得てください。

ISBN978-4-88563-252-5 C3047 ¥5800E

50例の胎盤が語る周産期異常一覧

	症例	児体重(g)	Ap1	Ap5	週数	胎盤病理に求められたもの	胎盤が語ったこと
1	2章 症例1	500 AFD	5	8	23	CAMの有無 早産の原因	CAMは高度であり, 早産の原因となっている。胎盤機能不全や胎児血管の血栓は児の予後につながる。
2	2章 症例2	400 AFD	0	7	23	CAMの程度	羊膜壊死を伴う高度のCAMは児の予後につながる。
3	2章 症例3	1,600 AFD	8	9	32	炎症の有無	高度のCAM, リステリア菌による膿瘍形成を認める。
4	2章 症例4	1,400 AFD	0	0	29	IUFDの原因	CAMおよび臍帯炎は高度であり, IUFDの原因となっている。胎児血管の閉塞・再疎通を認める。
5	2章 症例5	800 AFD	8	9	27	炎症所見	SNFおよび臍帯内の炎症による肉芽形成
6	3章 症例1	400 SFD	1	6	26	PIHの胎盤の評価	脱落膜のatherosclerosisから絨毛の虚血性病変が発症し, 胎盤機能不全となっている。
7	3章 症例2	300 SFD	1	3	25	PIH・FGRの胎盤の評価	虚血性変化から発症した幹絨毛血管内の血栓を認める。児の予後につながる。
8	3章 症例3	1,700 AFD	3	9	31	PIHの胎盤病理	VUEに伴う絨毛血管病変は胎盤機能不全につながり, 胎盤への血流を増すために血圧を上げている。
9	4章 症例1	1,100 AFD	3	4	28	PIH+abruptionの胎盤病理	atherosclerosisに発症した血栓, 胎盤床の血管の破裂
10	4章 症例2	500 AFD	3	7	24	炎症の有無	炎症から発症した血管異常によるabruption
11	4章 症例3	500 SFD	1	2	25	PIH+FGR+多発奇形+IUFD	DCHは児にとって最重症型の胎盤病変
12	4章 症例4	1,200 SFD	8	9	32	FGR	繰り返すPIH, 早産, 脱落膜出血に低用量アスピリンは, 注意が必要
13	4章 症例5	600 AFD	0	1	23	炎症およびabruption	常位胎盤早期剥離時に発症する胎児母体間輸血症候群
14	5章 症例1	500 SFD	3	7	28	FGRの原因	atherosclerosisから発症する虚血性病変
15	5章 症例2	300 SFD	0	0	22	炎症の程度	炎症は軽度でatherosclerosisから発症する虚血性病変, およびabruption
16	5章 症例3	2,100 SFD	8	9	36	PIH, NRFS, FGR	胎盤床の血管炎, および絨毛の虚血性病変
17	5章 症例4	900 SFD	1	3	29	FGRの検索	dysmature villi, 胎盤機能不全によるFGRは3歳まで低身長を合併していた。
18	5章 症例5	1,600 SFD	8	9	36	PIH, FGRの検索	chorangiomatosisによる胎盤機能不全によるPIH, それに続くFGR
19	5章 症例6	2,500 AFD	8	9	39	SFDの原因	VUEに伴う絨毛血管病変はHEVであった児は, 無呼吸発作を合併した。児のfollowが必要かもしれない。
20	6章 症例1	1,400 SFD	8	9	34	GDM, FGR, PIHの胎盤病理	GDMの胎盤にVUEを認めた。
21	6章 症例2	3,100 AFD	8	9	38	GDM	atherosclerosis, chorangiosis, fibrin cushionを認めた。これらはGDMに特徴的な胎盤病理
22	6章 症例3	800 AFD	3	7	27	GDM+リウマチ	血管炎・梗塞・血流の悪い絨毛を認めた。血管炎のための早産かもしれない。
23	6章 症例4	3,100 AFD	0	0	39	臍帯付着部血管断裂の有無	臍帯血管付着部の血管の断裂は認められない。
24	6章 症例5	2,200 SFD	0	0	37	35週死産の原因	後にGDMとわかる。dysmature villi, 絨毛血管の異常による胎盤機能不全, および死産
25	6章 症例6	300 SFD	0	0	24	死産の原因 多発奇形	atherosclerosis, dysmature villi, 絨毛の血管病変を認めた。GDM